高等院校医学实验教学系列教材

医学文献检索实践

主　　编　张雪艳
副主编　孙风梅　袁永旭
编委名单（以姓氏笔画为序）

　　　　　　尤春玲（滨州医学院）
　　　　　　安园园（滨州医学院）
　　　　　　孙风梅（滨州医学院）
　　　　　　李　炯（滨州医学院）
　　　　　　李春美（滨州医学院）
　　　　　　李彩虹（滨州医学院）
　　　　　　张月茹（滨州医学院）
　　　　　　张香宁（潍坊医学院）
　　　　　　张雪艳（滨州医学院）
　　　　　　邵彦坤（河北医科大学）
　　　　　　袁永旭（山西医科大学）
　　　　　　袁圳伟（滨州医学院）
　　　　　　楚存坤（山东第一医科大学）

科　学　出　版　社
北　京

内 容 简 介

本教材以提升医学院校学生终身学习能力和创新能力为编写目的，共分为三部分内容：第一部分为基础部分（第一章、第二章），包括信息素养与创新能力，以及医学文献的特点及检索基础。第二部分为主体部分（第三至第七章），包括常用检索系统与检索工具的检索途径和方法，并有检索实例讲解。第三部分为应用部分（第八章），主要为医学文献的管理与利用。本书具有学科针对性强、内容实用性突出的特点，具有很强的指导性。

本教材面向医学及相关专业本科生及研究生，选用的检索实例既关联基础医学又兼顾临床医学，也可以作为成人教育医学文献检索教学教材，同时可以作为医学工作者文献检索的自学参考书。

图书在版编目（CIP）数据

医学文献检索实践 / 张雪艳主编. —北京：科学出版社，2023.3
高等院校医学实验教学系列教材
ISBN 978-7-03-074475-3

Ⅰ. ①医… Ⅱ. ①张… Ⅲ. ①医学文献–信息检索–医学院校–教材
Ⅳ. ①R-058

中国版本图书馆 CIP 数据核字（2022）第 252279 号

责任编辑：胡治国 / 责任校对：宁辉彩
责任印制：赵 博 / 封面设计：陈 敬

科学出版社 出版
北京东黄城根北街 16 号
邮政编码：100717
http://www.sciencep.com

三河市宏图印务有限公司 印刷
科学出版社发行 各地新华书店经销

*

2023 年 3 月第 一 版 开本：787×1092 1/16
2023 年 3 月第一次印刷 印张：13 1/4
字数：389 000
定价：**56.00 元**
（如有印装质量问题，我社负责调换）

前　言

医学文献检索课程是培养医学生信息素养，提高其自学能力和创新能力的重要手段。

本教材为滨州医学院主导编写，同时邀请了山西医科大学、山东第一医科大学、潍坊医学院、河北医科大学的同仁协作参与，编委都是参加教学实践与检索工作多年的中青年教师、业务骨干，希望大家思维的碰撞能给教材带来更多活力与特色。

本教材内容是大家一起合力完成，具体分工：孙风梅负责审核第一章、第四章内容；袁永旭负责审核第三章、第五章内容；张雪艳负责审核第二章、第六章、第七章和第八章内容。我们在编写过程中尽量使用最新的检索工具和检索技术，但由于数据库更新和信息技术的高速发展，书中的检索实例可能与数据库有差异，仅作为数据库检索方法演示。

本教材在编写过程中，参考了大量专家和同行的专著和成果，均列在文后的参考文献中，在此表示诚挚的感谢！

由于编者学识与水平有限，书中难免有不足之处，恳请各位专家、同仁和读者不吝批评指正。

张雪艳

2022 年 10 月

目　　录

第一章　信息素养与创新能力

随着多媒体与网络的迅速发展，传统的信息获取加工的方式发生了改变，而网络信息时代的到来也极大改变了人类的工作和学习方式，以及沟通和生活方式。信息时代下，信息素养已成为信息社会人必备的基本素养，也成为评价个人综合素质的重要指标之一。为更好地应对信息化的挑战，如何迅速筛选和获取信息，准确判断信息真伪，有效地加工和处理信息，已成为当前大学生素质修养的重要组成部分。在信息社会，信息素养是人们投身社会的先决条件，是构成人们终身学习的基础，对当代大学生进行信息素养教育，是培养和提高大学生综合素质的保障。

第一节　信　息　素　养

随着信息技术的日益普及，现代社会对学生的信息素养的要求也越来越高，信息素养成为培养学生自我学习、具备创新创业能力的重要组成部分。

2019 年教育部印发《国家级大学生创新创业训练计划管理办法》，积极引导各地高校深化创新创业教育改革，加强大学生创新创业能力培养，全面提高人才培养质量。大学生创新能力是大学生综合素质的重要组成部分。

大学生创新能力的培养需要以一定的信息素养为基础，信息素养贯穿于整个学习过程，着眼于人的学习和转化技能的提升，不仅强调学习（获取和吸收），还注重转化（分析和利用），从而创造新的知识，培养创新能力。

一、信息素养概念

（一）信息、知识、情报、文献的概念及相互关系

1. 信息（information）

（1）概念：在人类社会与自然界中，从日常生活到科学研究，信息是无处不在，无时不有。究竟何为信息？关于信息的定义有多种，而这些定义都从不同的方面揭示了信息的某些特征和性质。

信息论的奠基者香农认为：信息就是能够用来消除不确定性的东西。控制论专家维纳认为信息就是人与外界互相作用过程中相互交换的内容和名称。我国国家标准《信息与文献　术语》（GB/T 4894—2009）定义"信息"为：信息是物质存在的一种方式、形态或运动状态，也是事物的一种普遍属性，一般指数据、消息中所包含的意义，可以使消息中所描述事件的不确定性减少。

基于对以上信息的不同概念的理解，我们将信息的定义概括为：信息是客观世界中各种事物的特征及变化的反映，是客观事物间的相互作用、联系的表征，是客观事物经过感知、认识后的再现。

（2）信息的特征：从信息的内容及存在形式看，信息具有以下特征。

1）客观性：信息的根源是物质世界，信息是对客观世界的真实反映和描述，信息客观性是信息所反映的内容具有不依人的意志为转移的客观属性。

2）普遍性：信息是普遍存在的，从自然界到人类社会的思维活动，信息无处不在，无时不有。

3）传递性：指信息在空间和时间上的传递。信息从客观存在到被人类认知，是通过时间上的传递性，即信息的可存储性，以及空间上的传递性，即信息的可扩散性实现的。

4）载体依附性：信息必须依附于一定的载体形式，同一个信息也可以依附于不同的载体形式。载体的形式多种多样，如纸张、光盘、胶片等。

5）时效性：信息反映出来的是特定时刻事物的运动状态和方式。客观的事物总是处于不断变化发展中，如果不能及时地使用信息，那么信息的价值就无法体现。

6）共享性：同一内容的信息可以被多个用户同时使用，并且信息共享的过程中信息本身不会减少，而是提高了信息的利用率，更好地发挥信息的价值。与此同时，这种信息的共享性是相对的，如商业情报、专利信息等，在一定阶段内具有独占性。

7）积累性：人类社会处于变化发展中，后人在前人创造的知识基础上，不断开拓创新，从而推动人类社会的发展，而这个过程就是人类的知识性信息不断累积、延续、继承和创新的过程。

2. 知识（knowledge）

（1）概念：知识是人类在认识世界和改造世界的实践中形成的对于物质本质和运动规律的认识，是人类重新组合形成的序列化、系统化信息的集合。知识来源于信息，是被人们理解、认识，从而对信息感知、获取、选择、处理、加工等而形成的。因此，可以说知识是一种信息，但不能说信息就是知识。

（2）知识的类型：根据经济合作与发展组织（Organization for Economic Cooperation and Development，OECD）的定义，将人类现有的知识分为以下四大类。①Know What（知道是什么），对象性知识，即关于事实方面的知识；②Know Why（知道为什么），价值性知识，即关于自然原理和规律方面的知识；③Know How（知道怎么做），技术性知识，即关于技能或能力方面的知识；④Know Who（知道谁有知识），主题性知识，即关于到哪里寻求知识的知识。

3. 情报（intelligence）

（1）概念：情报是经过选择、加工、分析、整理等过程传递给用户，并能满足用户特定需求的有价值的知识或信息。按应用范围分类，可分为科学情报、军事情报、经济情报、政治情报等。

（2）情报的特征：知识性、传递性、价值性、秘密性和时效性是情报的主要特征。

4. 文献（literature）

（1）概念：中华人民共和国国家标准《文献著录 第1部分：总则》（GB/T 3792.1—2009）将文献定义为：文献是记录有知识的一切载体。文献由4个基本要素构成：①内容上的知识或信息；②记录知识的手段，如文字、图像、音频、视频等；③记录知识的物质载体，如竹简、纸张、光盘等，知识只有通过一定的物质载体才能呈现出来；④记录，是把知识、信息以一定的手段记录在一定载体上的动态过程，是联系知识与载体的手段。

（2）文献的类型：按照出版类型不同，分为图书、期刊、会议文献、学位论文、专利文献、科技报告、标准文献、政府出版物、产品资料。按照加工层次不同，分为零次文献、一次文献、二次文献、三次文献。按照文献载体形式不同，分为印刷型、电子型、缩微型、声像型。

5. 信息、知识、情报和文献的关系 信息是事物存在方式和运动状态的表征。知识是被人类系统优化后的信息集合，是信息中最有价值的部分。情报是用来解决特定问题所需要的知识与信息。文献是信息、知识、情报的具体呈现，是信息、知识、情报被传递、吸收和利用的主要途径。

（二）信息素养的概念

信息素养（information literacy）这一概念最早是美国信息产业协会主席保罗·泽考斯基（Paul Zurkowski）于1974年在美国图书馆与信息科学委员会（National Commission on Libraries and Information Science，NCLIS）提交的报告中率先提出的。保罗·泽考斯基将其解释为是利用大量的信息工具及主要信息源使问题得到解答的技能。这一概念提出后，各国研究机构就如何提高信息素养展开了广泛的探索和深入研究。

1989年美国图书馆协会（American Library Association，ALA）下设的信息素养总统委员会对信息素养提出明确的定义，即具备信息素养应该能够判断何时需要信息，并且能够查找、评价和有效地利用需要的信息。

2003年，由联合国教科文组织（United Nations Educational，Scientific and Cultural Organization，UNESCO）资助召开了国际信息素养专家会议，来自世界7大洲23个国家的40位代表对信息素养展开了激烈讨论，并发表了以"走向具有信息素养的社会"为主题的《布拉格宣言》。会议将信息素养定义为确定、查找、评估、组织和有效地生产、使用和交流信息来解决问题的能力。并宣布信息素养是终身学习的一种基本人权。

2015 年 2 月 5 日，美国大学与研究图书馆协会（Association of College and Research Libraries，ACRL）理事会正式批准通过了《高等教育信息素养框架》，对信息素养进行了新的界定。该定义突破了传统意义的信息范畴，指出信息素养是指包括对信息的反思性发现，对信息如何产生和评价的理解，以及利用信息创造新知识并合理参与学习团体的一组综合能力。

信息素养的概念自产生以来，人们就分别从多个层次、多个角度进行探讨和研究。纵观学术界对信息素养的研究，可以把其定义归结为：信息素养是人们利用信息工具和信息资源的能力，以及选择、获取、识别信息，加工、处理、传递信息并创造信息的能力。可以说信息素养是一种能力，这种能力可以确定何时需要信息，并有效地发现、检索、评价和创造性地利用所需要信息。

（三）信息素养的内涵

信息素养的内涵主要包括以下几个方面。

1. 信息意识　是信息素质的灵魂，是信息在人脑中的反应，反映了人们对信息重要性的认识、态度和一定的需求。通常来讲，信息意识就是指人们对信息的敏感程度。具备敏锐的信息意识，能够提高信息获取的能力，以及利用信息解决问题的能力。

2. 信息知识　是信息素质的基础，是信息活动所必须具备的基本原理、概念和方法性知识。从狭义上讲，信息知识包括信息的基本知识和信息技术知识；从广义上讲，信息知识还应包括传统的文化知识和外语水平。信息知识作为信息素质不可或缺的内容，反映了人们对信息及信息技术的了解程度。

3. 信息能力　是信息素质的核心组成能力，是人们发现、获取、处理、利用、交流、创造信息的能力。简而言之，信息能力就是指利用信息解决问题的能力。这种能力包括信息的查找获取、加工整理、分析评价等方面。

4. 信息道德　是信息素质的准则，通过一定的信息伦理与道德标准，可达到规范自身行为的目的。信息道德是人们在信息活动中应该遵循的各种道德规范的总和。

二、信息素养与创新能力

（一）信息素养的评价标准

1. 国外信息素养评价标准　1998 年美国图书馆协会和教育传播协会制定了学生学习的九大信息素养标准，该标准主要包括信息技能、独立学习、社会责任三个方面的 9 条标准和 29 项指标。

2000 年，在美国召开的美国图书馆协会（ALA）冬季会议上，美国大学与研究图书馆协会（ACRL）标准委员会评议并通过了《高等教育信息素养能力标准》（*Information Literacy Competency Standards for Higher Education*）。该标准包含 5 项标准和 22 项具体的执行指标，较全面地反映了信息素养的内涵要求，其 5 项标准为：①具有信息素养的学生能够确定所需信息的性质和范围；②具有信息素养的学生能有效和高效地获取信息；③具有信息素养的学生能评价信息及其来源，并将选取的信息融入其知识基础和价值体系中；④具有信息素养的学生，无论是个人还是作为小组成员，都能有效利用信息达到特定目的；⑤具有信息素养的学生了解信息利用过程中的经济、法律和社会问题，在信息获取和利用时自觉遵守道德规范和有关法律。

继美国信息素养标准之后，澳大利亚和新西兰信息素质研究所和澳大利亚大学图书馆委员会出台了《澳大利亚和新西兰信息素养框架：原则、标准和实践》（*Aastralian and New Zealand Information Literacy Framework: principles,standards and practice*），这一标准蕴含了很多新思想和理念，主要表现在扩大信息素质标准适用范围、将信息素质教育嵌入课程体系、信息的评价应充分考虑文献检索过程、强调合法和规范使用信息、注重实践性和可操作性等 8 个方面。

许多国家和地区已经制定或正在制定相关的信息素养评价标准，其核心基本围绕：具备信息素养的人是能够识别何时需要信息，知道在何处查找，并能分析评估信息以解决实际面临的问题。

2. 我国信息素养评价标准　我国学者针对我国的情况提出了多种信息素养的评价标准。其中比较有代表性的为北京高校图书馆学会（现改名为北京高教学会图书馆工作研究会）于 2003～2005

年实施的"北京地区高校信息素质能力示范性框架研究"项目所提出的《北京地区高校信息素养能力指标体系》，该体系分为 7 个一级指标、19 个二级指标和 61 个三级指标。

一级指标的具体内容如下。

（1）具备信息素质的学生能够了解信息及信息素养能力在现代社会中的作用、价值与力量。

（2）具备信息素质的学生能够确定所需信息的性质与范围。

（3）具备信息素质的学生能够有效地获取所需要的信息。

（4）具备信息素质的学生能够正确地评价信息及其信息源，并把选择的信息融入自身的知识体系中，重构新的知识体系。

（5）具备信息素质的学生能够有效地管理、组织与交流信息。

（6）具备信息素质的学生作为个体或群体中的一员能够有效地利用信息来完成一项具体的任务。

（7）具备信息素质的学生了解与文献检索、利用相关的法律、伦理和社会经济问题，能够合理、合法地检索和利用信息。

《北京地区高校信息素养能力指标体系》是我国第一个正式的有关信息素养能力评价的指标体系，成为高校图书馆信息素养评价的依据。教育部高等学校图书情报工作指导委员会信息素质教育工作组于 2008 年组织北京地区部分高校图书馆专家在该体系的基础上进行修改，提出《中国高校信息素质指标体系及信息素质教育知识点》。

中国医学科学院医学信息研究所于 2009 年 10 月编制出版了《医学生信息素养能力指标体系（修订稿）》，初步建立了针对医学生信息素养能力的评价指标体系，主要包括 7 个一级指标、19 个表现指标和 66 个指标描述。

其中，一级指标的具体内容如下。

（1）具备信息素养的医学生能够确定所需信息的性质和范围。

（2）具备信息素养的医学生能够有效地获取所需信息。

（3）具备信息素养的医学生能够正确地评价信息及其信息源。

（4）具备信息素养的医学生能够管理其获取的信息，并采用适当的方式交流表达信息。

（5）具备信息素养的医学生能够将选择的信息融入自身的知识体系，形成新的知识体系，并应用于医学科研与实践。

（6）具备信息素养的医学生能够了解信息素养是终身学习的重要组成部分，并关注专业领域的最新进展。

（7）具备信息素养的医学生能够合理、合法地检索和利用信息。

（二）信息素养的培养

信息素养的培养方向包括信息意识、信息知识、信息能力、信息法律与信息伦理四方面。

信息意识的培养就是要提高信息的敏感度，能够有意识地从大量信息中发现有价值的、对自己有重要意义的信息。医学生在日常学习和生活中，要有意识地培养自身的信息意识，并逐渐将这种意识融入学习和生活中，养成良好的信息习惯。

信息知识的培养就是要加强一切与信息有关的知识和方法的学习，包括信息工具知识、信息来源知识、文献检索知识、信息组织及分析知识、信息评价知识等。医学生在学习和生活中要尽可能利用学校的各种信息资源寻找相关资料，用批判的眼光分析和解决问题。

信息能力的培养就是要提升信息资源的利用能力，包括信息免疫能力、大量信息处理能力、信息技术适应能力等。医学生仅拥有获取信息的能力还不够，还需要学会分析整理和评价信息，掌握从大量的资料中快速、有效获取自己所需要信息的能力。

信息法律与信息伦理的培养就是要自觉遵守在经济信息活动中应该遵守的法律法规和道德准则。对于医学生来说，更应该遵守与信息和信息技术相关的伦理道德，才能成为服务人类健康的人才。医学生在从事临床医疗服务过程中，会涉及患者个人信息、既往病史、家族信息等，应该形成尊重和保护患者隐私的意识，成为具有信息素养的医学人才。

高校中对大学生信息素养能力的培养，可以从以下几个方面着手。

1. 开展新生入学教育培训　大学生在新生入学之初，个体信息意识不强，信息素质相对薄弱，因而通过新生入学培训普及相关内容，简单介绍相关信息知识，提升学生的信息敏感度和信息意识。

2. 开设文献检索课程　文献检索课一直以来都是我国信息素质教育的主体。该课程能够有效提高学生查找获取信息、分析信息并利用信息解决实际问题的能力。

3. 举办各种信息知识培训、讲座等活动　通过定期开展不同专业、不同年级学生的各种信息知识、文献检索、数据库培训等活动，弥补课堂教学上的不足。

4. 充分发挥学校图书馆的作用　图书馆是学校的文献信息资源中心，通过对图书馆图书借阅和文献查找的相关介绍，提高大学生获取和利用信息的能力。

（三）信息素养与创新能力的关系

信息素养是信息时代每个成员的基本生存能力。高等教育的目标明确指出要培养具备创新素养和创新能力的高素质人才，而要实现这一目标，提高高校学生的信息素养水平是重要保证。只有具备较强的信息素养，能够很好地寻找、利用、学习和掌握信息，在此基础上，才能进一步进行创新活动，推动知识的创新发展。只有具备信息素养的创新型人才，才能不断换取有价值的信息，不断获取新知识，通过创新实现发展。

创新能力是人们运用知识和理论，在科技实践活动中除旧立新，创造具有经济价值、社会价值的新思想、新理论、新方法和各种新发明的能力。而创新能力的实现是需要在足够的知识积累的基础上，具备良好的信息素养，才能避免重复研究，提出新思想、新论断。

信息素养教育是一种能力的培养，不仅培养学生信息的搜索、获取、收集、整理、分析与利用能力，更要提升学生的批判性思维能力、提升学科创造力。大学生信息素养培养的目的就是要更好地利用知识信息，解决问题，这是培养大学生创新能力的基础。可以说，信息素养教育的最终目标是提升大学生的创新能力，培养大学生的终身学习能力。而只有具备这种能力才能使得大学生更好地适应社会发展中的竞争与压力。

三、医学生信息素养要求

医学教育承载着培养医学卫生人才的使命，与全民健康息息相关。根据当前的卫生健康管理政策、医学教育特点及医学服务需求等，各个国际组织及国家纷纷制定各种医学教育标准。如世界卫生组织（World Health Organization，WHO）认可的世界医学教育联合会（World Federation for Medical Education，WFME）成立于1972年，作为代表医学教师和医学教育机构的国际组织，致力于倡导医学教育最高的科学和道德标准，采用新的教与学的方法开展医学教育的创新管理，提高全球的医学教育质量，于2003年制定了《本科医学教育全球标准》，赢得国际社会的广泛认可。该标准指出，医学院的师生能够利用信息和通信技术进行自学、获取信息、治疗管理患者及开展卫生保健工作。经过"全球标准"的实际应用，WFME于2001年启动并于2012年完成"全球标准"的首次修订，颁布了《本科医学教育质量改进全球标准》（2012年修订版），指出医学院校应当保证学生最大限度地获取患者有关信息及使用医疗信息系统。

在此基础上，美国中华医学基金会（China Medical Board，CMB）制定的《全球医学教育最基本要求》涉及7个领域和具体的60条标准。强调在医疗实践和卫生系统的管理有赖于有效的源源不断的知识和信息，尤其强调了毕业生从不同的数据库和数据源中检索、收集、组织和分析有关卫生和生物医学信息的能力。

2008年，我国教育部、卫生部联合发布《本科医学教育标准——临床医学专业（试行）》，作为开展临床专业认证的依据。该标准明确指出，本科临床医学专业毕业生应达到的基本要求中技能目标包括结合临床实际，能够独立利用图书资料和现代信息技术研究医学问题及获取新知识与相关信息。该标准经过修订完善，形成了《中国本科医学教育标准——临床医学专业（2016版）》，分别从科学和技术领域、临床能力领域、职业素养领域3个方面强调临床医学专业本科毕业生能够检索、获取、甄别、理解并应用医学等科学文献中的证据，并能够自主学习，相互合作和树立终身学习的观念，不断追求卓越。

作为医学生要培养自主学习、终身学习的能力，就需要加强信息意识，提高信息能力，从而掌握自我获取、更新医学知识和临床技能的方法。

复习思考题
1. 信息、知识、情报和文献的关系是什么？
2. 如何理解信息素养的内涵？
3. 如何培养当代大学生的信息素养？

第二节　信息资源共享与知识产权

信息资源共享是强调信息化带来的便利，要求对信息的采集、加工、传递实现最大程度的自由。知识产权作为一种合法垄断权，是为了维护知识产权人的利益，它要求创造一个公平竞争的法律环境，但在某些方面，如信息自由上予以一定的限制。知识产权通过对知识所有者权利的保护，能够激发其创作的热情，产生更有价值的信息资源。信息资源的共享提高了信息获取的便捷性，使得信息资源得到更有效的利用和分享，又能够通过对资源的有效利用激发创作出更多的知识和财富。可以说，信息资源共享与知识产权保护两者之间是对立统一的，两者之间互相促进、相辅相成，共同推动经济社会的发展。

一、信息资源共享的概念、目标、原则

（一）信息资源共享的概念

信息资源是人类社会信息活动中积累起来的以信息为核心的各类信息活动要素（信息技术、设备、设施、信息生产者）的集合，是能够通过各种信息媒介和渠道传播，直接转化为社会生产力的基本要素，对社会生产方式和生活方式产生直接或间接影响的各类信息。

信息资源共享是指在特定的范围（如一个国家、一个地区、一个信息网络或几个互有协议的信息机构）内，在平等、自愿、互惠的基础上，通过建立图书馆之间或图书馆与其他相关机构之间的合作关系，利用各种方法、技术和途径，开展共同揭示、共同建立和共同利用信息资源，最大限度地满足用户需求活动。现泛指生活中各领域的文字、数字、文化资源类目的分享和共用。信息资源共享的主要形式有协作采购、馆际互借、联机联合编目、网络咨询等。

（二）信息资源共享的目标

信息资源共享的目标是最大限度地满足用户的信息资源需求。可以将信息资源共享概括为任何用户（any user）在任何时候（anytime）任何地点（anywhere）均可以获得任何图书馆（any library）拥有的任何信息资源（any information resource）。这就是信息资源共享的"五个任何理论"或称"5A理论"。

（三）信息资源共享的原则

信息资源共享是信息社会的基本要求，也是世界各国广泛关注的重要问题。一方面，通过信息资源的共享能够提高信息资源建设投资成本，减少重复投资、提高资金利用率；另一方面，信息资源共享是促进信息交流的必由之路，能够大幅度提高信息流通、信息服务保障能力。为更好地实现信息资源的共享，需要遵循以下几个原则。

1. 自愿原则　是信息资源共享的前提和原则。只有以自愿参与为主导，以政府支持为辅助，才能够推动信息资源共享的广泛推行和持续发展。一方面，信息资源共享是一种自愿行为，这在很大程度上淡化了政治、经济等障碍因素的影响，有利于推动更广泛的跨地区、跨国家的信息资源共享；另一方面，建立在自愿基础上的资源共享，有利于充分调动"协调合作"单位的积极性和主动性，从而保障信息资源共享得以持续发展。

2. 平等原则　是信息资源共享的基础原则。平等原则主要包括平等权利、平等责任、平等义务等基本内容。只要是信息资源共享的参与者，在信息资源共享体系下都具有平等的责任、权利和义

务。在信息资源共享中，只有在拥有平等权利的前提下，才能够实现参与者的相互合作，以及更好地履行其责任与义务。可以说，平等权利是平等责任和平等义务的保障。

3. 互惠原则 是信息资源共享的根本原则。只有实现参与者之间的互利互惠、合理分配，才能以较少的人力、物力、财力投入实现共享范围内资源的整合，以最大限度地实现信息资源共享的目标。

二、知识产权概念、政策、保护措施

（一）知识产权的概念

知识产权是指人们就其智力劳动成果所依法享有的专有权利。知识产权也称"知识所属权"，通常是国家赋予创造者对其智力成果在一定时期内享有的专有权或独占权。它分为著作权和工业产权两大类型。著作权是指文字著作和艺术品印刷、销售、摄影等方面的专有权，如文学艺术和科学作品。工业产权包括专利权、商标权和反不正当竞争等方面的权利。

知识产权包括人身权和财产权两方面的权利。人身权是指智力成果的创造者对其成果享有的精神权利；财产权是指智力成果创造者对其成果享有的财产所有权。

（二）知识产权法律

知识产权法是为确认和保护知识劳动者对其智力成果的所有权，协调智力产品作为商品参与商品经济活动所形成的各种社会关系的法律。知识产权法以保护智力成果创造者的人身权利和财产权利为主要目的，智力成果的所有者或持有者，即依法享有权利和承担义务的人是其保护的主体，而具有财产内容的智力成果，即经法律确认的权利和义务是其保护的客体。

我国已经颁布实施了一系列知识产权的基本法，最具代表性的知识产权法有《中华人民共和国著作权法》《中华人民共和国专利法》《中华人民共和国商标法》等。除此之外，还颁布了《中华人民共和国民法典》《中华人民共和国反不正当竞争法》等。相关的行政法规还有《专利代理条例》《中华人民共和国知识产权海关保护条例》《著作权集体管理条例》《信息网络传播权保护条例》等。

（三）保护措施

我国的知识产权保护系统和法律制度在 20 世纪 80 年代初逐步建立，目前已经形成了完善的法律体系，建立并逐步完善了著作权、专利权、商标权、反不正当竞争权法等一系列知识产权法律制度，并建立以国家知识产权局、国家市场监督管理总局、国家版权局等机构为主体的知识产权管理和执法体系。知识产权的保护与传统的物权、债券不同，不同类别的无形知识产品受到法律保护的范围也不同。

1. 知识产权保护的对象 著作权保护的对象是作品。在著作权中，不同表现形式而内容相似的作品允许由不同的著作权人享有，但这并不等同于允许将他人以某种形式表现出来的作品转换成其他形式的抄袭。专利权的保护对象是受到法律保护的技术方案，以专利申请中的权利要求为准。注册商标专用权的保护对象是经注册审定的商标和商标图案所使用的商品范围，超过注册核定使用的范围，注册商标专用权就无从谈起。

知识产权保护不仅是一种专有权，在更多时候是以一种禁止权来体现出权利人受到的保护，也就是说依法禁止知识产品被他人非法使用的权利。

2. 知识产权保护的方式 知识产权由权利人控制并享有类似所有权各项权益的利益，是一种排他性的财产权利。在未经权利人许可的情况下使用该知识产权下的知识产品，且不具备法定的排除违法性理由，则构成侵权行为。

通常认为，侵犯知识产权行为的构成要件包括主观要件和客观要件。主要包括以下 4 个构成要件：①行为人实施了违法行为；②有损害结果；③违法行为与损害后果之间有因果关系；④行为人实施违法行为时存在的心理状态或意志形态，包括过失和故意。

知识产权的保护方式包括以下几种。

（1）民事保护：知识产权人有依法禁止他人利用其知识产品的权利，换言之，如发生知识产权侵权行为，知识产权人有权向权力机关要求行使其拥有的知识产权，要求获得救济，既包括知识产权人与侵权行为人的协商解决，也包括申请仲裁解决或提起民事诉讼解决。即凡没有经过法定许可的合理使用，又无强制许可的情况下，在未经知识产权人许可下，不得对知识产权加以使用。

（2）行政查处：知识产权的侵权行为不仅侵犯个人私权，还扰乱正常的社会秩序，甚至会侵害国家和社会公众的利益。因此，一定程度上侵犯知识产权的行为也构成了行政违法。

（3）刑事打击：我国《中华人民共和国刑法》规定"侵犯知识产权罪"，明确侵犯著作权罪、侵犯商业秘密罪、假冒注册商标罪、假冒专利罪，并在刑罚上规定了有期徒刑、拘役、罚金等。

> 复习思考题
> 1. 什么是信息资源共享？
> 2. 如何理解知识产权的概念？

第三节 学术规范与学术不端行为

一、学 术 规 范

学术规范是指学术共同体内形成的进行学术活动的基本规范，或根据学术发展规律制定的有关学术活动的基本准则。

学术规范分为学术引文规范、学术成果规范、学术评价规范、学术批评规范。

1. 学术引文规范

（1）引文应以原始文献和第一手资料为原则。凡引用他人观点、方案、资料、数据等，无论是否发表，无论是纸质版还是电子版，均应详加注释。凡转引文献资料，应如实说明。

（2）学术论著应合理使用引文。对已有学术成果的介绍、评论、引用和注释，应力求客观、公允、准确。

2. 学术成果规范

（1）不得以任何方式抄袭、剽窃或侵吞他人学术成果。

（2）应注重学术质量，反对粗制滥造和低水平重复，避免片面追求数量的倾向。

（3）应充分尊重和借鉴已有的学术成果，注重调查研究，在全面掌握相关研究资料和学术信息的基础上，精心设计研究方案，讲究科学方法。力求论证缜密，表达准确。

（4）学术成果文本应规范使用中国语言文字、标点符号、数字及外国语言文字。

（5）学术成果不应重复发表。另有约定再次发表时，应注明出处。

（6）学术成果的署名应实事求是。署名者应对该项成果承担相应的学术责任、道义责任和法律责任。

（7）凡接受合法资助的研究项目，其最终成果应与资助申请和立项通知相一致；若需修改，应事先与资助方协商，并征得其同意。

（8）研究成果发表时，应以适当方式向提供过指导、建议、帮助或资助的个人或机构致谢。

3. 学术评价规范

（1）学术评价应坚持客观、公正、公开的原则。

（2）学术评价应以学术价值或社会效益为基本标准。对基础研究成果的评价，应以学术积累和学术创新为主要尺度；对应用研究成果的评价，应注重其社会效益或经济效益。

（3）学术评价机构应坚持程序公正、标准合理，采用同行专家评审制，实行回避制度、民主表决制度，建立结果公示和意见反馈机制。

评审意见应措辞严谨、准确，慎用"原创""首创""首次""国内领先""国际领先""世界水平""填补重大空白""重大突破"等词语。

评价机构和评审专家应对其评价意见负责，并对评议过程保密，对不当评价、虚假评价、泄密、披露不实信息或恶意中伤等造成的后果承担相应责任。

（4）被评价者不得干扰评价过程。否则，应对其不正当行为引发的一切后果负责。

4. 学术批评规范

（1）应大力倡导学术批评，积极推进不同学术观点之间的自由讨论、相互交流与学术争鸣。

（2）学术批评应该以学术为中心，以文本为依据，以理服人。批评者应正当行使学术批评的权利，并承担相应的责任。被批评者有反批评的权利，但不得对批评者压制或报复。

二、学术不端行为

（一）学术不端行为的定义及术语

《科技工作者科学道德规范（试行）》（2007年）规定学术不端行为是指在科学研究和学术活动中各种造假、抄袭、剽窃和其他违背科学共同体惯例的行为。

教育部于2016年第14次部长办公会议审议通过《高等学校预防与处理学术不端行为办法》（中华人民共和国教育部令第40号），该办法将学术不端行为定义为高等学校及其教学科研人员、管理人员和学生，在科学研究及相关活动中发生的违反公认的学术准则、违背学术诚信的行为。

2019年5月29日，国家新闻出版署发布我国首个针对学术不端行为的行业标准《学术出版规范　期刊学术不端行为界定》（CY/T 174—2019）。该标准于2019年7月1日正式实施。

学术不端行为主要有以下6类。

1. 剽窃（plagiarism）　采用不当手段，窃取他人的观点、数据、图像、研究方法、文字表述等，并以自己的名义发表的行为。

2. 伪造（fabrication）　编造或虚构数据、事实的行为。

3. 篡改（falsification）　故意修改数据和事实使其失去真实性的行为。

4. 不当署名（inappropriate authorship）　与对论文实际贡献不符的署名或作者排序行为。

5. 一稿多投（duplicate submission；multiple submissions）　将同一篇论文或只有微小差别的多篇论文投给2个或2个以上期刊，或在约定期限内再转投其他期刊的行为。

6. 重复发表（overlapping publications）　在未说明的情况下重复发表自己（或自己作为作者之一）已经发表文献中内容的行为。

（二）学术不端行为的分类

《学术出版规范　期刊学术不端行为界定》（CY/T 174-2019）界定了期刊学术作者、期刊审稿专家、期刊编辑者可能涉及的学术不端行为。

1. 学术作者学术不端行为类型

（1）剽窃：表现形式如下。①观点剽窃；②数据剽窃；③图片和音视频剽窃；④研究（实验）方法剽窃；⑤文字表述剽窃；⑥整体剽窃；⑦他人未发表成果剽窃。

（2）伪造：表现形式如下。①编造不以实际调查或实验取得的数据、图片等；②伪造无法通过重复实验而再次取得的样品等；③编造不符合实际或无法重复验证的研究方法、结论等；④编造能为论文提供支撑的资料、注释、参考文献；⑤编造论文中相关研究的资助来源；⑥编造审稿人信息、审稿意见。

（3）篡改：表现形式如下。①使用经过擅自修改、挑选、删减、增加的原始调查记录、实验数据等，使原始调查记录、实验数据等的本意发生改变；②拼接不同图片从而构造不真实的图片；③从图片整体中去除一部分或添加一些虚构的部分，使对图片的解释发生改变；④增强、模糊、移动图片的特定部分，使对图片的解释发生改变；⑤改变所引用文献的本意，使其对己有利。

（4）不当署名：表现形式如下。①将对论文所涉及的研究有实质性贡献的人排除在作者名单外；②未对论文所涉及的研究有实质性贡献的人在论文中署名；③未经他人同意擅自将其列入作者名单；④作者排序与其对论文的实际贡献不符；⑤提供虚假的作者职称、单位、学历、研究经历等信息。

（5）一稿多投：表现形式如下。①将同一篇论文同时投给多个期刊；②在首次投稿的约定回复期内，将论文再次投给其他期刊；③在未接到期刊确认撤稿的正式通知前，将稿件投给其他期刊；

④将只有微小差别的多篇论文,同时投给多个期刊;⑤在收到首次投稿期刊回复之前或在约定期内,对论文进行稍微修改后,投给其他期刊;⑥在不做任何说明的情况下,将自己(或自己作为作者之一)已经发表的论文原封不动或做轻微修改后再次投稿。

(6)重复发表:表现形式如下。①不加引注或说明,在论文中使用自己(或自己作为作者之一)已发表文献中的内容;②在不做任何说明的情况下,摘取多篇自己(或自己作为作者之一)已发表文献中的部分内容;③拼接成一篇新论文后再次发表;④被允许的二次发表不说明首次发表出处;⑤不加引注或说明地在多篇论文中重复使用一次调查、一个实验的数据等;⑥将实质上基于同一实验或研究的论文,每次补充少量数据或资料后,多次发表方法、结论等相似或雷同的论文;⑦合作者就同一调查、实验、结果等,发表数据、方法、结论等明显相似或雷同的论文。

(7)违背研究伦理:论文涉及的研究未按规定获得伦理审批,或超出伦理审批许可范围,或违背研究伦理规范,应界定为违背研究伦理。违背研究伦理的表现形式如下。①论文所涉及的研究未按规定获得相应的伦理审批,或不能提供相应的审批证明;②论文所涉及的研究超出伦理审批许可的范围;③论文所涉及的研究存在不当伤害研究参与者,虐待有生命的实验对象,违背知情同意原则等违背研究伦理的问题;④论文泄露了被试者或被调查者的隐私;⑤论文未按规定对研究中所涉及的利益冲突予以说明。

(8)其他学术不端行为:包括以下内容。①在参考文献中加入实际未参考过的文献;②将转引自其他文献的引文标注为直引,包括将引自译著的引文标注为引自原著;③未以恰当的方式,对他人提供的研究经费、实验设备、材料、数据、思路、未公开的资料等,给予说明和承认(有特殊要求的除外);④不按约定向他人或社会泄露论文关键信息,侵犯投稿期刊的首发权;⑤未经许可,使用需要获得许可的版权文献;⑥使用多人共有版权文献时,未经所有版权者同意;⑦经许可使用他人版权文献,却不加引注,或引用文献信息不完整;⑧经许可使用他人版权文献,却超过了允许使用的范围或目的;⑨在非匿名评审程序中干扰期刊编辑、审稿专家;⑩向编辑推荐与自己有利益关系的审稿专家;⑪委托第三方机构或与论文内容无关的他人代写、代投、代修;⑫违反保密规定发表论文。

2. 审稿专家学术不端行为类型

(1)违背学术道德的评审:论文评审中姑息学术不端行为者、依据非学术因素评审等,应界定为违背学术道德的评审。违背学术道德的评审的表现形式如下。①对论文中发现的实际缺陷、学术不端行为视而不见;②依据作者的国籍、性别、民族、身份地位、地域及所属单位性质等非学术因素等,而非论文的科学价值、原创性和撰写质量及与期刊范围和宗旨的相关性等提出审稿意见。

(2)干扰评审程序:故意拖延评审过程,或以不正当的方式影响发表决定,应界定为干扰评审程序。干扰评审程序的表现形式如下。①无法完成评审却不及时拒绝评审或与期刊协商;②不合理地拖延评审过程;③在非匿名评审程序中不经期刊允许,直接与作者联系;④私下影响编辑者,左右发表决定。

(3)违反利益冲突规定:不公开或隐瞒与所评审论文的作者的利益关系,或故意推荐与特定稿件存在利益关系的其他审稿专家等,应界定为违反利益冲突规定。违反利益冲突规定的表现形式如下。①未按规定向编辑者说明可能会将自己排除出评审程序的利益冲突;②向编辑者推荐与特定稿件存在可能或潜在利益冲突的其他审稿专家;③不公平地评审存在利益冲突的作者的论文。

(4)违反保密规定:擅自与他人分享、使用所审稿件内容,或公开未发表稿件内容,应界定为违反保密规定。违反保密规定的表现形式如下。①在评审程序之外与他人分享所审稿件内容;②擅自公布未发表稿件内容或研究成果;③擅自以与评审程序无关的目的使用所审稿件内容。

(5)盗用稿件内容:擅自使用自己评审的、未发表稿件中的内容,或使用得到许可的未发表稿件中的内容却不加引注或说明,应界定为盗用所审稿件内容。盗用所审稿件内容的表现形式如下。①未经论文作者、编辑者许可,使用自己所审的、未发表稿件中的内容;②经论文作者、编辑者许可,却不加引注或说明地使用自己所审的、未发表稿件中的内容。

(6)谋取不正当利益:利用评审中的保密信息、评审的权利为自己谋利,应界定为谋取不正当利益。谋取不正当利益的表现形式如下。①利用保密的信息来获得个人或职业上的利益;②利用评审权利谋取不正当利益。

（7）其他学术不端行为：①发现所审论文存在研究伦理问题但不及时告知期刊；②擅自请他人代自己评审。

3. 编辑者学术不端行为类型

（1）违背学术和伦理标准提出编辑意见：不遵循学术和伦理标准、期刊宗旨提出编辑意见，应界定为违背学术和伦理标准提出编辑意见。违背学术和伦理标准提出编辑意见的表现形式如下。①基于非学术标准、超出期刊范围和宗旨提出编辑意见；②无视或有意忽视期刊论文相关伦理要求提出编辑意见。

（2）违反利益冲突规定：隐瞒与投稿作者的利益关系，或故意选择与投稿作者有利益关系的审稿专家，应界定为违反利益冲突规定。违反利益冲突规定的表现形式如下。①没有向编辑者说明可能会将自己排除出特定稿件编辑程序的利益冲突；②有意选择存在潜在或实际利益冲突的审稿专家评审稿件。

（3）违反保密要求：在匿名评审中故意透露论文作者、审稿专家的相关信息，或擅自透露、公开、使用所编辑稿件的内容，或因不遵守相关规定致使稿件信息外泄，应界定为违反保密要求。违反保密要求的表现形式如下。①在匿名评审中向审稿专家透露论文作者的相关信息；②在匿名评审中向论文作者透露审稿专家的相关信息；③在编辑程序之外与他人分享所编辑稿件内容；④擅自公布未发表稿件内容或研究成果；⑤擅自为与编辑程序无关的目的使用稿件内容；⑥违背有关安全存放或销毁稿件和电子版稿件文档及相关内容的规定，致使信息外泄。

（4）盗用稿件内容：擅自使用未发表稿件的内容，或经许可使用未发表稿件内容却不加引注或说明，应界定为盗用稿件内容。盗用稿件内容的表现形式如下。①未经论文作者许可，使用未发表稿件中的内容；②经论文作者许可，却不加引注或说明地使用未发表论文中的内容。

（5）干扰评审：影响审稿专家的评审，或无理由地否定、歪曲审稿专家的审稿意见，应界定为干扰评审。干扰评审的表现形式如下。①私下影响审稿专家，左右评审意见；②无充分理由地无视或否定审稿专家给出的审稿意见；③故意歪曲审稿专家的意见，影响论文修改和发表决定。

（6）谋取不正当利益：利用期刊版面、编辑程序中的保密信息、编辑权利等谋利，应界定为谋取不正当利益。谋取不正当利益的表现形式如下。①利用保密信息获得个人或职业利益；②利用编辑权利左右发表决定，谋取不当利益；③买卖或与第三方机构合作买卖期刊版面；④以增加刊载论文数量牟利为目的扩大征稿和用稿范围，或压缩篇幅单期刊载大量论文。

（7）其他学术不端行为：①重大选题未按规定申报；②未经著作权人许可发表其论文；③对需要提供相关伦理审查材料的稿件，无视相关要求，不执行相关程序；④刊登虚假或过时的期刊获奖信息、数据库收录信息等；⑤随意添加与发表论文内容无关的期刊自引文献，或要求、暗示作者非必要地引用特定文献；⑥以提高影响因子为目的协议和实施期刊互引；⑦故意歪曲作者原意修改论文内容。

（三）学术不端行为的检测

为了规范学术行为，促进学术研究健康发展，学术查重检测系统应运而生。下面介绍几个常用的查重检测系统。

1. 学术不端文献检测系统（Academic Misconduct Literature Check，AMLC） 是由中国学术期刊（光盘版）电子杂志社有限公司开发的系统（网址为 https://check.cnki.net/）。AMLC 以中国学术文献网络出版总库为全文比对数据库，对抄袭与剽窃、伪造、篡改等学术不端行为进行检测。AMLC 在完成格式检测后，对识别得到的内容进行数据对比，数据对比是学术不端行为检测最重要的部分，知网查重是以字符数和阈值来判定论文学术不端行为。

AMLC 包括科技期刊学术不端文献检测系统（检测科技期刊抄袭与剽窃、伪造、篡改、不当署名、一稿多投等学术不端文献）、社科期刊学术不端文献检测系统（检测社科期刊编辑部抄袭与剽窃、伪造、篡改、不当署名、一稿多投等学术不端文献）、学位论文学术不端行为检测系统、大学生论文管理系统。

2. 万方检测文献相似性检测服务系统（Wanfang Similairty Detection，WFSD） 是万方数据股份有限公司开发的检测系统（网址为 http://check.wanfangdata.com.cn/）。WFSD 可用于指导和规范论文写作，检测新论文和已发表论文的相似片段，支持批量检测、断点续传等功能，支持多种论文格式，如 PDF、DOC、DOCX、TXT、RTF。

3. 维普论文检测系统（Vip Paper Check System，VPCS） 是重庆维普资讯有限公司开发的检测系统（网址为 https://vpcs.cqvip.com/）。维普论文检测系统比对库范围包括中外期刊数据库、学术会议论文库、硕博学位论文库、特色自建论文库、互联网数据资源，支持多种论文格式，如 DOC、DOCX、TXT、PDF。

4. Turnitin 剽窃检测系统 是由 ROGEAM DIGITAL 开发的产品（网址为 https://www.turnitincn.com/）。该系统分为 Turnitin 国际版和 Turnitin UK 版，Turnitin 国际版适用于中国、美国、澳大利亚、新西兰、新加坡、马来西亚、日本、韩国、俄罗斯等全球 140 多个国家和地区，可检测简体中文、繁体中文、英文、俄文、韩文、日文、法文等 30 多种语言。Turnitin UK 版针对英国大学、医院、学术机构等研发而成，90%以上的英国学校、机构都使用 Turnitin UK 版，技术原理与 Turnitin 国际版完全一致，但与 Turnitin 国际版相比，Turnitin UK 版多收录了一个英国留学生作业、毕业论文数据库。其检测对比数据库包括全球英语（K-12、学位、期刊）库、超 500 亿数据量的网页库、5 亿多数据的学生论文库，以及超 14 万种报刊、期刊、图书。

5. iThenticate/CrossCheck 论文相似性检测 是一款学术工具类系统（网址为 https://www.ithenticate.com.cn/）。它的功能由两部分组成：一个是基于全球学术出版物所组成的庞大数据库，另一个是基于网页的检测比对工具，数据库比对资源有超过 6 900 万篇付费学术文章、书籍和会议记录，47 000 种科技、医学期刊，以及 20 万份美国法律评论，13 500 万篇开放访问的文章、书籍、会议记录、预印本、百科全书和摘要，700 亿个在线和存档的网页。支持 MS Word、PDF、Word XML、WordPerfect、PostScript、HTML、RTF、HWP 等多种格式。

复习思考题

1. 学术不端主要包括哪些概念？

2. 学术作者学术不端行为的类型有哪些？

3. 常用的学术不端检测系统有哪些？

（张雪艳　李春美）

第二章　医学文献的特点及检索基础

第一节　医学文献的特点及类型

医学文献是经过人类组织、加工，可存取并用来满足人类健康需求的各种医学信息的集合，是医学科学技术发展的知识记录和信息反映，是人类与疾病长期斗争和维护健康实践中积累的知识成果和智慧结晶，在人类健康实践过程中具有重要参考和指导作用。随着信息技术和医学科学技术的不断发展，医学文献呈现出增长迅速、数量庞大、出版类型多样等特点。本节主要介绍医学文献的特点、发展趋势与类型。

一、医学文献的特点与发展趋势

（一）医学文献的特点

1. 文献数量大，增长速度快　医学文献是整个科技文献的重要组成部分。医学文献数量居世界各类科技文献前列，占世界科技文献总量的 25% 左右，其增长速度也居领先地位。

2. 文献载体多样化　文献的类型按照载体类型分类，除有传统的印刷型外，还有录像带、录音带等各种声像型，缩微胶片、缩微卡、缩微胶卷等缩微型，以及磁盘、磁鼓、光盘等机读型载体，并逐渐向一体化、电子化、系统化发展。载体的多样化为医学文献信息的快速传递与交流提供了便利条件，用户除了通过实物载体获取医学信息，还可以通过手机、电脑等终端获取医学信息，并进一步往数字化、个性化的方向发展。

3. 文献重复发表、学科交叉与出版分散　近年来，由于学科之间相互交叉、彼此渗透等多种因素影响，文献重复发表的现象越来越多，同一篇文章可以用不同形式、不同文字、在不同学科领域多次发表。会议论文、学位论文、科技报告除了以自己独特的形式出版外，还可能会以专著等其他形式出版。此外，医学学科之间的交叉渗透致使文献分散，一种专业刊物的报道内容包含了多个学科，一篇专题论文涉及多个专业。

4. 文献生命周期更短，文献老化速度加快　随着现代科学技术的迅猛发展和各类知识的不断更新，科技文献的有效使用时间日益缩短，失效周期也日益缩短。随着新材料、新理论、新工艺、新方法不断推出，科技文献的老化周期由 50 年缩短到 5~10 年。医学文献在教学、科研和医疗过程中代谢频繁，促使医务人员需要不断更新自身知识体系。

5. 文献传播速度加快　由于情报信息载体机读化、电子化、多媒体化和互联网化，给文献情报信息的快速传递与交流提供了非常方便的条件，文献传播速度加快。

6. 文献时滞问题严重　科学文献数量的增加，是科技成果数量增加的必然趋势，但导致科技论文和著作发表滞后的时间也随之延长。一般来说，论著的发表时滞长于技术方法及个案报告，基础研究发表时滞长于应用研究，核心期刊发表时滞长于一般期刊。随着电子文献的出现，这一现象有所改善。

（二）医学文献的发展趋势

现代科学技术的迅速发展，导致医学文献的迅速发展，也必然给医学文献的管理和利用带来很多新问题，为了解决这些问题，以及便于管理和使用医学文献，很多国家正设法朝着文献缩微化、电子化、数字化、网络化、集成化发展。

1. 医学文献缩微化　文献缩微化出现于 19 世纪末，21 世纪 50 年代后大批成套的缩微复制文献出现，文献缩微化逐步发展起来。它的主要优点是体积小，重量轻，便于收藏，提取传递方便，生产迅速，成本低廉，放大复制、翻印、拷贝方便，并能还原成印刷型文献供人们直接阅读，是一种很有发展前途的载体。目前国内外已大量缩微出版成套期刊、专刊说明书、政府出版物、学位论文，以及绝版、孤本和珍本书等。

2. 医学文献电子化　21 世纪 60 年代中期后，美国采用计算机进行文献检索已取得巨大成果，实现了联机和联网国际互联检索，极大提高了文献的利用率，促进了文献资源共享。机读文献的载体为穿孔纸带、穿孔卡片、磁带、磁盘、磁鼓、光盘。它们编辑出版迅速，节省存贮空间，具有大容量、高密度、高效率、多功能、远距离传输的特点。随着网络技术的发展，电子化信息快速发展，利用通信设备能极为方便地获得全球范围内的电子化医学信息。电子化文献将成为医学知识信息的重要来源。

3. 医学文献网络化　随着互联网的发展，医学文献逐步网络化。自 20 世纪 90 年代以来，全球的医学期刊逐步实现网络化，提供了比传统纸质期刊更丰富和智能的网络服务。目前，很多医学期刊开展了网络化建设，并同时开设微信公众号等新媒体平台，缓解了医学文献的时滞问题。

二、医学文献的类型

医学文献按照不同的标准可以分类为不同类型，不同的医学文献具有不同的特点和作用。

（一）按载体形式分类

1. 印刷型文献　是以纸张为存储介质，以手写、印刷为记录手段而产生的文献形式，是人类存储、传播知识信息的最基本手段。印刷型文献的优点是便于阅读、传递、携带、储存，成本较低；缺点是体积大，分量重，信息储存密度低，收藏占用空间大，受自然条件和纸张自身限制，难以长期保存，难以实现信息自动化提取、高速度传递及资源共享，收藏和管理成本较高。

2. 电子型文献　即一切以数字形式生产和发行的计算机可读的文献资源，可以实现高密度存储和快速存取。医学电子文献资源类型有参考数据库、全文数据库、事实和数值数据库、电子图书、网络学术资源学科导航等。

3. 缩微型文献　是以感光材料为载体，以缩微照相为记录手段而产生出来的一种文献形式，包括缩微胶带、胶片、卡片等形式。缩微型文献的优点是体积小、易携带、存储密度高、成本低，缺点是必须借助阅读器才能阅读。

4. 声像型文献　也称为视听型文献，以磁性材料和感光材料为存储介质，借助机械装置记录声音信息或图像信息而产生的文献形式，可分为录音资料、录像资料和音像资料，包括唱片、录音带、幻灯片、影片等形式。随着技术的发展，声像型文献能够真实地记录和传播人的语言，以及自然界和科学界的活动信息等，拓展了人们的听觉和视觉能力，成为人们获取信息的重要来源。近些年，短视频和流媒体平台用户迅猛增加，短小精湛的声像型文献越来越受到人们的欢迎。

（二）按出版形式分类

1. 图书　是对已经发表的科研成果、生产技术、经验的论述和总结，以期刊论文、会议论文等第一手资料为基本素材，经过作者系统地分析、归纳、总结编撰完成。图书在现代出版物中最为常见，且已形成较为成熟、系统的体系，是学习各类知识的最重要来源，但同时存在出版周期较长，传递知识的速度较慢的缺点。联合国教科文组织对图书的定义为由出版商出版的篇幅在 49 页以上（不包括封面、封底）的有定价并取得版权保护的非定期出版物。图书按学科划分，可以分为社会科学图书和自然科学图书两类。

2. 期刊　是定期的出版物，拥有固定名称和统一的出版形式，按照一定的规律和编号顺序连续出版下去。期刊的内容新颖，出版周期短（按周期可分为周刊、半月刊、月刊、旬刊、季刊、年刊等），通报速度快，信息量大，是科技文献信息的主要来源。

3. 特种文献　是指出版发行或获取途径较为特殊的文献，包括会议论文、政府出版物、专利文献、标准文献、学位论文、产品资料等。特种文献具有数量庞大、内容广泛、参考价值高的特点，是非常重要的信息源。

（1）会议论文：是指在各种科学会议上首次提交的论文，是用来进行科学研究和描述科研成果的文章，属于一次文献，能够展示研究人员的最新成果，是重要的信息来源。会议论文一般在会前或会后形成论文集，少部分在学术期刊上发表。

（2）政府出版物：是各国政府部门及其设立的机关发表、出版的具有官方性质的文件，又称官方出版物。政府出版物可分为行政性文件和科技文献。行政性文件包括政府法令、政策方针、规章制度等；科技文献包括科技报告、调查报告、科技政策等。政府出版物数量庞大，涉及领域多，具有权威性，真实可靠，是重要的参考来源。医学领域的政府出版物有《中医药教育法规全书》《中国高等医药院校课程指南》《药典通讯》等。

（3）专利文献：是指专利局公布或归档的与专利有关的文献，也指被保护的技术范围的各种发明说明书，作为公开出版物的专利文献包括专利说明书、专利公报、专利索引等。专利文献反映了当时某项科技所达到的最新成就，是科学技术领域内的一种重要的信息来源。医药专利文献可通过中国专利公布公告网（网址为 http://epub.cnipa.gov.cn/）、专利检索及分析网（网址为 http://www.pss-system.cnipa.gov.cn/）、专利信息服务平台（网址为 http://search.cnipr.com/）、中国专利网（网址为 http://www. patent.com.cn/）等网站进行检索获取。

（4）标准文献：是指对工农业产品和工程建设的质量、规格及其检验方法等方面所做的技术规定，是一种规章性文献，具有法律效力。《中华人民共和国标准化法》规定，强制性标准必须执行，不符合强制性标准的产品禁止生产、销售和进口。违反或实施不当者承担相应的法律责任。此外，标准文献还有很强的时效性。技术水平的发展要求标准不断更新，标准从颁布实施开始，经复审、修订或废止，存在有效期和失效时点。

可获取医药卫生类标准文献的网站可分为综合性标准文献网站和专业性标准文献网站。综合性标准文献网站是指可查询各类标准文献的网站；专业性标准文献网站是指可获取医药卫生类行业标准的网站。除了强制性国家标准，大部分网站对标准文献只提供题录信息，获取全文需要用户支付一定费用。

（5）学位论文：是指为了获取不同级别学位的候选资格、专业资格而提出的研究成果或结论的学术论文。按照学位分为学士论文、硕士论文、博士论文。学位论文具有一定的独创性、新颖性和学术性，论述详细，引文数量庞大，证据充分，一般不对外公开发表，但被高校图书馆收藏。

4. 按文献内容的加工深度和内容分类

（1）零次文献：是指未经发表或未进入社会交流的最原始的文献，如书信、手稿、笔记、设计草图、会议记录等。零次文献是形成一次文献的素材，未经加工，内容较为原始和私密，不易获取。

（2）一次文献：即原始文献，是以作者的工作经验、实际研究成果为依据创作的具有创新性的文献。一次文献一般包括期刊论文、学位论文、研究报告、专利说明书、会议论文、标准文献、专著等。一次文献内容详细、数量庞大，是人们学习参考的最基本文献资源，是产生二次文献和三次文献的基础，也是文献检索的主要对象。

（3）二次文献：是对一次文献进行收集、分析、整理，并按照其外部特征或内部特征（如篇名、作者、刊名、分类号、内容摘要等）依据一定的规则加以编排后的产物，具有工具性、系统性、汇集性，是查找、检索一次文献的线索。例如，目录、索引、文摘等。

（4）三次文献：是针对某一专题检索二次文献，获得与之相关的大量一次文献，进行系统整理和概括论述，并加以分析综合编写而成的概括性文献。三次文献是对现有结果的评论及综述，内容浓缩，针对性强，具有研究指引价值和参考价值，如综述、进展报告、专题评述等。

复习思考题
1. 医学文献的特点是什么？
2. 医学文献的类型是如何划分的？
3. 文献按加工程度划分可分为哪些？

第二节 文献检索的语言、途径、技术与步骤

文献检索是用检索语言将数据、信息及文献资料标引，按照科学规律组织和存储构成的有序系统，可按照用户需求通过检索工具或检索系统提供的线索查找所需信息的过程，是开展科学研究，

撰写科研论文的必要手段。本节通过介绍文献检索过程中所需的检索语言、检索途径、常用检索技术及检索步骤，使读者了解文献检索的基本知识。

文献检索的原理简单而言就是从文献集合中获取所需文献的过程。通过检索动作，获取大量的、分散无序的文献信息，并通过一定方法进行筛选、匹配和选择，使得存储与检索所采用的特征、标识匹配，最终达到满意的文献需求（图2-1）。

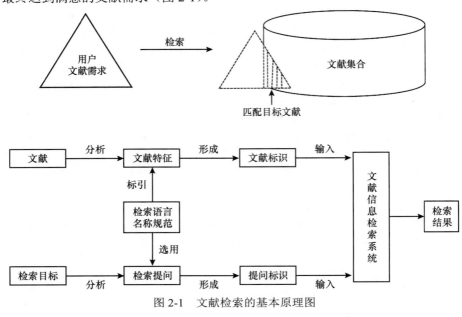

图 2-1　文献检索的基本原理图

一、检索语言

检索语言是根据文献的存储和检索的需要在自然语言的基础上创造的用于检索系统的特殊类型的人工语言，是用来描述文献信息特征和表达文献检索提问的专用语言。

检索语言可以分为规范化语言和非规范化语言，规范化语言是对文献检索词的同义词、近义词、多义词等进行规范化处理，用一个特定词来表达一个概念。非规范化语言，即自然语言，是对同一个概念可以有不同的表达形式。检索语言按照表达文献的特征可划分为描述文献内部特征的检索语言和描述文献外部特征的检索语言（图2-2），描述文献内部特征的检索语言包括分类检索语言和主题检索语言，主题检索语言又分为关键词语言、叙词语言、单元词语言及标题词语言。文献的外部特征包括题名、著者等，所以文献外部特征的检索语言包括题名检索语言、著者检索语言等。

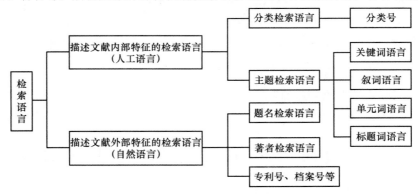

图 2-2　检索语言的分类

（一）描述文献内部特征的检索语言

1. 分类检索语言 又称分类语言，是使用分类方法将文献所涉及的学科内容区分、归纳成类目体系，然后以字母、数字或字母数字相结合组成的分类号为基本字符，用分类号来表达类目体系中的每个主题概念的检索语言，并按照系统科学排列来表达事物的隶属、派生关系，从而实现从学科分类角度进行检索的目的。分类语言的具体表现是分类表。分类表中所有知识依概念逐级划分，1个大类或上位类每划分一层就形成一批并列概念，即下位类。

分类语言按照编制的原理可以分为3种类型：体系分类法、分面分类法、半分面分类法。其中应用最广的为体系分类法。该分类法是一种以科学分类为基础，依据概念的划分与概括原理，把概括文献内容与事物的各种类目组成一个层层隶属、详细列举的等级结构体系的文献分类法，也称列举式分类法、枚举式分类法，《中国图书馆分类法》《杜威十进制分类法》《美国国会图书馆图书分类法》就是常见的体系分类法。《中国图书馆分类法》简称《中图法》，它将学科分为5个基本部类，22个大类，是我国使用最为广泛的分类语言。

2. 主题检索语言 又称主题语言，是以规范化名词术语为词汇来反映文献内容特征与科学概念的概念标识。规范化的主题语言是指主题词检索语言，非规范化的主题语言主要指关键词检索语言（自由词检索语言）。

主题词又称叙词，是从自然语言中精选出能代表事物实质内容的规范化名词术语。与自然语言相比，主题词是一种受控词，具有唯一性的特点，即一个概念的多种表达形式只能用唯一的主题词来表达，因此使用主题词进行检索，能同时检索出该词的同义词、近义词及缩写词，能够较好地满足检索要求，获得较高的查全率。主题词表又称叙词表，是文献检索中用以标引主题的一种检索工具。我国常用的主题词表有《汉语主题词表》《中国中医药主题词表》等，美国的《医学主题词表》（Medical Subject Headings，MeSH）是世界医学领域应用最为广泛的主题词表，我国将 MeSH 应用于中国生物医学文献数据库的标引和检索。

关键词也称自由词，与主题词相比，关键词未经过规范化处理，是从文献的标题、关键词、摘要或正文中直接抽取出来的具有实质意义的并能够代表文献主题内容的词汇。关键词直接来源于文献，无须规范化处理，使用简单灵活，词汇更新速度快。但同时，关键词形式多样，在检索过程中易造成漏检。

（二）描述文献外部特征的检索语言

1. 题名检索语言 是以文献题名为检索途径的检索语言。文献的题名最能概括和代表文献的主要内容，因此利用题名检索语言可以较为准确地查找到目标文献。

2. 著者检索语言 也称作者检索语言，著者包括文献上说明的作者、编者、译者或机构名，通过著者检索语言可以检索到同一作者发表的文献。

二、检 索 途 径

检索途径是检索系统提供的检索入口，一般在数据库中表现为对字段的检索。

1. 主题词途径 是通过文献主题词来检索文献的途径。由于主题词是人工规范化后最能表达主题概念的词汇，因此主题词检索途径能在一定程度上提高检索效率，是课题检索最为常用的途径。但主题词检索具有一定的难度，实施关键在于用户能够根据课题内容提炼出主要概念，准确确定对应主题词，需要用户具备一定的检索知识作为基础。常用的支持主题词检索途径的数据库有中国生物医学文献数据库（China Biology Medicine disc，CBMdisc）和 Medline。

2. 关键词途径 是以关键词为检索入口的检索途径。关键词是从文章题目、摘要、正文中直接抽取，不需要规范化处理且能够反映文章主题内容的词汇。关键词途径由于用词灵活、符合用户检索习惯，是在文献数据库检索过程中常用的检索途径，但由于容易忽略近义词、同义词等不同的表达形式，易造成漏检。

3. 分类途径 是将文献的学科专业类别，即文献的分类号或类名作为检索入口的检索途径，便于族性检索，可满足用户从学科专业角度检索文献的需要。CBM 提供了分类检索途径，用户可根据《中国图书馆分类法》中的分类号进行检索。

4. 著者途径 是利用文献上署名的作者、编者、译者及机构名称作为检索入口的检索途径。欧美国家的著者署名一般为名在前姓在后，但检索系统中检索时，要求姓在前用全称，名在后可缩写。

5. 题名途径 是利用文献题名、书名、篇名等作为入口查找文献的检索途径。

6. 引文途径 是以被引用文献即文章后的参考文献为检索入口来查找文献的途径。

此外，检索途径还包括序号途径、刊名途径等途径，在检索过程中应根据课题内容需要和检索系统特点，灵活搭配应用各种检索途径，以便达到更好的检索效果。

三、常用检索技术

（一）布尔逻辑检索

布尔逻辑检索也称布尔逻辑搜索，是指利用布尔逻辑运算符连接各个检索词，然后由计算机进行相应逻辑运算，以找出所需信息的方法。该方法使用面最广，使用频率最高。常用的布尔逻辑检索符有"AND""OR""NOT"，即逻辑"与"、逻辑"或"、逻辑"非"。逻辑"与"的作用是缩小检索范围，即检索结果既包含检索词 A，同时又包含检索词 B 的信息。逻辑"或"的作用是扩大检索范围，检索包含检索词 A 或检索词 B 的所有信息。逻辑"非"的作用是缩小检索范围，检索包含检索词 A，但同时又不包含检索词 B 的信息（图 2-3）。利用布尔逻辑运算符组成多种检索表达式，如"A AND B""A OR B""A NOT B"。此外，还可以通过添加括号构造复杂的检索式，如"A AND （B OR C）"。检索系统一般从左至右处理检索式，如果检索式带括号，系统一般优先处理括号内的运算；如果不带括号，大部分系统优先处理"NOT"，再处理"AND"，最后处理"OR"。不同的检索系统，其逻辑运算符号不完全相同。

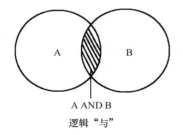
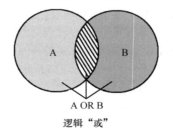
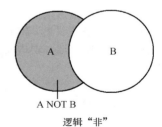

A AND B
逻辑"与"

A OR B
逻辑"或"

A NOT B
逻辑"非"

图 2-3　布尔逻辑运算符

（二）截词检索

截词检索又称通配符检索，利用截词检索能够检索出具有相同词根，或单复数形式变化、词尾变化的信息，从而扩大检索范围，提高查全率。一个词可能有多种形态，而这些不同的形态多半只具有语法上的意义，对检索问题而言意义是相同的。使用截词检索可以扩大检索范围，避免漏检。不同检索系统中采用的截词符和用法不同。常用的截词符有"?""*"等，其中"?"常用作有限截词符，用以代表 0 个或 1 个字符；"*"常用作无限截词符，可以代表 0 至 n 个字符。这些截词符可以放在检索词的右侧、左侧或中间。截词符放在词的右侧（尾部），称为右截断，此时词的前方比较一致，也称前方一致检索；截词符放在词的左侧（前部），称为左截断，也称后方一致检索；截词符放在词的中间，称为中间截断，也称两边一致检索；同时采用 2 种以上的截断方式，称为复合截断。可以看出，任何一种截断方式，均隐含着逻辑"或"的运算。

（三）位置检索

位置检索是通过检索式中的位置运算符来规定检索词在结果中的相对位置，位置关系包括词序和词距两个方面。词序是指检索词之间的先后顺序，词距是指检索词与检索词之间的距离。两个检索词在一篇文章中的相邻程度，有时可以反映出它们之间语义关系的紧密程度。位置检索使用位置运算符（又称邻近运算符）规定检索词与检索词在信息记录中的相邻位置关系，可以提高查准率。常用的关系符号是（W）、（N）、（F）、（S），主要用于词语和短语检索。

（W）含义为"With"，该运算符两侧的检索词必须紧密相连，除空格和标点符号外，不得插入其他词或字母，两词词序不可颠倒。(nW) 两侧的检索词必须按此前后邻接的顺序排列，顺序不可颠倒，而且检索词之间最多有 n 个其他词。（N）含义为"Near"，该运算符两侧的检索词必须紧密相连，不得插入其他词或字母，两词的词序可以颠倒。(nN) 表示两词之间允许插入最多 n 个其他词。（F）含义为"Field"，该运算符两端的检索词必须在同一字段中出现，词序不限，中间可插入任意检索词项。（S）含义为"Sentence"，该运算符两侧的检索词必须在同一句子中出现，两词的词序不限，中间插入词的数量也不限。

不同的检索系统可能采用不同层次的限制，相同的层次也可能出现不同形式的位置运算符号。因此应该先了解所使用数据库的检索规则，然后再使用这些位置运算符。

（四）字段限定检索

在大多数检索系统中都有一些缩小或精练检索结果的方法，最常用的是对特定字段的限定检索。在文献记录中，同样的一个词出现在不同的字段里，对表达文献主题概念所起的作用是不一样的。同样的人名，出现在作者署名位置是作者姓名，出现在文摘或全文中则可能是文章叙述或评价的对象。字段限定符包括"IN"和"="，将检索词限定在指定字段中进行检索。"IN"是对某一指定数据项进行模糊检索，"="是对某一指定数据项进行精确检索。

四、检索步骤

（一）分析研究课题，明确检索要求

分析检索课题的目的是明确课题检索的需求，如所需信息的内容、性质、要求等。当用户确定需要研究和查找的课题之后，需要分析和明确所检索课题的学科领域，首先要将该课题的内容实质与所涉及的学科范围及其相互之间的关系进行周密的分析研究，明确课题所需文献的内容及性质，明确其学科或专业范围等。在此基础上形成检索的主题概念，明确课题主要解决什么问题，需要什么性质和内容的文献，并根据检索目的确定检索范围（包括学科范围、文献类型范围、时间范围等），适当地调整限定条件，这样有利于对检索结果范围的调整。最后分析哪些是已知的检索线索，了解和掌握有关学科的专家学者及研究机构等目前有关的课题，为检索提供充分且有利的条件。

（二）选择检索工具

检索工具选择得是否恰当直接影响到检索结果。在现代检索条件下，常用的检索手段主要包括手工检索、联机检索、光盘检索和网络检索，每种检索手段都有各自的优缺点，选择检索手段时，一方面取决于用户或所在单位已有的检索条件相关的资源，另一方面还将受到课题研究目的和要求等课题因素的影响。当选择检索工具或检索系统时，要在充分利用检索手段的优势并进行课题分析的基础上，基于对检索工具的认知，选择最能帮助用户直接达到检索目的的检索工具。一般来说选择检索工具的原则主要包括：①收录的文献信息需覆盖检索课题的主题内容；②就近原则，方便查阅；③检索工具尽可能质量较高、收录文献信息量大、报道及时、索引齐全，使用方便；④检索工具的记录、来源文献、类型、语种等，尽量满足检索课题的要求；⑤根据熟悉检索工具的程度。

（三）确定检索途径和检索词

大多数检索工具都提供几种主要的检索途径，如分类、主题词、作者、刊名和关键词等，用户可根据课题要求和已掌握的信息来决定选择何种检索途径输入检索词。检索词就是文献加工的标引词，也是在文献检索过程中所使用的"钥匙词"，它必须在课题分析的基础上提取出来，并尽可能地全部拟出。

（四）编制检索策略

检索策略是指在分析检索课题的基础上，选择检索的数据库，确定检索词，并弄清楚检索词之

间的逻辑关系和查找步骤的科学安排。检索式（即检索用词与各运算符组配而成的表达式）仅是狭义上的检索策略。检索策略的编制过程中，符号的使用要正确，构建的检索式要简洁、优化，防止漏检或误检。复合的检索式多用于数据库的高级检索。通常可以使用"二次检索"或"在结果中检索"将前后几次的检索进行逻辑"与"的运算。

（五）选择检索方法

1. 常用法 又称直接法，是指直接利用检索工具系统检索文献信息的方法。该方法是文献检索中最常用的一种方法，分为顺查法、倒查法和抽查法3种。顺查法是以检索课题的起始年代为起点，按照时间的顺序由远及近地利用检索系统进行文献检索的方法。倒查法是由近及远，从新到旧逆着时间的顺序利用检索工具进行文献检索的方法。此方法的检索重点是近期文献，只需检索至基本满足需要即可。此方法可以最快速地获得新资料，可用于新课题立项前的调研。抽查法是针对检索课题的特点，选择有关该课题的文献信息最可能出现或最多出现的时间段，利用检索工具进行重点检索的方法。

2. 追溯法 是指不利用一般的检索系统，而是利用文献后面所列的参考文献，逐一追查原文（被引用文献），然后再从这些原文后所列的参考文献目录逐一扩大文献信息范围，一环扣一环地追查下去的方法。它可以像滚雪球一样，依据文献间的引用关系，获得更好的检索结果。其缺点是查找出来的文献越来越旧。

3. 综合法 又称分段法或循环法，是将常用法与追溯法交替使用的一种方法。既利用检索工具检索文献，又利用文献后面的参考文献进行文献追溯，以期取长补短，相互配合，获得更好的检索结果。

（六）评价检索结果，优化检索策略

在实际的检索过程中，用既定的检索策略检出的结果往往不能一次就达到满意，需要根据检出的文献数量和质量，分析具体情况。若检出的文献篇数过多，不相关的文献所占比例过大，此时需要调整检索策略，缩小检索范围，提高查准率；若检出的文献数量过少甚至为零，这时就需要扩大检索范围，提高查全率。要根据检测情况分析原因，及时调整检索策略，直到满足个体需要为止。

（七）获取原始文献

反复调整的检索策略获得的检索结果未必完全满足检索需求，还需要对检索结果进行人工分析和筛选，然后根据选中文献的线索获取原始文献信息。文献检索的目的是通过文献线索获取原文，凡是索引文摘类的检索工具，一般都不提供原文。获取原始文献的途径有：①使用馆藏目录和联合目录；②通过图书馆订购的数据库或搜索引擎、期刊网站等获取全文；③直接向作者索取；④通过馆际互借的方式获取原文。

复习思考题
1. 常用的检索技术及检索途径有哪些？
2. 获取原始文献的途径有哪些？
3. 课题检索的步骤是什么？

第三节 检索结果的评价

一、检索结果评价指标

评价检索结果最重要的两个指标便是查全率和查准率。

（一）查全率

查全率（recall ratio，R）是指检出的相关文献数占系统中相关文献总数的百分比，反映检索全面性。

$$查全率 = \frac{检出的相关文献数}{系统中相关文献总数} \times 100\% \qquad (2\text{-}1)$$

（二）查准率

查准率（precision ratio，P）是指检出的相关文献数占检出文献总数的百分比，反映检索准确性。

$$查准率 = \frac{检出的相关文献数}{检出文献总数} \times 100\% \qquad (2\text{-}2)$$

（三）其他指标

除了查全率和查准率，检索系统的信息收录范围和质量、响应时间、输出形式、链接的可靠性及检索的费用等均可作为文献检索的评价指标，即全、准、快、便、省。

二、检索结果优化措施

对检索策略进行评价主要是为了进一步优化检索策略，获得更好的检索效果。因此，依据评价结果，一般检索策略的优化有 2 个方向：一个是扩大检索范围，提高查全率；另一个是缩小检索范围，提高查准率。从检索的要求看，理想的检索结果是查全率和查准率同时达到 100%，但事实上很难做到这一点，在实际工作中，用既定的检索策略检出的结果通常很难做到一次就令人满意，需要不断地调整和优化。若检出的文献数量过多，但不相关的信息所占比例过大，此时需要调整检索策略，缩小检索范围，提高查准率；若检索出的文献数量过少，甚至为零，此时需要扩大检索范围，提高查全率。但需要强调的是，应在查全的基础上再进行缩检。检索策略的优化还需结合具体课题的要求及所选检索系统的实际情况灵活运用。

（一）影响检索效果的因素

1. 影响查全率的因素　从文献信息存储角度来看，影响查全率的因素主要有文献检索工具收录文献不全，检索词缺乏控制和专指性，词表结构不完整，词间关系模糊或不正确，标引前后不一致，标引人员遗漏了原文的重要概念或用词不当等。从文献检索角度来看，影响查全率的因素主要有检索策略过于简单，选词和进行逻辑组配不当，检索途径和方法太少，检索业务不熟练，检索时不能全面准确地描述检索请求等。

2. 影响查准率的因素　主要有检索词不能准确描述文献主题和检索要求，专指度不够，组配不严密，选词不当或词间关系不正确，标引过于详尽，组配错误，检索策略式不正确，检索面过于宽，检索系统不具备逻辑组配功能等。

（二）提高检索效果的措施

检索效果的提高，需要建立在准确进行文献需求分析的基础上，不断地优化检索策略，选取恰当的检索词，采用相应的逻辑组配，灵活选用各种检索方法和技巧，同时要选择功能完善的文献资源系统，提高检索人员的工作水平和能力，合理调节查全率和查准率，使检索结果最大限度地满足文献检索要求，从而达到最佳的检索效果。

1. 提高查全率的措施

（1）增加各种形式的自由词（如同义词、全程简称，或近义词、上位概念、下位概念等相关词）进行检索，并以 OR 进行组配。

（2）降低检索词的专指度，从词表或检出文献中选一些上位词或相关词。

（3）采用分类号进行检索。

（4）删除某个不甚重要的概念组面，减少 AND 运算。

（5）调整位置算符。

（6）取消某些过严的限制符，如字段限制符等。

（7）使用截词检索。

2. 提高查准率的措施

（1）提高检索词的专指度，增加或选用下位词和专指性较强的自由词。

（2）增加概念组面，用 AND 连接一些进一步限定主题概念的相关检索项。

（3）限制检索词出现的可检字段，如常限定在篇名字段和叙词字段中进行检索。

（4）利用文献的外表特征限制，如文献类型、出版年代、语种、作者等。

（5）用 NOT 来排除一些无关的检索项。

（6）调整位置算符。

复习思考题

1. 检索结果的评价指标有哪些？

2. 检索结果的优化措施有哪些？

（袁圳伟　张月茹）

第三章　常用全文数据库的检索

第一节　常用中文全文数据库

一、中国知网

（一）概述

国家知识基础设施（National Knowledge Infrastructure，NKI）的概念由世界银行《1998 年度世界发展报告》提出。中国知识基础设施工程（China National Knowledge Infrastructure，CNKI）是以实现全社会知识资源传播共享与增值利用为目标的信息化建设项目，由清华大学、清华同方发起，始建于 1999 年 6 月。

CNKI 工程集团采用自主开发并具有国际领先水平的数字图书馆技术，建成了世界上全文信息量规模最大的 CNKI 数字图书馆，并正式启动建设中国知识资源总库及 CNKI 网格资源共享平台。CNKI 工程文献类型包括学术期刊、硕士和博士学位论文、报纸、工具书、年鉴、专著、专利、标准、知识元、科技成果、古籍、会议论文等知识信息资源，覆盖理工、社会科学、电子信息技术、农业、医学等广泛学科范围。

CNKI 工程的目标是集成整合知识信息资源，建设知识资源互联网传播扩散与增值服务平台，建设知识资源的深度开发利用平台，为知识资源生产出版部门创造互联网出版发行的市场环境与商业机制。

（二）收录范围

CNKI 由中国期刊全文数据库、中国优秀博硕士学位论文全文数据库、中国重要会议论文全文数据库、中国重要报纸全文数据库、中国年鉴全文数据库、中国图书全文数据库、中国引文数据库等组成，拥有国内 9 000 多种期刊、1 000 多种报纸、数百家培养单位优秀硕士和博士学位论文、数百家出版社已出版图书、全国各学会及协会重要会议论文、百科全书、中小学多媒体教学软件、专利、年鉴、标准、科技成果、政府文件、互联网信息汇总，以及国内外 1 200 多个各类加盟数据库等知识资源。数据库的种类不断增加，内容每日更新，资源总量达到全国同类资源总量的 80% 以上。以下对几个重要数据库做简要介绍。

1. 中国期刊全文数据库　是目前世界上最大的连续动态更新的中文期刊全文数据库。收录自 1915 年至今出版的期刊，部分期刊回溯至创刊。以学术、技术、政策指导、高等科普及教育类期刊为主，内容覆盖自然科学、工程技术、农业、哲学、医学、人文社会科学等各个领域。收录国内学术期刊 8 000 余种，全文文献总量 6 000 多万篇。产品分为十大专辑：基础科学、工程科技Ⅰ、工程科技Ⅱ、农业科技、医药卫生科技、哲学与人文科学、社会科学Ⅰ、社会科学Ⅱ、信息科技、经济与管理科学。十大专辑下分为 168 个专题。

2. 中国优秀博硕士学位论文全文数据库　收录我国高等院校、科研院所、研究部门等博士、硕士培养点的博士学位论文和优秀硕士学位论文。收录从 1984 年至今的博士、硕士学位论文。产品也分为十大专辑，168 个专题。

3. 中国重要报纸全文数据库　收录自 2000 年以来中国公开发行的 1 000 多种重要报纸刊载的学术性、资料性文献，内容覆盖文化、艺术、体育及各界人物，政治军事与法律，经济，社会与教育科学技术，恋爱婚姻与健康。分十大专辑，168 个专题数据库。

4. 中国重要会议论文全文数据库　收录自 1953 年至今的会议论文集。重点收录自 1999 年以来中国科学技术协会、社会科学界联合会系统及省级以上的学会、协会，高校、科研机构，政府机关等举办的重要会议上发表的文献。其中，全国性会议文献超过总量的 80%，部分连续召开的重要会议论文回溯至 1953 年。目前，已收录出版 2 万多次国内重要会议投稿的论文，累积文献总量 200 多万篇。

5. 中国专利全文数据库　收录从 1985 年至今的中国专利，包含发明公开、发明授权、实用新型和外观设计四个子库。按照专利种类分为发明公开、发明授权、实用新型和外观设计四个类型，其中发明公开、发明授权和实用新型采用国际专利分类法（IPC 分类）和 CNKI 168 学科分类，外观设计采用国际外观设计分类和 CNKI 168 学科分类。

6. 中国年鉴全文数据库　收录从 1949 年至今中国的中央、地方、行业和企业等各类年鉴的全文文献。内容覆盖基本国情、地理历史、政治军事外交、法律、经济、科学技术、教育、文化体育事业、医疗卫生、社会生活、人物、统计资料、文件标准与法律法规等各个领域。

7. 中国引文数据库　是依据 CNKI 收录数据库及增补部分重要期刊文献的文后参考文献和文献注释为信息对象建立的、具有特殊检索功能的文献数据库。主要功能包括引文检索、检索结果分析、作者引证报告、文献导出、数据分析器及高被引排序等模块。

（三）CNKI 检索方法

CNKI 系列数据库可选择一个或多个数据库在一个界面下完成所有数据库的检索，检索过程简单、快捷，检索界面格式统一。目前 CNKI 检索模式主要有 3 种：文献检索、知识元检索和引文检索。中国知网提供了新版和旧版两种风格的检索界面，检索功能基本相同。CNKI 文献检索方法有初级检索、高级检索、专业检索、作者发文检索、句子检索。

1. 初级检索　是系统默认的初始界面（图 3-1），类似于搜索引擎的检索方式，适用于不熟悉多条件组合检索的初级用户。用户只需要在检索框内输入关键词，按回车键或点击检索框右侧放大镜图标即可检索出相关文献。为了提高查准率，可以进行二次检索（结果中检索）。

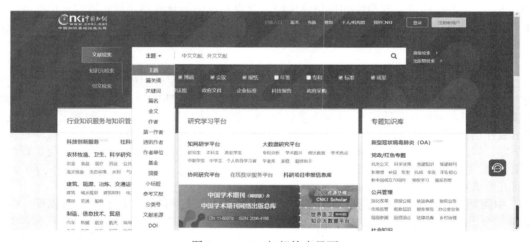

图 3-1　CNKI 初级检索界面

检索字段包括主题、篇关摘、关键词、篇名、全文、作者、第一作者、通讯作者、作者单位、基金、摘要、小标题、参考文献、分类号、文献来源、DOI。

（1）主题检索：是在中国知网标引出来的主题字段中进行检索，该字段内容包含一篇文章的所有主题特征，同时在检索过程中嵌入了专业词典、主题词表、中英对照词典、停用词表等工具。

（2）篇关摘检索：是指在篇名、关键词、摘要范围内进行检索，具体参见篇名检索、关键词检索、摘要检索。

（3）关键词检索：检索范围包括文献原文给出的中、英文关键词，以及对文献进行分析计算后机器标引出的关键词。机器标引的关键词基于对全文内容的分析，结合专业词典，解决了文献作者给出的关键词不够全面准确的问题。

（4）篇名检索：期刊、会议、学位论文、辑刊的篇名为文章的中文或英文标题。报纸文献的篇名包括引题、正标题、副标题。年鉴的篇名为条目题名。专利的篇名为专利名称。标准的篇名为中、英文标准名称。成果的篇名为成果名称。古籍的篇名为卷名。

（5）全文检索：指在文献的全部文字范围内进行检索，包括文献篇名、关键词、摘要、正文、参考文献等。

（6）作者检索：期刊、报纸、会议、学位论文、年鉴、辑刊的作者为文章的作者。专利的作者为发明人。标准的作者为起草人或主要起草人。成果的作者为成果完成人。古籍的作者为整书著者。

（7）第一作者检索：只有一位作者时，该作者即为第一作者。有多位作者时，将排在第一位的作者认定为文献的第一责任人。

（8）通讯作者检索：目前期刊文献对原文的通讯作者进行了标引，可以按通讯作者查找期刊文献。通讯作者指课题的总负责人，也是文章和研究材料的联系人。

（9）作者单位检索：期刊、报纸、会议的作者单位为原文给出的作者所在机构的名称。学位论文的作者单位包括作者的学位授予单位及原文给出的作者任职单位。年鉴的作者单位包括条目作者单位和主编单位。专利的作者单位为专利申请机构。标准的作者单位为标准发布单位。成果的作者单位为成果第一完成单位。

（10）基金检索：根据基金名称，可检索受到此基金资助的文献。支持基金检索的资源类型包括期刊、会议、学位论文、辑刊。

（11）摘要检索：期刊、会议、学位论文、专利、辑刊的摘要为原文的中文或英文摘要，原文未明确给出摘要的，提取正文内容的一部分作为摘要。标准的摘要为标准范围。成果的摘要为成果简介。

（12）小标题检索：期刊、报纸、会议的小标题为原文的各级标题名称，学位论文的小标题为原文的中文或英文目录，中文图书的小标题为原书的目录。

（13）参考文献检索：检索参考文献里含检索词的文献。支持参考文献检索的资源类型包括期刊、会议、学位论文、年鉴、辑刊。

（14）分类号检索：可以查找到同一类别的所有文献。期刊、报纸、会议、学位论文、年鉴、标准、成果的分类号指中图分类号。专利的分类号指专利分类号。

（15）文献来源检索：文献来源指文献出处。期刊、报纸、会议、年鉴的文献来源为文献所在的刊物。学位论文的文献来源为相应的学位授予单位。专利的文献来源为专利权利人/申请人。标准的文献来源为发布单位。成果的文献来源为成果评价单位。

（16）DOI 检索：输入 DOI，检索期刊、学位论文、会议、报纸、年鉴、图书。国内的期刊、学位论文、会议、报纸、年鉴只支持检索在知网注册 DOI 的文献。

2. 高级检索　点击"初级检索"界面右侧的"高级检索"按钮即可进入高级检索界面（图 3-2，图 3-3）。高级检索支持多字段逻辑关系组合进行快速查阅，逻辑关系包括"AND"、"OR"和"NOT"三种。本检索方式的优点是检索结果冗余少，查准率高。

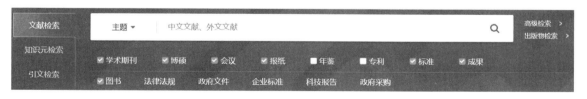

图 3-2　高级检索入口

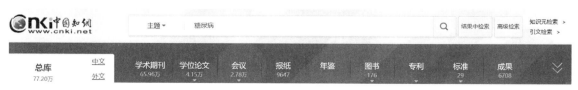

图 3-3　高级检索界面

　　检索字段包括主题、篇关摘、关键词、篇名、全文、作者、第一作者、通讯作者、作者单位、基金、摘要、小标题、参考文献、分类号、文献来源、DOI。

　　多字段组合检索的运算优先级，按从上到下的顺序依次进行。点击检索框后的"＋""－"按钮可添加或删除检索项，最多支持 10 个检索项的组合检索（图 3-4）。

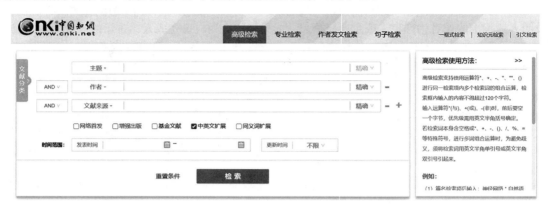

图 3-4　多字段组合检索界面

　　（1）匹配：除主题只提供相关度匹配外，其他检索字段均包括"模糊"和"精确"两种方式。篇关摘（篇名和摘要部分）、篇名、摘要、全文、小标题、参考文献的精确匹配，是指检索词作为一个整体在该检索项进行匹配，完整包含检索词的结果。模糊匹配，则是检索词进行分词后在该检索项的匹配结果；篇关摘（关键词部分）、关键词、作者、机构、基金、分类号、文献来源、DOI的精确匹配，是指关键词、作者、机构、基金、分类号、文献来源或 DOI 与检索词完全一致。模糊匹配，是指关键词、作者、机构、基金、分类号、文献来源或 DOI 包含检索词。

　　（2）控制条件：在检索控制区，通过条件筛选、时间选择等，可以对检索结果进行范围控制。控制条件包括出版模式、基金文献、时间范围、检索扩展。

　　（3）切库区：高级检索界面下方为切库区，点击库名，可切至某单库高级检索。

　　（4）文献分类：文献分类导航默认为收起状态，点击展开后勾选所需类别，可缩小和明确文献检索的类别范围。总库高级检索提供 168 个专题，是中国知网基于中图分类而独创的学科分类体系。年鉴、标准、专利等除 168 个专题外还提供单库检索所需的特色导航。

　　3. 专业检索　主要用于图书情报专业人员查新和信息分析等工作，使用检索词和运算符构建检索式进行检索（图 3-5）。

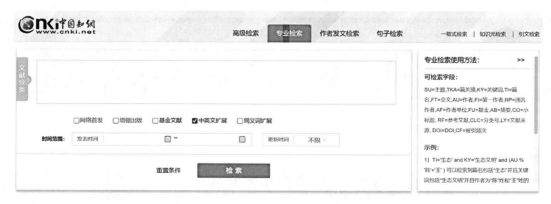

图 3-5　专业检索界面

　　（1）专业检索的一般流程：确定检索字段构造一般检索式，借助字段间关系运算符和检索值限定运算符可以构造复杂的检索式。

（2）专业检索表达式的一般式为<字段><匹配运算符><检索值>。

1）检索字段：包括 SU（主题）、TKA（篇关摘）、KY（关键词）、TI（篇名）、FT（全文）、AU（作者）、FI（第一作者）、RP（通讯作者）、AF（作者单位）、FU（基金）、AB（摘要）、CO（小标题）、RF（参考文献）、CLC（分类号）、LY（文献来源）、DOI、CF（被引频次）。

2）匹配运算符：见表 3-1。

表 3-1　匹配运算符列表

符号	功能	适用字段
=	='str'：表示检索与 str 相等的记录	KY、AU、FI、RP、JN、AF、FU、CLC、SN、CN、IB
%	='str'：表示包含完整 str 的记录	TI、AB、FT、RF
	%'str'：表示包含完整 str 的记录	KY、AU、FI、RP、JN、FU
	%'str'：表示包含 str 及 str 分词的记录	TI、AB、FT、RF
	%'str'：表示一致匹配或与前面部分串匹配的记录	CLC
%=	%='str'：表示相关匹配 str 的记录	SU
	%='str'：表示包含完整 str 的记录	CLC、ISSN、CN、IB

3）比较运算符：见表 3-2。

表 3-2　比较运算符列表

符号	功能	适用字段
BETWEEN	BETWEEN（'str1'，'str2'）表示匹配 str1 与 str2 之间的值	YE
>	大于	
<	小于	YE
>=	大于等于	CF
<=	小于等于	

4）逻辑运算符：适用于字段间的逻辑关系运算（表 3-3）。

表 3-3　逻辑运算符列表

符号	功能
AND	逻辑"与"
OR	逻辑"或"
NOT	逻辑"非"

5）复合运算符：主要用于检索关键字的复合表示，可以表达复杂、高效的检索语句（表 3-4）。

表 3-4　复合运算符列表

符号	功能
*	'str1 * str2'：同时包含 str1 和 str2
+	'str1 + str2'：包含 str1 或包含 str2
−	'str1 − str2'：包含 str1 但不包含 str2

6）位置描述符：适用于字段间的逻辑关系运算（表 3-5）。

表 3-5　位置描述符列表

符号	功能	适用字段
#	'STR1 # STR2'：表示包含 STR1 和 STR2，且 STR1、STR2 在同一句中	
%	'STR1% STR2'：表示包含 STR1 和 STR2，且 STR1 与 STR2 在同一句中，且 STR1 在 STR2 前面	
/NEAR N	'STR1/NEAR N STR2'：表示包含 STR1 和 STR2，且 STR1 与 STR2 在同一句中，且相隔不超过 N 个字词	
/PREV N	'STR1/PREV N STR2'：表示包含 STR1 和 STR2，且 STR1 与 STR2 在同一句中，STR1 在 STR2 前面不超过 N 个字词	TI、AB、FT
/AFT N	'STR1/AFT N STR2'：表示包含 STR1 和 STR2，且 STR1 与 STR2 在同一句中，STR1 在 STR2 后面且超过 N 个字词	
/SEN N	'STR1/SEN N STR2'：表示包含 STR1 和 STR2，且 STR1 与 STR2 在同一段中，且这两个词所在句子的序号差不大于 N。	
/PRG N	'STR1/PRG N STR2'：表示包含 STR1 和 STR2，且 STR1 与 STR2 相隔不超过 N 段	
$ N	'STR $ N'：表示所查关键词 STR 最少出现 N 次	

4. 作者发文检索　在高级检索界面切换"作者发文检索"标签，可进行作者发文检索（图 3-6）。输入作者姓名及其单位信息即可检索某作者发表的文献，功能及操作与高级检索基本相同。

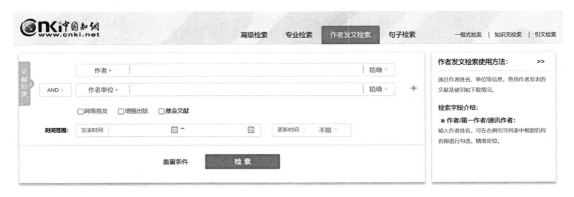

图 3-6　作者发文检索界面

5. 句子检索　在高级检索界面切换"句子检索"标签，可进行句子检索（图 3-7）。
句子检索是通过输入两个检索词，在全文范围内查找同时包含这两个词的句子，找到有关事实的问题答案。句子检索不支持空检，同句、同段检索时必须输入两个检索词。

　　句子检索支持同句或同段的组合检索，同句指包含 1 个断句标点（句号、问号、感叹号或省略号），同段指 20 句之内。

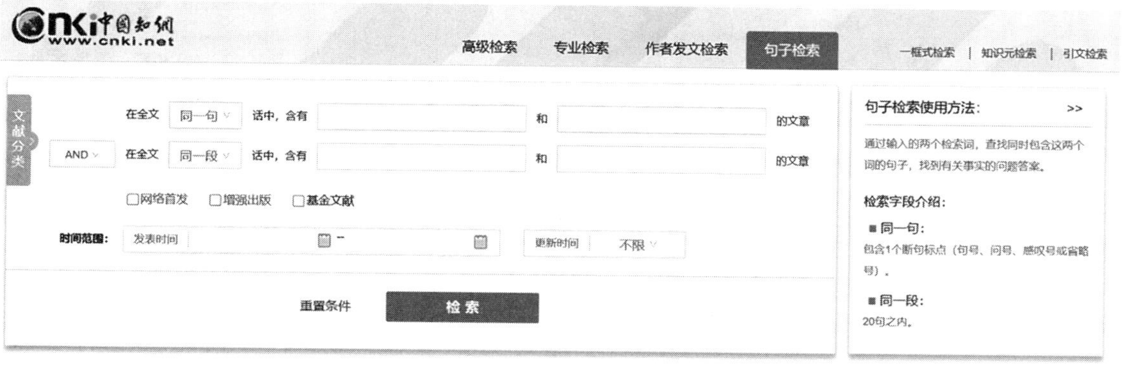

图 3-7　句子检索界面

（四）检索结果输出

　　经 CNKI 总库检索后，各种类型资源都会显示检索结果文献量，用户可以点击查看任一资源类型下的文献。检索结果上方显示检索范围和检索条件，并对个人账户提供主题定制服务，同时也可以查看检索历史。

　　1. 检索结果排序　排序方式包括相关度、发表时间、被引频次和下载频次等。系统默认按发表时间降序排序，展示最新研究成果和研究方向。

　　2. 检索结果显示格式　检索结果的浏览模式可切换为详情模式或列表模式，系统默认为列表模式。

　　（1）列表模式：检索结果以题录列表形式显示，便于快速浏览和定位。每一条题录显示内容包括篇名、作者、刊名、发表时间、被引频次等，同时提供下载、阅读等功能。

　　（2）详情格式：显示较为详细的文献信息，可通过浏览题录信息确定是否为所查找的文献。详情模式的页面左半部分为题录摘要区，右半部分为操作功能区。

　　题录摘要区显示内容包括文章题名、作者及单位、资源类型、文献来源、发表时间、被引频次、下载频次、文章摘要、原文关键词。

　　操作功能区显示内容包括下载、html 阅读、收藏、引用等按钮。

　　3. 分组筛选功能　检索结果区左侧为分组筛选区，可以从主题、发表年度、期刊、来源类别、学科、作者、机构、基金等方面进行筛选。点击各子分组前面的"□"执行筛选，子分组后面括号数字代表检索出的文献数量。

（五）检索案例

　　例：利用高级检索查询 2015 年以来发表在核心期刊的阿尔茨海默病治疗方面的文献，要求是国家自然科学基金支持项目。

　　1. 分析课题　根据内容要求，本课题概念包括"阿尔茨海默病"和"治疗"，时间范围为 2015～2021 年，支持基金为国家自然科学基金，期刊范围为核心期刊。

　　2. 输入检索控制条件和内容检索条件　打开高级检索界面，选择文献类型为"学术期刊"，时间范围为 2015～2021 年，来源类别：SCI 来源期刊、EI 来源期刊、北大核心、CSSCI、CSCD，支持基金为国家自然科学基金。主题为"阿尔茨海默病"和"治疗"，逻辑关系选择"AND"（图 3-8）。

　　3. 检索结果输出　共检索出文献 114 篇，用户点击检索结果左侧的聚类区分组查看文献（图 3-9）。

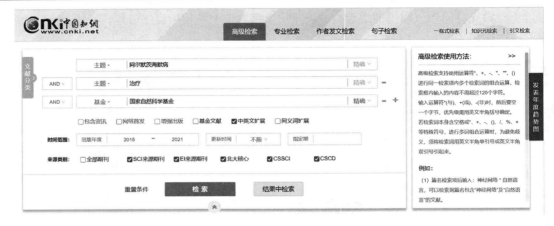

图 3-8 检索示例

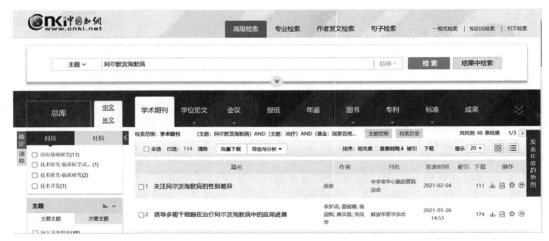

图 3-9 检索结果显示

二、万方知识服务平台

（一）概述

万方智搜是全新推出的学术资源发现平台，通过整合数亿条全球优质资源实现海量学术文献的统一发现。其通过与 NSTL（国家科技图书文献中心）、韩国科学技术信息研究所、牛津大学出版社、剑桥大学出版社等数十家机构、出版社等进行深度合作，集成期刊、学位、会议、科技报告、专利、视频等 10 余种资源类型，覆盖多语种文献，致力于帮助用户精准发现、获取与沉淀学术精华。

1. 资源类型

（1）期刊：期刊资源包括国内期刊和国外期刊，其中国内期刊 8 000 余种，涵盖自然科学、工程技术、医药卫生、农业科学、哲学政法、社会科学、科教文艺等多个学科；国外期刊共包含 40 000 余种世界各国出版的重要学术期刊，主要来源于 NSTL 外文文献数据库及数十家著名学术出版机构，以及 DOAJ、PubMed 等知名开放获取平台。

（2）学位：主要包括中文学位论文，学位论文收录始于 1980 年，年增 35 余万篇，涵盖基础科学、理学、工业技术、人文科学、社会科学、医药卫生、农业科学、交通运输、航空航天、环境科学等各学科领域。文献收录来源为经批准可以授予学位的高等学校或科学研究机构。

（3）会议：包括中文会议和外文会议，中文会议收录始于 1982 年，年收集 3 000 多个重要学术会议，年增 20 万篇论文；外文会议主要来源于 NSTL 外文文献数据库，收录了自 1985 年以来世界各主要协会、出版机构出版的约 900 万篇学术会议论文全文（部分文献有少量回溯）。

（4）专利：涵盖超过 1 亿多条专利数据，范围覆盖 11 个国家和 2 个组织专利，其中中国专利 3 300 余万条，收录时间始于 1985 年；外国专利 1 亿余条，最早可追溯到 18 世纪 80 年代。

（5）科技报告：科技报告资源包括中文科技报告和外文科技报告。中文科技报告，收录始于 1966 年，源于中华人民共和国科学技术部，共计 10 万余份；外文科技报告，收录始于 1958 年，源于美国政府四大科技报告（AD、DE、NASA、PB），共计 110 万余份。

（6）成果：科技成果源于中国科技成果数据库，收录了自 1978 年以来国家和地方主要科技计划、科技奖励成果，以及企业、高等院校和科研院所等单位的科技成果信息，共计 94 万余项。

（7）标准：国内标准资源来源于中外标准数据库，涵盖了中国标准、国际标准及各国标准等在内的 200 余万条记录，综合了中国质检出版社等单位提供的标准数据。全文数据来源于中国质检出版社、机械工业出版社等标准出版单位。国际标准来源于科睿唯安国际标准数据库（Techstreet），涵盖了国际及国外先进标准，包含超过 55 万份标准相关文档，涵盖各个行业。

（8）法律法规：法规资源涵盖了国家法律、行政法规、部门规章、司法解释及其他规范性文件，信息来源权威、专业。

（9）地方志：地方志资源来源于中国地方志数据库，新方志收录始于 1949 年，共计 4.7 万余册，旧方志收录 1949 年以前的地方志资源，共计 8 600 余种，10 余万卷。

（10）视频：万方视频是以科技、教育、文化为主要内容的学术视频知识服务系统，现已推出高校课程、会议报告、考试辅导、医学实践、管理讲座、科普视频、高清海外纪录片等适合各类人群使用的精品视频。截至目前，已收录视频 3.5 万余部。

2. 主要数据库

（1）中国学术期刊数据库（China Online Journals，COJ）：收录始于 1998 年，包含 8 000 余种期刊，其中包含北京大学、中国科学技术信息研究所、中国科学院文献情报中心、南京大学、中国社会科学院历年收录的核心期刊 3 300 余种，年增 300 多万篇，每天更新，涵盖自然科学、工程技术、医药卫生、农业科学、哲学政法、社会科学、科教文艺等各个学科领域。

（2）中国学位论文全文数据库（China Dissertations Database）：收录始于 1980 年，年增 35 万余篇，涵盖基础科学、理学、工业技术、人文科学、社会科学、医药卫生、农业科学、交通运输、航空航天和环境科学等各学科领域。

（3）中国学术会议文献数据库（China Conference Proceedings Database）：会议资源包括中文会议和外文会议，中文会议收录始于 1982 年，年收集约 2 000 个重要学术会议，年增 20 万余篇论文，每月更新。外文会议主要来源于 NSTL 外文文献数据库，收录了自 1985 年以来世界各主要协会、出版机构出版的学术会议论文共计 900 万余篇全文（部分文献有少量回溯），每年增加论文约 20 万篇，每月更新。

（4）中外专利数据库（Wanfang Patent Database，WFPD）：涵盖 1.3 亿余条国内外专利数据。其中，中国专利收录始于 1985 年，共收录 3 300 万余条专利全文，可本地下载专利说明书，数据与国家知识产权局保持同步，包含发明专利、外观设计和实用新型三种类型，准确地反映中国最新的专利申请和授权状况，每月新增 30 余万条。国外专利 1 亿余条，均提供欧洲专利局网站的专利说明书全文链接，收录范围涉及中国、美国、日本、英国、德国、法国、瑞士、俄罗斯、韩国、加拿大、澳大利亚 11 个国家和世界知识产权组织、欧洲专利局 2 个组织的数据，每年新增 300 余万条。

（5）中外科技报告数据库：包括中文科技报告和外文科技报告。中文科技报告收录始于 1966 年，源于中华人民共和国科学技术部，共计 10 余万份。外文科技报告收录始于 1958 年，涵盖美国政府四大科技报告（AD、DE、NASA、PB），共计 110 余万份。

（6）中国科技成果数据库（China Scientific & Technological Achievements Database）：收录了自 1978 年以来国家和地方主要科技计划、科技奖励成果，以及企业、高等院校和科研院所等单位的科技成果信息，涵盖新技术、新产品、新工艺、新材料、新设计等众多学科领域，共计 60 多万项。数据库每 2 个月更新一次，年新增数据 1 万余条。

（7）中外标准数据库（China Standards Database）：收录了所有中国国家标准（GB）、中国行业标准（HB）及中外标准题录摘要数据，共计 200 余万条记录，其中中国国家标准全文数据内容来源于中国质检出版社，中国行业标准全文数据收录了机械、建材、地震、通信标准及由中国质检出版社授权的部分行业标准。

（8）中国法律法规数据库（China Laws & Regulations Database）：收录始于 1949 年，涵盖国家法律法规、行政法规、地方性法规、国际条约及惯例、司法解释、合同范本等，权威、专业。每月更新，年新增量约 8 万条。

（二）检索方法

万方知识服务平台首页提供了简单检索和高级检索，高级检索界面有高级检索、专业检索和作者发文检索 3 种方式。

1. 简单检索 适用于简单问题的查询，或不熟悉其他检索方法人员。万方智搜首页默认为简单检索（图 3-10）。

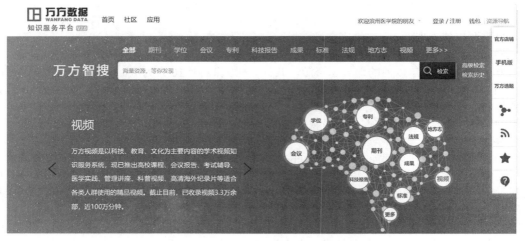

图 3-10 万方知识服务平台简单检索界面

简单检索只有一个检索框入口，可以在检索框中输入检索词或布尔逻辑检索式，检索框上方有各类数据库，系统默认为全部数据库。点击"检索"按钮，系统即可显示检索结果。

2. 高级检索 点击检索框右边的"高级检索"按钮，即可进入高级检索界面（图 3-11）。高级检索功能分为高级检索、专业检索和作者发文检索 3 种方式。

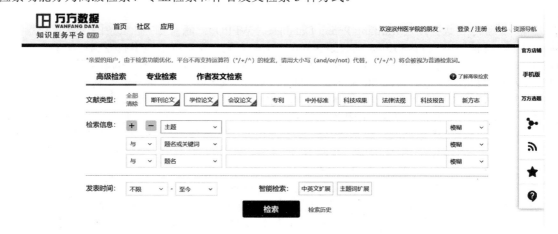

图 3-11 万方知识服务平台高级检索界面

（1）高级检索：通过输入多个检索词，并将其限定在不同的检索字段，通过逻辑运算组配满足用户更加复杂的要求，获得满意的信息。

高级检索的检索步骤如下。

1）填写检索信息：高级检索的检索字段包括主题、题名、关键词、作者、作者单位、摘要、中图分类法、DOI、第一作者、期刊-基金、期刊-刊名、期刊-ISSN/CN、期刊-期、学位-专业、学位-学位授予单位、学位-导师、学位-学位、会议名称、会议-主办单位等。用户可以在检索字段后面输入相应的检索词，并可以选择"模糊"或"精确"对检索词进行限定。字段间可以选择"与""或""非"进行逻辑组配。点击"+"或"-"可以增加或删除检索字段。

2）文献类型：包括期刊论文、学位论文、会议论文、专利、中外标准、科技成果、法律法规、科技报告和新方志等，用户可以选择其中一种或多种，点击"全部"则同时选择所有文献类型。

3）发表时间：通过选择年份，将检索结果限定在选择的年份内。

4）智能检索：可以选取中英文扩展和主题扩展搜索范围。

5）执行检索：当所有的检索信息都填写完毕后，点击"检索"，输出检索结果。

（2）专业检索：适用于熟练掌握检索技术的专业检索人员，专业检索要求高。检索人员根据系统的检索语言直接在检索框内利用检索词和检索符号编制检索式进行检索（图3-12）。

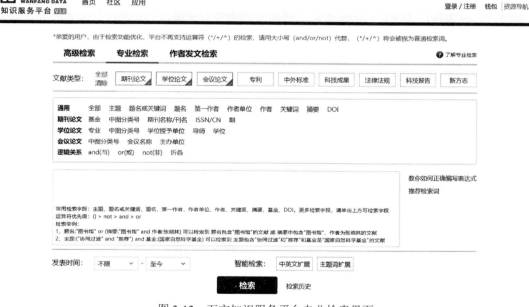

图3-12　万方知识服务平台专业检索界面

专业检索的检索步骤如下。

1）在检索表达式框中直接输入检索式。检索项在检索框上方列出，用户点击选择即可，各检索项之间支持逻辑运算符、双引号及特定符号的限定检索。用户可以使用如下运算符构建检索表达式。①and：逻辑"与"运算，同时出现在文献中。②or：逻辑"或"运算，其中一个或同时出现在文献中。③not：逻辑"非"运算，后面的词不出现在文献中。④" "：精确匹配，引号中词作为整体进行检索。⑤()：限定检索顺序，括号内作为一个子查询。

注：逻辑运算符存在优先级，优先级顺序为()＞not＞and＞or；运算符建议使用英文半角形式。

2）文献类型：包括期刊论文、学位论文、会议论文、专利、中外标准、科技成果、法律法规、科技报告和新方志等，用户可以选择其中一种或多种，点击"全部"则同时选择所有文献类型。

3）发表时间：通过选择年份，将检索结果限定在选择的年份内。

4）智能检索：可以选取中英文扩展和主题扩展搜索范围。

5）执行检索：当检索信息填写完毕后，点击"检索"按钮，执行检索。

（3）作者发文检索：可以输入作者姓名和作者单位等字段精确查找相关作者的学术成果，系统默认精确匹配，可自行选择精确或模糊匹配（图3-13）。

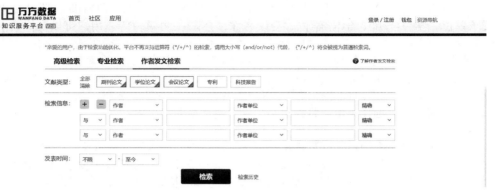

图3-13　万方知识服务平台作者发文检索界面

通过点击输入框前的"+"和"−"可以增加或删除检索字段。若某一行未输入作者或作者单位，则系统默认作者单位为上一行的作者单位。

（三）检索结果输出

用户点击检索后即出现检索结果界面，检索结果界面分为结果显示区和聚类导航区（图3-14）。

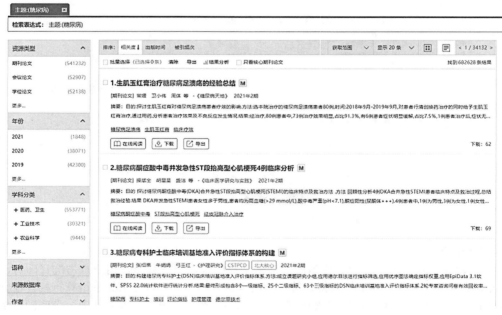

图3-14　万方知识服务平台检索结果界面

1. 结果显示区　显示项目包括论文标题、作者、期刊名称及年卷期、摘要、关键词、在线阅读、下载和导出。

检索结果可以选择按相关度、出版时间、被引频次等顺序排序，选择不同文献类型检索结果排序会有不同的排列顺序。

用户可以点击"选取范围"下拉式菜单选择"全部""仅免费全文""仅全文""仅原文传递""仅国外出版物"缩小检索范围。可以选择"显示 20 条""显示 30 条""显示 50 条"确定界面每页呈现的检索结果的数量。

2. 聚类导航区 结果显示区左侧是聚类导航区，系统按资源类型、年份、学科分类、语种、来源数据库、作者、机构等进行聚类检索结果，各不同分类后面括号内显示其检索结果的数量，用户可以根据需要点击不同聚类查找需要的信息。

（四）检索案例

例 1：检索二甲双胍联合西格列汀治疗糖尿病的文献。

1. 分析课题 本课题主题概念包括"二甲双胍""西格列汀""糖尿病""治疗"，其他检索条件不限。

2. 输入检索控制条件和内容检索条件 打开高级检索界面，文献类型按系统默认选为"期刊论文"、"学位论文"和"会议论文"。主题为"二甲双胍"、"西格列汀"、"糖尿病"和"治疗"，逻辑关系选择"与"（图 3-15）。

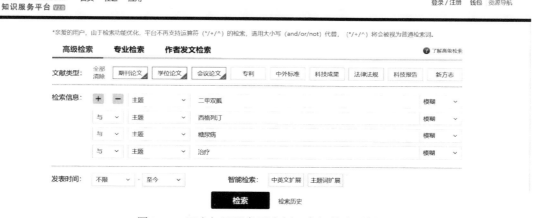

图 3-15 万方知识服务平台例 1 高级检索示例

3. 检索结果输出 共检索出文献 625 篇（图 3-16）。

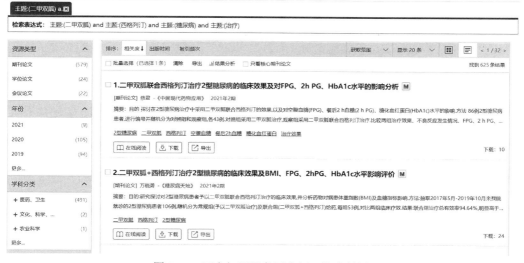

图 3-16 万方知识服务平台例 1 检索结果

例 2：检索 2010 年后，有关"miRNA"研究的博士研究生学位论文。

1. 分析课题　根据内容要求，本课题概念为"miRNA"，中文为"微小 RNA"，时间范围为 2010 年至今，学位为博士。

2. 输入检索控制条件和内容检索条件　打开高级检索界面，选择文献类型为"学位论文"，发表时间范围为 2010 年至今。主题为"mirna"和"微小 RNA"，逻辑关系选择"或"（图 3-17）。

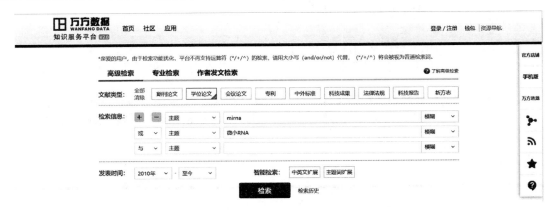

图 3-17　万方知识服务平台例 2 高级检索示例

3. 检索结果输出　共检索出文献 10 315 篇学位论文（图 3-18），用户根据检索结果左侧的聚类区查看各年度，以及硕士、博士或不同学科等的学位论文。

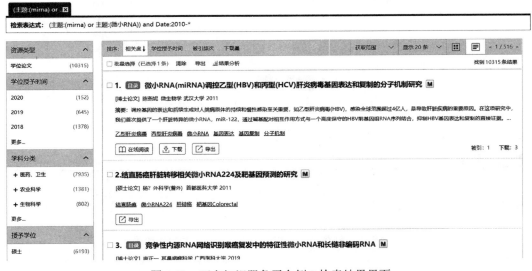

图 3-18　万方知识服务平台例 2 检索结果界面

三、维普资讯中文期刊服务平台

（一）概述

中文期刊服务平台是由原中国科学技术情报研究所重庆分所，现维普资讯有限公司推出的中文学术期刊大数据服务平台。该平台依托中文科技期刊数据库的数据支撑，自 1989 年推出，现已成为中文学术期刊最重要的传播与服务平台之一，是我国教育、科研重要的学术资源基础设施。该平台采用先进的大数据构架与云端服务模式，通过准确、完整的数据索引和知识本体分析，着力为读者及信息服务机构提供优质的知识服务解决方案和良好的使用体验。中文科技期刊数据库累计收录期刊 15 000 余种，现刊 9 000 余种，文献总量 7 000 余万篇，包括社会科学、自然科学、工业技术、农业科学、医药卫生 5 个系列。

（二）中文期刊服务平台检索方式

1. 基本检索　中文期刊服务平台首页默认为基本检索（图 3-19）。基本检索包括题名或关键词、题名、关键词、文摘、作者、第一作者、机构、刊名、分类号、参考文献、作者简介、基金资助和栏目信息等检索字段，用户选定检索字段后在检索框中输入检索词，点击"检索"按钮即可获得检索结果。

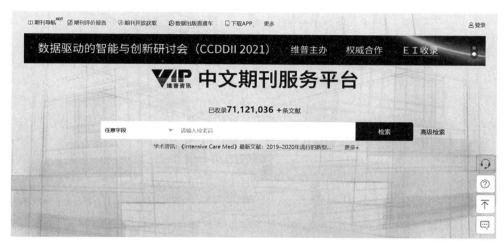

图 3-19　中文期刊服务平台基本检索界面

2. 高级检索

（1）高级检索：点击"高级检索"即进入高级检索界面。高级检索有 2 种检索方式可供选择：高级检索和检索式检索。

1）高级检索：提供分栏式检索词输入方法（图 3-20）。除了可以分别选择逻辑运算、检索项、匹配度，还可以进行相应字段扩展信息的限定，以最大限度的提高检准率。

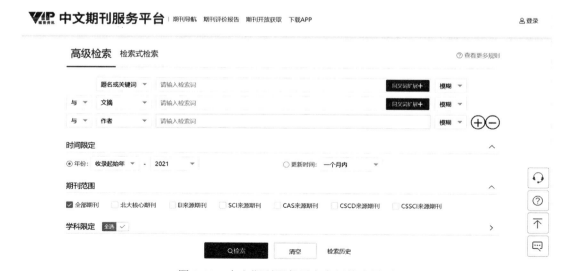

图 3-20　中文期刊服务平台高级检索界面

检索项"题名或关键词"、"题名"、"关键词"和"文摘"对应的输入框右侧有"同义词扩展+"按钮，在"分类号"对应的输入框右侧有"查看分类表+"按钮。在输入框中输入需要检索的信息，再点击对应的按钮，即可得到系统给出的提示信息。

A. 查看同义词：如输入"肝癌"，点击"同义词扩展+"，即可检索出肝癌的同义词（图3-21），用户可以选择合适的同义词以扩大搜索范围。

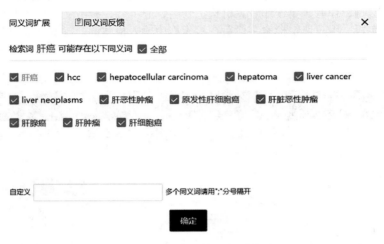

图 3-21　"肝癌"的同义词扩展

B. 查看分类表：可以直接点击按钮，弹出分类表页，操作方法同分类检索。

检索框下方的"时间限定""期刊范围""学科限定"可以扩展检索条件，缩小搜索范围，获得更符合要求的检索结构。

2）检索式检索：点击"检索式检索"即可进入检索式检索界面（图3-22）。运用逻辑运算符和字段标识符在检索框中编制检索式。检索框下方的"时间限定"、"期刊范围"和"学科限定"可以扩展检索条件。

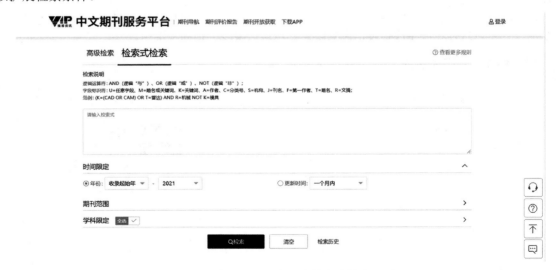

图 3-22　中文期刊服务平台检索式检索界面

A. 逻辑运算符：AND（逻辑"与"）、OR（逻辑"或"）、NOT（逻辑"非"）；

B. 字段标识符：U=任意字段；M=题名或关键词；K=关键词；A=作者；C=分类号；S=机构；

J=刊名；F=第一作者；T=题名；R=文摘。

3. 期刊导航　在首页检索框下方点击"期刊导航"，即可进入期刊导航界面（图 3-23）。

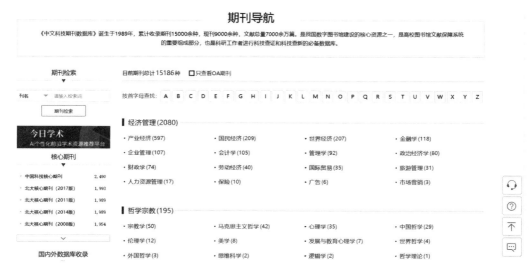

图 3-23　中文期刊服务平台期刊导航界面

期刊导航有 3 种检索方式。

（1）期刊搜索：如果知道期刊名称、ISSN、CN、主办单位、主编或邮发代码，在输入框输入即可查找到相应期刊，点击刊名即可进入期刊内容页。

（2）按字母顺序查找：点击期刊名称汉语拼音首字母进入期刊列表。

（3）按学科查找：根据学科分类查找需要的期刊，点击相应的学科分类即可列出该学科下的所有期刊的刊名。

（三）检索结果输出

用户点击检索后即出现检索结果界面，检索结果界面分为结果显示区、二次检索区和聚类导航区（图 3-24）。

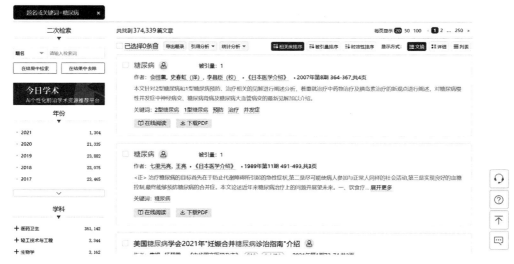

图 3-24　中文期刊服务平台检索结果界面

1. 结果显示区 检索结果排列顺序可以选择：相关度排序、被引量排序、时效性排序等。检索结果显示方式包括文摘显示、详细显示、列表显示。

系统默认为文摘显示，显示项目有文献的题名、作者、出处及年卷期、文摘和关键词。详细显示的显示项目有题名、作者、机构、出处、文摘、关键词和分类号。列表显示的显示项目有以列表方式显示题名、作者、出处、发文年和被引量。3 种显示界面中都有"在线阅读"和"下载 PDF"按钮，点击即可在线阅读或下载 PDF 格式的文件。

用户可以点击"每页显示"按钮后面的"20""50""100"，以确定界面每页呈现的检索结果的数量。

2. 二次检索区 在结果显示区左侧上方，如果对检索结果不满意，可以在二次检索区选择检索项，并输入检索词，然后点击"在结果中检索"或"在结果中去除"，可缩小检索结构，提高查准率。

3. 聚类导航区 在二次检索区下方，系统按年份、学科、期刊收录、主题、期刊、作者、机构等进行聚类检索，各不同分类后面括号内显示其检索结果的数量，用户可以根据需要点击不同聚类查找需要的信息。

（四）检索案例

例：检索 2015 年以来有关"肾移植排斥反应"研究的论文。

1. 分析课题 主题概念包括"肾移植"和"排斥反应"，时间范围为 2015 年至今。

2. 确定检索方式和检索词 检索方式可选择基本检索或高级检索。检索词为"肾移植""排斥反应"。

3. 查找相关文献线索

方法一：在基本检索界面，选择检索项"任意字段"，输入检索词"肾移植 排斥反应"或"肾移植 and 排斥反应"（图 3-25），然后点击检索结果左侧聚类导航区 2015 年以来的年份，显示相应年份的文献。

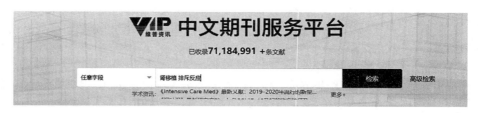

图 3-25 中文期刊服务平台基本检索方法一示例

方法二：在基本检索界面，选择检索项"任意字段"，输入检索词"肾移植"（图 3-26），点击"检索"，在检索结果界面二次检索区选择检索项为"题名"或"关键词"为排斥反应，点击"在结果中检索"，然后点击检索结果左侧聚类导航区 2015 年以来的年份，显示相应年份的文献。

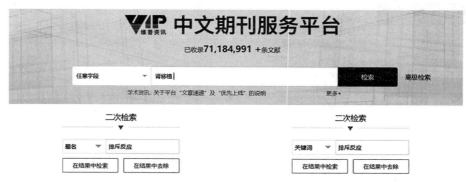

图 3-26 中文期刊服务平台基本检索方法二示例

方法三：在高级检索界面，选择检索项"题名或关键词"，分别输入检索词"肾移植"和"排斥反应"，并点击"同义词扩展+"，逻辑关系选择"与"，时间限定选择 2015～2021（图 3-27），点击检索。

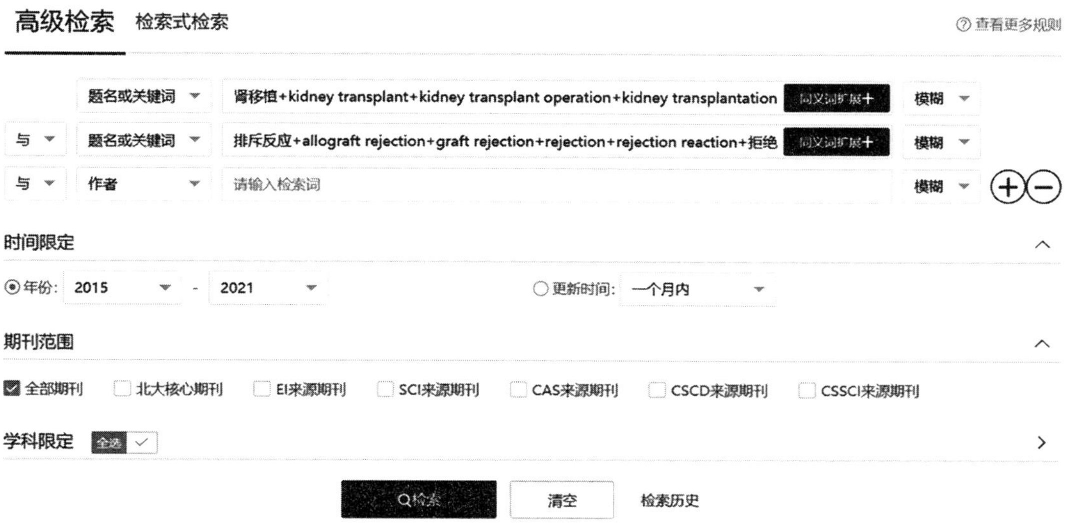

图 3-27　中文期刊服务平台高级检索方法示例

4. 获取原文。

复习思考题
1. CNKI 数据库
（1）运用"高级检索"功能检索近 5 年替普瑞酮治疗慢性浅表性胃炎的相关文献。
（2）检索 2020 年食管癌研究的博士学位论文。
（3）检索《中华急诊医学杂志》2021 年第 1 期发表的有关心肺复苏研究的文献。
2. 万方数据库
（1）检索广州医科大学钟南山教授指导的博士研究生的学位论文。
（2）检索有关乳腺癌患者术后随访研究的文献。
（3）检索首都医科大学和军事科学院军事医学研究院合作研究发表的论文。
3. 维普资讯中文期刊服务平台
（1）运用"基本检索"查询氯吡格雷治疗急性心绞痛方面的文献。
（2）检索阿莫西林联合兰索拉唑治疗十二指肠溃疡研究的文献。
（3）检索近 3 年国家自然科学基金支持的糖尿病研究的文献。

第二节　常用外文全文数据库

一、EBSCOhost 全文数据库

（一）概述

EBSCO Industries Inc.（EIS） 是一家从事多元化产业经营的跨国公司。EIS 的主要业务有期刊代订（纸本和电子，是世界最大的订阅代理服务商，并提供相关的增值服务）、参考文献数据库（一次文献和二次文献库）、一系列的文献资源管理工具[如导航与链接工具 A-to-Z、二次文献到一次文献的链接服务器 Linksource、EBSCOhost Integrated Search（EHIS）整合检索工具、EBSCOnet 电子和期刊订购管理系统等]。

EBSCO Publishing 是 EBSCO Industries Inc.的一个业务部，全面负责文献信息相关产品和服务。EP 运营 EBSCO 旗下自有数据库的业务，这些数据库是基于 EBSCOhost 平台的，可以统称为 EBSCOhost 数据库。

EBSCOhost 数据库涵盖范围很大，有综合学科、商管财经、生物医护、人文历史、法律等期刊的电子全文数据库，以及部分当今全球知名的索引摘要数据库（如 Medline、EconLit、PsycINFO、ERIC 等）。EBSCO 包含的数据库主要有以下几个。

（1）综合学科学术文献大全（Academic Search Complete，ASC）：主题范围包括生物科学、工程技术、社会科学、心理、教育、法律、医学、语言学、人文、信息科技、通讯传播、公共管理、历史、计算机、军事、文化、健康卫生医疗、宗教与神学、艺术、视觉传达、表演、哲学、各国文学等。ASC 收录了自 1887 年至今的 17 932 种期刊的索引摘要，提供 8 914 种全文期刊[其中 7 681 种为同行评审（peer-reviewed）]，还包括 796 种非期刊类全文出版物（如书籍、报告及会议论文等）。

（2）商管财经学术文献大全（Business Source Complete，BSC）：主题范围包括商业经济相关主题，如营销、管理、管理信息系统（MIS）、生产与作业管理（POM）、会计、金融、经济等。BSC 收录了自 1886 年至今 6 775 种期刊索引摘要，3 777 种期刊全文（包括 1 878 种同行评审期刊），有 541 种全文期刊同时收录在 Web of Science 内。BSC 包括 900 多种书籍专著，超过 115 万份企业背景资讯，1 200 多份国家经济报告，8 700 多份行业报告，1 万多份对全球知名企业高层管理人员及财经分析家的访谈录，2 500 多份市场研究报告，以及 5 200 多份 SWOT 分析等。

（3）环境保护（GreenFILE）：本数据库提供跨学科、多主题信息，反映了环境与农业、教育、法律、健康和科技等领域的联系。内容针对影响环境的人为因素的研究资源，并且提出了在个人、企业及地区政府，乃至国家各个层级所应采取的措施，从而有效控制人为影响。收录 61.2 万多条索引摘要，9 100 多份开放获取全文资源。

（4）教育资源信息中心（Educational Resource Information Center，ERIC）：为美国教育部教育资源信息中心所提供的国家级教育学科目数据库，含教育相关的论文（ERIC Documents）及期刊文献（Journal Articles）两种档案。教育论文逾 2 200 种，包括研究及技术报告、会议记录、教学工具、教学媒体、教学计划和方法、硕博士论文等。期刊文献收录 1 000 多种教育专业期刊。

（5）图书馆信息科学与技术（Library Information Science & Technology Abstracts，LISTA）：主题涵盖图书馆管理、分类、编目、文献计量学、网络信息检索、信息管理等。收录 560 多种核心期刊、约 50 种领先期刊和约 125 种精选期刊，以及书籍、研究报告和学报的索引。其内容最早可追溯到 20 世纪 60 年代中期。

（6）MEDLINE 数据库：提供了有关医学、护理、牙科、兽医、医疗保健制度、临床前科学及其他方面的权威医学信息。用户可搜索 4 800 多种当前生物医学期刊的文章摘要。

（7）报刊资源库（Newspaper Source，NS）：提供了 47 种民族（美国）和国际出版的报纸的精选全文。该数据库还包含来自电视和收音机的全文新闻副本及 390 多种地区（美国）报纸的精选全文。该数据库通过 EBSCOhost 每日更新。

（8）教师参考中心（Teacher Reference Center）：主题包括评估、最优方法、当代教育研究、继续教育、课程研发、基础教育、高等教育、教学多媒体、语言艺术、学校管理、教师教育等。收录 280 多种同行评审期刊的索引摘要。

（9）地区商业新闻（Regional Business News，RBN）：提供了地区商业出版物的详尽全文收录。Regional Business News 将美国所有城市和乡村地区的 75 种商业期刊、报纸和新闻专线合并在一起。每日更新。

（二）检索方法

1. 检索界面介绍 EBSCOhost 数据库首页（图 3-28）主要包括通用工具区、检索区。

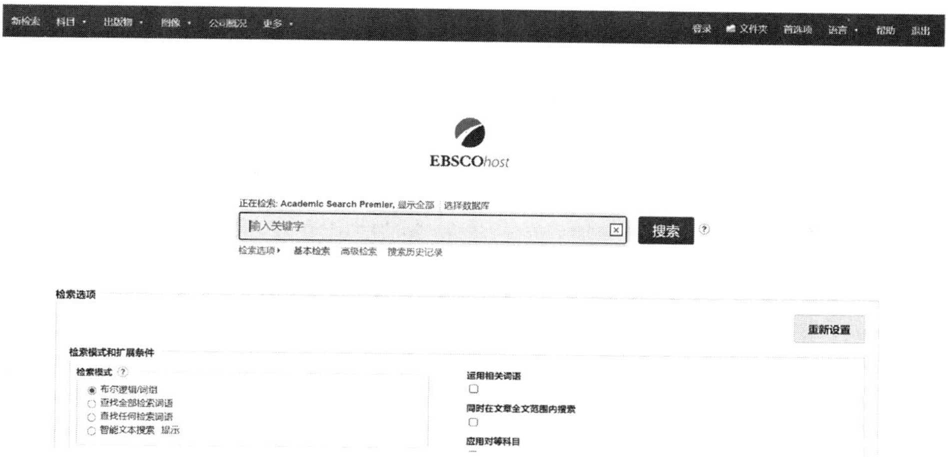

图 3-28　EBSCOhost 数据库首页

（1）通用工具区：位于检索界面的最上端，主要包括以下按钮。①新检索：返回预设的默认检索界面。②科目：选择子数据库相应的词表进行检索。③出版物：检索相应子数据库的发表期刊。④图像：检索图像信息。⑤文件夹：显示读者在系统文件夹中保存的检索式、检索结果等信息。⑥首选项：设定使用偏好。用户可以根据需求设置检索结果列表显示格式，也可以设置打印、电子邮件、保存导出格式等信息。⑦语言：提供中文、英文等多种语言界面。⑧帮助：为用户提供在线浏览和检索的使用手册。选择不同的数据库，通用工具区的按钮会有所不同。

（2）检索区：主要包括以下按钮。①选择数据库：选择要检索的数据库。②基本检索：提供关键词、主题及出版物检索等功能。③高级检索：提供关键词、主题及出版物检索等功能。④搜索历史记录：显示历史检索记录，如检索词、检索选项、操作等信息。

2. 选择检索数据库　点击检索框上方的"选择数据库"即可弹出选择数据库窗口（图 3-29），勾选数据库名称左边的"□"即为选定数据库，点击"确定"按钮即可对所选数据库进行检索。

3. EBSCO 检索规则

（1）布尔逻辑检索：布尔逻辑包括"与"（AND）、"或"（OR）、"非"（NO），不区分大小写。若输入的检索词之间有空格，系统默认"AND"运算，系统支持括号优先算符。

（2）位置算符"Nn""Wn"：位置算符表示两个检索词之间的位置邻近关系，位置算符由字母和数字组成，数字不能超过 255。①"Nn"：关键词最多相隔 n 个单词，而它们在文章中的出现顺序与输入的顺序无关。②"Wn"：关键词最多相隔 n 个单词，且它们在文章中出现的顺序必须与输入的顺序相符。

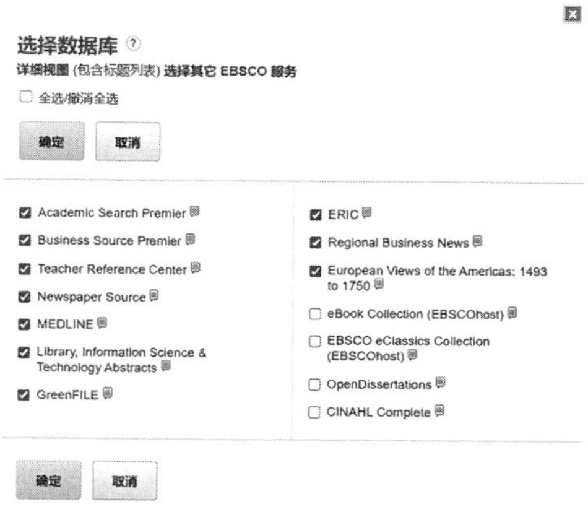

图 3-29　EBSCOhost 数据库选择数据库窗口

（3）通配符"?"和截词符"*"：通配符"?"用于替代不确定的字母。截词符"*"用在检索词的尾部，用于检索结尾不同的词。通配符和截词符都不允许用在检索词的前面。

（4）字段代码：EBSCOhost 允许在检索栏内直接键入字段代码以限定检索范围，不同子数据库的检索字段不全相同，主要包括 AB（摘要）、AU（著者）、AN（记录号）、IS（ISSN）、GE（地理标识）、SO（刊名）、SU（主题词）、TI（题名）、TX（所有字段）、KW（关键词）。

字段限制检索格式为字段代码+空格+检索词。若对有运算符的检索式进行字段限制，要用括号括起检索式。

例如，kw myocardial infarction 表示在关键词中检索心肌梗死方面的文献。

4. 数据库检索方法 EBSCOhost 数据库提供多种检索方式，主要包括"基本检索"和"高级检索"两类检索方式，选择不同的子数据库还会有不同的检索方式，如主题检索、图像检索、出版物检索等。

"基本检索"和"高级检索"检索框下面有限定条件的设置选项。

检索模式可以选择布尔逻辑/词组、查找全部检索词语、查找任何检索词语、智能文本搜索。若希望 EBSCOhost 将同义字或单复数一同检索，请勾选"运用相关词语"；若检索词较冷僻，可勾选"同时在文章全文范围内搜索"，系统会检索所有全文文献，只要文献全文中有所键入的检索词，便会被纳入检索结果清单。

限制结果栏目中可以设置全文文献、学术（同行评审）期刊、有参考、出版日期，输入出版物类型，可以选择图像快速查看。

特殊限制条件用于不同子数据库的设置。

（1）基本检索：在基本检索窗口中，可输入单词、词组或短语，点击"搜索"按钮，系统自动执行检索并输出检索结果。检索框下方有检索选项，主要包括检索模式和扩展条件、限制结果及不同子数据库的特殊限制条件。

（2）高级检索：默认高级检索提供了 3 个检索框，用户可以点击检索框右侧的"+"或"－"以增加或删除检索框（图 3-30）。每个检索词都可以设定检索字段，检索词之间可以制定逻辑运算符。检索词输入完毕点击"搜索"按钮即可输出检索结果。检索框下方有检索选项，内容与初级检索下方的相同。

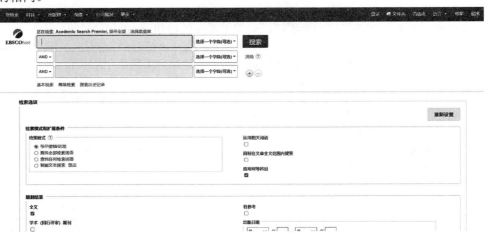

图 3-30 EBSCOhost 高级检索界面

（3）主题检索：为了提高检索效率，可以利用规范化的主题词进行检索。在基本检索或高级检索界面点击"科目"按钮选择相应数据库词表即可进入主题检索界面（图 3-31）。

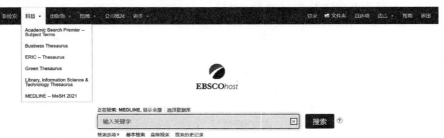

图 3-31 EBSCOhost 科目列表

以 MEDLINE-MESH2021 为例，点击进入医学主题词表查找界面（图 3-32），输入检索词，如"kidney neoplasms"后点击"浏览"，即可看到相关主题词（图 3-33），选中想要检索的主题词，后面"展开（+）"选框被选中表示检索本主题词及其下位词，反之表示只检索主题词本身。"主要概念"选框被选中表示检索主要内容为本主题词的文献，否则本主题词为次要概念的文献也被检索出来。主题词可组配的副主题词列在后面，用户可以选择一个或多个副主题词。如果要同时检索其他主题词，点击下面的"浏览其他词语"后按照上述操作进行即可加入右侧检索式，选择逻辑算符后点击"搜索数据库"即可呈现检索结果。

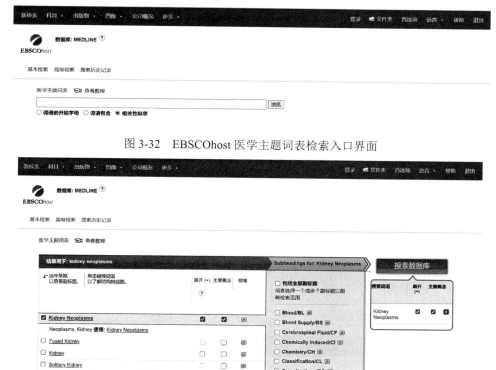

图 3-32　EBSCOhost 医学主题词表检索入口界面

图 3-33　EBSCOhost 医学主题词表界面

（4）出版物检索：在基本检索或高级检索界面点击"出版物"按钮进入出版物检索界面（图 3-34）。

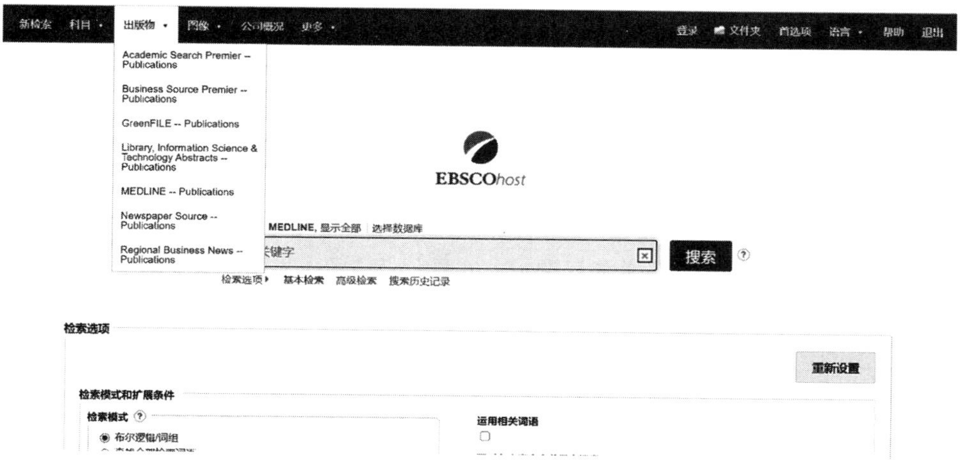

图 3-34　EBSCOhost 出版物检索界面

出版物检索是用来查找 EBSCO 收录期刊的目录列表，按字母顺序排列，点击与出版物名称首字母相同的字母进行浏览检索，或在检索框中输入检索词，并选择匹配方式，如按字母顺序、按主题和说明、匹配任意关键字，在检索结果列表显示标题和书目记录，点击标题显示详细信息（图 3-35）。

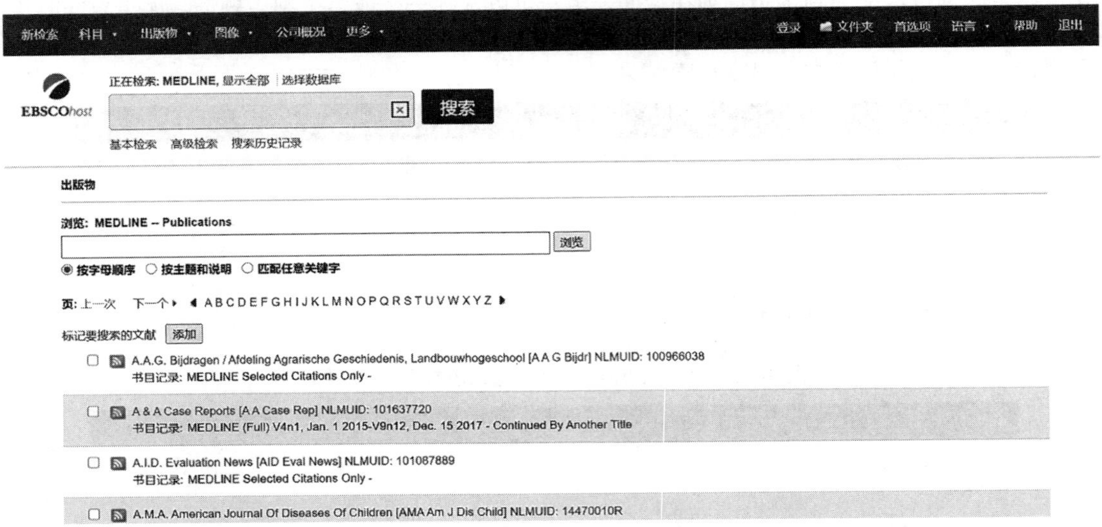

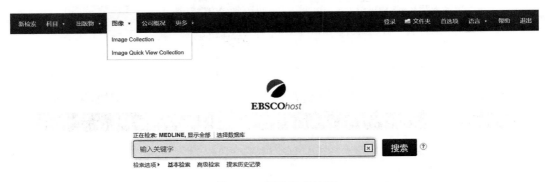

图 3-35 EBSCOhost 收录 MEDLINE 出版物检索界面

（5）图像检索：在基本检索或高级检索界面点击"图像"按钮，会显示"Image Collection"和"Image Quick View Collection" 2 个数据库，点击进入图像检索界面（图 3-36）。Image Collection 提供了与人、自然科学、地点、历史和旗帜有关的 100 多万张图像的即时访问。Image Quick View Collection 提供了从文章中析出的注释、图表、地图等的缩略图片。

图 3-36 图像检索按钮

（三）检索结果输出

1. 显示检索结果 命中的文献首先以题录方式显示，显示内容包括文献题名、著者、刊名、日期、收录数据库、摘要（部分）、全文链接（格式有 HTML 全文和 PDF 全文）（图 3-37）。每条题录后都有添加按钮，点击该按钮就会将该篇文献添加到文件夹中，以便集中处理检索结果。检索结果左侧聚类区，用户可以选择相应分类，缩小结果范围。

在检索框下方有"搜索历史记录"按钮，点击后可显示所有执行过的检索历史记录。

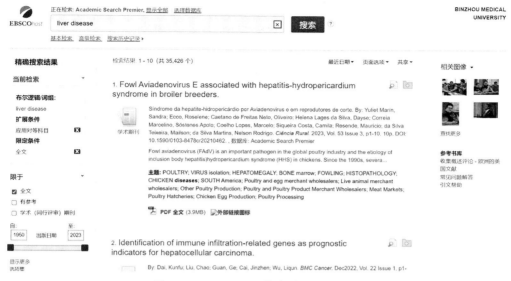

图 3-37　EBSCOhost 检索结果显示界面

（1）检索结果显示格式：检索结果可以按照日期或相关性排序，页面选项可以设置结果格式、图像快速查看、每页显示的结果条数、页面布局等，共享按钮包括"添加至文件夹""创建快讯""使用永久链接"（图 3-38）。

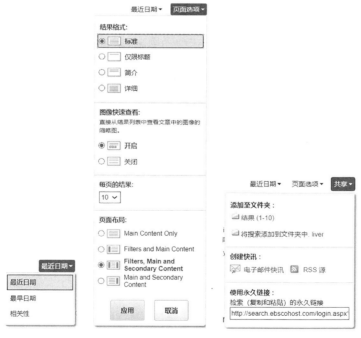

图 3-38　EBSCOhost 检索结果显示格式

（2）文摘格式显示：点击文献题名，可以看到该文献的详细信息，包括题目、作者、来源、出版物类型、语言、期刊信息、印记名称、摘要、参考文献等。左侧有在 HTML 全文和 PDF 全文超级链接按钮，点击就可打开全文。右侧是功能工具区，包括"添加至文件夹"、"打印"、"电子邮件"、"保存"、"引用"、"导出"、"添加注释"和"永久链接"（图 3-39）。

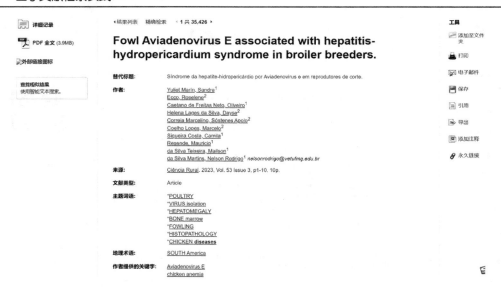

图 3-39　EBSCOhost 文献详细信息界面

2. 收藏夹　EBSCO 数据库检索系统中有一个临时的个人收藏夹。在检索过程中，用户可以随时将需要进一步处理的文献存入收藏夹中，以便检索完成后集中处理。

在检索结果界面，点击每条题录右上角的文件夹图案即可，点击后图案变为黄色，显示为文件夹中有对象，点击通用工具栏的收藏夹可显示所有加入到收藏夹的文献记录。

（四）检索案例

例：在 MEDLINE 数据库中检索有关高血压血液黏度的文献。

1. 分析课题　本课题主题概念包括"高血压"（hypertension）、"血液黏度"（blood viscosity）。

2. 检索方式　基本检索、高级检索。

3. 操作方法　点击"选择数据库"，勾选"MEDLINE"。

方法一：基本检索。

在检索框中输入"Hypertension AND Blood Viscosity"，点击"搜索"（图 3-40）。

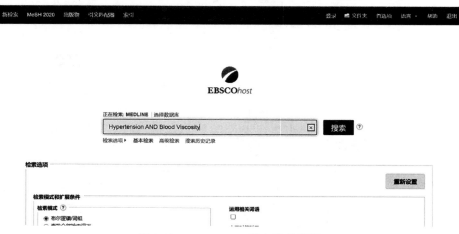

图 3-40　EBSCOhost 基本检索示例

方法二：高级检索。

第一个检索框中输入"Hypertension"，检索字段选择"AB 摘要"或"MM Exact Major Subject Heading"。第二个检索框中输入"Blood Viscosity"，检索字段选择"AB 摘要"或"MM Exact

Major Subject Heading"。逻辑关系选择"AND"，点击"搜索"（图 3-41）。

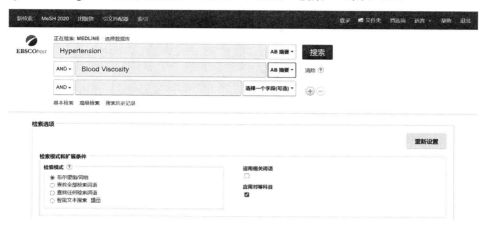

图 3-41　EBSCOhost 高级检索示例

方法三：主题检索。

点击首页通用工具区的"科目"下的"MEDLINE-MESH2021"，输入"Hypertension"后点击"浏览"，选择展开和主要概念对应的方框。点击"浏览其他词语"，输入"Blood Viscosity"后，点击"浏览"，选择主要概念对应的方框。检索词便会显示在右侧的搜索框内，选择"AND"，点击"搜索数据库"即可呈现检索结果（3-42）。

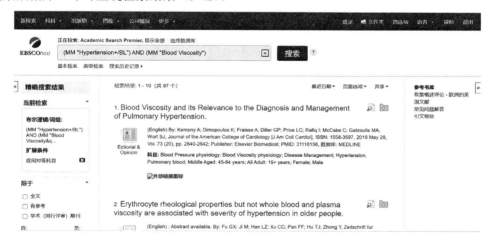

图 3-42　EBSCOhost 主题检索示例

二、SpringerLink 全文数据库

（一）SpringerLink 数据库简介

SpringerLink 数据库由德国施普林格出版社出版，2002 年 7 月开始，Springer 公司在我国开通了 SpringerLink 服务。2004 年底，Springer 与 Kluwer Academic Publisher 合并。现在，SpringerLink 数据库提供包括原 Springer 和原 Kluwer 出版的全文期刊、图书、科技丛书和参考书的在线服务。SpringerLink 中的期刊及图书等所有资源划分为 12 个学科，分别为建筑学、设计，行为科学，生物医学和生命科学，商业和经济，化学和材料科学，计算机科学，地球和环境科学，工程学，人文、社科和法律，数学和统计学，医学，物理和天文学。

SpringerLink 的数字资源包括全文电子期刊 1 500 余种；图书和科技丛书（包括 Lecture Notes in

Computer Science，简称LNCS）13 000 种以上；期刊文章的回溯记录超过 200 万条；以及最新期刊论文出版印刷前的在线浏览。

（二）SpringerLink数据库的检索方法

SpringerLink 数据库首页可以分为注册登录、检索框、快速浏览、学科浏览等几个区域（图 3-43）。系统提供了简单检索和高级检索两种检索方式。

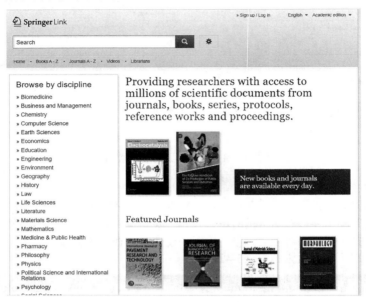

图 3-43　SpringerLink 数据库首页

1. 浏览途径

（1）按学科主题浏览：检索框下方左侧即按学科浏览区域，共有 24 个分类，分别为生物医学、业务和管理、化学、计算机科学、地球科学、经济学、教育、工程、环境、地理、历史、法律、生命科学、文学、材料科学、数学、医学与公共卫生、制药、哲学、物理、政治学与国际关系、心理学、社会科学、统计数据。点击相应的学科名称，系统即显示该学科的杂志名称或文献，点击进入即可看到详细的内容信息。

（2）按资源类型浏览：SpringerLink 按照出版物的类型分为"图书"、"期刊"和"视频"。检索框下方有对应按钮，点击"图书"或"期刊"后，所有出版物会按照首字母顺序排列，用户点击进入可以查阅具体内容。点击"视频"可以对收录的视频进行检索或浏览。

2. 检索途径

（1）检索规则

1）布尔逻辑算符：有 AND、OR、NOT。SpringerLink 数据库支持逻辑布尔运算符，并且不区分大小写，优先顺序为 NOT＞OR＞AND。SpringerLink 数据库不支持"＋"和"－"。系统中使用英文双引号（""）作为词组检索算符，在检索时将英文双引号内的几个词当作检索一个词组来看待。

2）NEAR 运算符：运用 NEAR 运算符将返回两个词相距 10 个词以内的结果。Near/n，n 表示数字，可以用于缩小 10 个词的范围，如 A near/4 B 将返回"A"一词出现在术语"B"的 4 个单词内的结果。

ONEAR 运算符意味着两边的检索词必须在文本中彼此靠近，并且按照输入框中顺序出现。

3）通配符：*和？。*的含义为可替换任意数量的字母。？的含义为可替代任何单个字母。

（2）简单检索：SpringerLink 数据库主页默认为简单检索窗口。检索词可以是词或词组，也可以输入检索式，系统会在"全文"字段内进行检索。

（3）高级检索：用户可以使用高级检索选项进一步缩小检索范围。点击简单检索对话框右侧

"⚙"符号，再点击"Advanced Search"即可进入高级检索界面（图3-44）。其中"with all of the words"表示输入的2个检索词是逻辑"与"的关系；"with the exact phrase"表示强制短语检索；"with at least one of the words"表示输入的2个检索词是逻辑"或"的关系；"without the words"表示输入的2个检索词是逻辑"非"的关系；"where the title contains"表示限定检索，即检索词出现在片名中的文献；"where the author/editor is"表示作者检索；"Show documents published"表示可以设置出版时间。

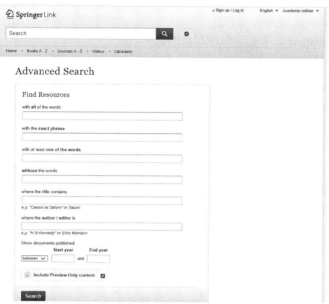

图 3-44　SpringerLink 高级检索界面

（三）检索结果输出

SpringerLink 检索结果界面（图 3-45）可以分为两部分：结果显示区和聚类导航区。

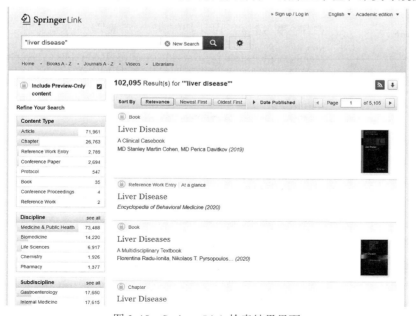

图 3-45　SpringerLink 检索结果界面

（1）结果显示区：搜索结果显示项目包括内容类型、检索词、题目、摘要、著者等。检索结果可以按照 Relevance（相关度）、Newest First（时间倒序）和 Oldest First（时间顺序）排列。点击"Date Published"可将检索结果限制在某一时间范围内。系统支持在线浏览和下载功能。

（2）聚类导航区：结果显示区左侧为聚类导航区，系统按内容类型、学科、子学科、语言等进行聚类检索结果，各不同分类后面显示检索结果的数量，用户可以根据需要点击不同聚类查找需要的信息。

（四）检索案例

例：检索丙酮酸激酶缺乏引起溶血性贫血的文献。

1. 分析主题 包含 2 个主题概念"丙酮酸激酶缺乏"（pyruvate kinase deficiency）和"溶血性贫血"（hemolytic anemia）。

2. 检索方法 简单检索，逻辑关系选择"AND"（图 3-46）。

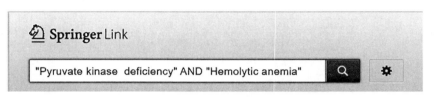

图 3-46 SpringerLink 简单检索示例

3. 检索结果输出 共检索出 371 篇文献，用户可以点击检索结果左侧的聚类区的相应按钮缩小检索结果范围（图 3-47）。

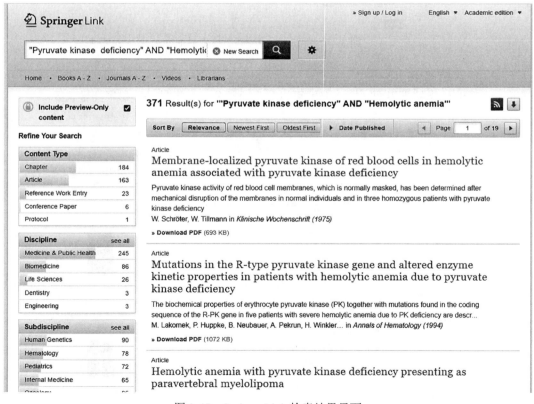

图 3-47 SpringerLink 检索结果界面

三、Elsevier ScienceDirect 全文数据库

（一）Elsevier ScienceDirect数据库简介

荷兰爱思唯尔（Elsevier）出版集团于 1580 年在荷兰创立，是全球最大的科技与医学文献出版发行商之一。ScienceDirect（简称 SD）数据库是 Elsevier 公司的核心产品，自 1999 年开始向用户提供电子出版物全文的在线服务，ScienceDirect 数据库的资源分为自然科学与工程、生命科学、医学/健康科学、社会科学与人文科学四大学科领域，包括化学工程，化学，计算机科学，地球与行星学，工程，能源，材料科学，数学，物理学与天文学，农业与生物学，生物化学、遗传学和分子生物学，环境科学，免疫学和微生物学，神经系统科学，医学与口腔学，护理与健康，药理学、毒理学和药物学，兽医科学，艺术与人文科学，商业、管理和财会，决策科学，经济学、计量经济学和金融，心理学，社会科学等学科。通过一个简单直观的界面，研究人员可以浏览 2 500 多种同行评审期刊，1 400 多万篇文章全文，内容最早可回溯至 1823 年。

（二）Elsevier ScienceDirect数据库的检索方法

1. 检索规则

（1）布尔逻辑运算符：Elsevier ScienceDirect 数据库支持布尔逻辑算符（AND、OR、NOT）和连字符（－），布尔逻辑算符必须全部大写输入，优先级为 NOT＞AND＞OR，可以用单括号改变逻辑运算的优先顺序。连字符（－）等同于布尔逻辑算符 NOT。

（2）短语检索：检索词加上引号（半角状态下输入）表示短语检索（彼此相邻出现的术语）。在短语检索中，标点符号和一些无用词（如 of、and 等）将被忽略。

（3）位置算符：W/n、PRE/n。①W/n 表示前后两个词之间可间隔 n 个词，但两个词前后顺序不受限制。一般而言，要检索的词在同一词组中可使用 W/3、W/4 或 W/5，在同一句中可使用 W/15，在同一段中可使用 W/50。②PRE/n 表示前后两个词之间可间隔 n 个词，两个词前后顺序受限制，第一个词在前。

（4）特殊字符：ScienceDirect 数据库支持 UTF-8 字符集，用户可以直接在搜索框中输入所有 UTF-8 字符，包括非罗马字符和带重音的字符（表 3-6）。

表 3-6 ScienceDirect 数据库支持特殊字符列表

特点	例子
拼写变化	支持英式和美式拼写变体
希腊字母和等价字符	要搜索希腊字母 Ω，请输入 omega。系统将检索包含单词 omega 及符号 Ω（大写 omega）和 ω（小写 omega）的文档
下标和上标	上下标与其他字符在同一行输入。如要搜索化学符号"H_2O"，则输入 H2O
重音字符	要搜索名称 Fürst，输入 Fürst 或 Furst
非字母数字字符	点号、箭号、加号等将被忽略

2. 浏览途径

在首页检索框下方面，系统提供 2 种对收录期刊的浏览方式：学科主题浏览和出版物标题字序浏览（图 3-48，图 3-49）。

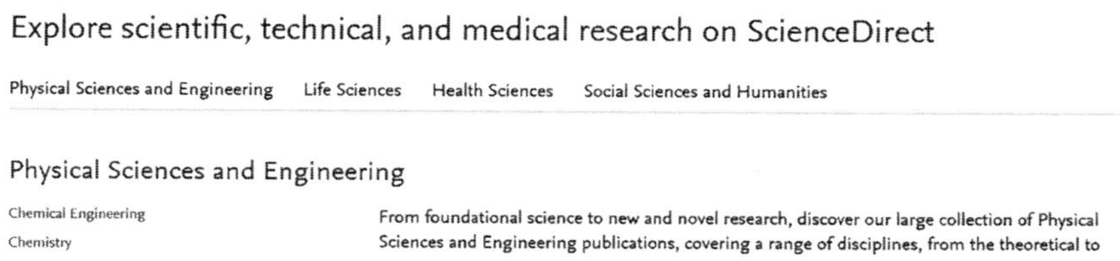

图 3-48 ScienceDirect 数据库学科主题浏览

Browse by Publication   A B C D E F G H I J K L M N O P Q R S T U V W X
Title: Y Z 0-9

图 3-49   ScienceDirect 数据库出版物标题字序浏览

（1）学科主题浏览：系统将学科主题分为物理科学与工程、生命科学、健康科学、社会与人文科学四个大类，每一类又有若干小类。

（2）出版物标题字顺浏览：用户可以根据出版物首字母顺序浏览需要的期刊或图书。进入出版物后，即可浏览出版物内容，也可以对内容进行检索。

3. 检索方法

（1）快速检索（Quick Search）：ScienceDirect 数据库首页上部即为快速检索窗口（图 3-50），在检索框内输入关键词、著者、期刊、著作题目、卷、期、页码，点击右侧放大镜按钮即可输出检索结果。

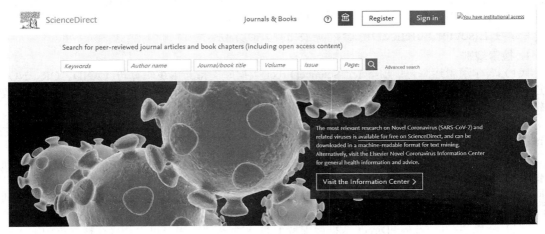

图 3-50   ScienceDirect 数据库快速检索界面

（2）高级检索（Advanced Search）：点击快速检索右侧的"Advanced search"即可进入高级检索界面（图 3-51）。

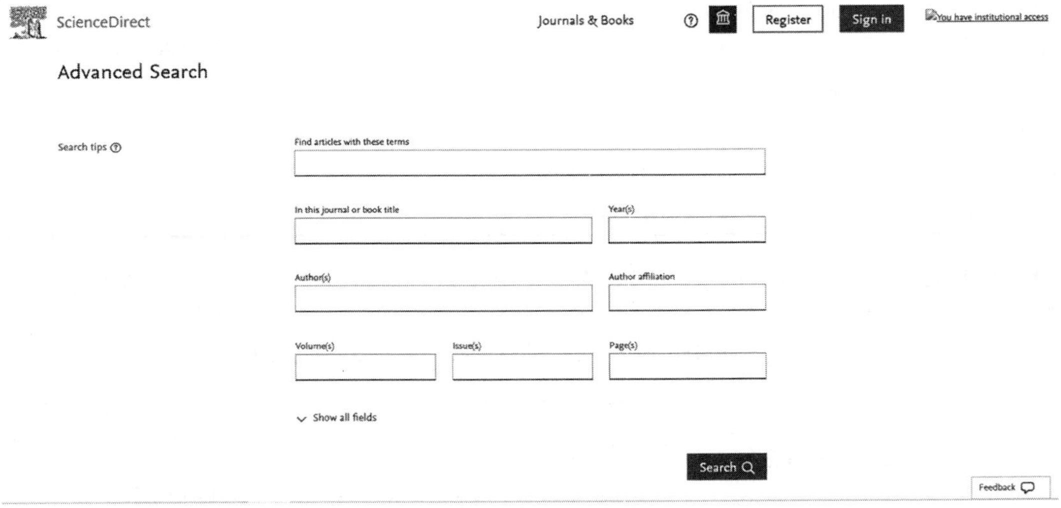

图 3-51   ScienceDirect 数据库高级检索界面

　　高级检索各检索项并非全是必填字段，但用户需要至少填写一个检索项，可以在搜索中使用多个布尔运算符（表 3-7）。

表 3-7　Science Direct 数据库高级检索各检索项列表

检索项	含义
Find articles with these terms	ScienceDirect 数据库将在文档的所有部分中搜索检索词（不包括参考文献）
In this journal or book title	输入期刊或书籍标题后，ScienceDirect 数据库将显示建议的标题列表供您选择
Year（s）	ScienceDirect 数据库将搜索输入的年份或年份范围的文档。所有年份必须为四位数
Author（s）	ScienceDirect 数据库将仅在文档的作者部分中检索作者姓名
Author affiliation	ScienceDirect 数据库将在文档的作者所属机构中搜索这些术语
Volume（s）/Issue（s）/Page（s）	在卷和期字段中，仅输入数值 可以使用连字符来搜索范围，如 1-35 也可以使用"页面"字段来搜索文献编号 使用页码时，仅使用第一页或最后一页页码，或定义整个范围
Title, abstract, or author-specified keywords	ScienceDirect 数据库将仅在文档的这些部分中搜索检索词
Title	ScienceDirect 数据库将搜索标题中包含检索词的文档
References	ScienceDirect 数据库将搜索文档的参考书目
ISBN or ISSN	ScienceDirect 数据库将搜索文档的 ISBN 或 ISSN

（三）检索结果的输出

　　在 ScienceDirect 数据库检索结果界面（图 3-52），检索框下方是根据检索结果推荐的出版物，点击出版物封面即可浏览出版物内容。点击右侧的"View all"，会按字母顺序列出所有相关的出版物（图 3-53）。出版物列表左侧为结果聚类区，可以按照领域、出版类型、期刊状态、访问类型等对检索结果进行精练。

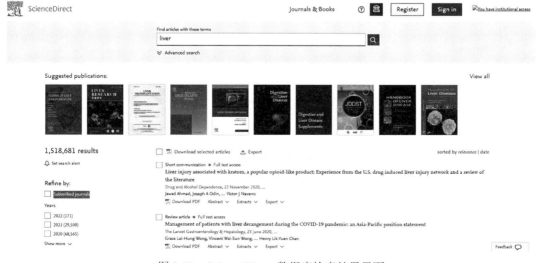

图 3-52　ScienceDirect 数据库检索结果界面

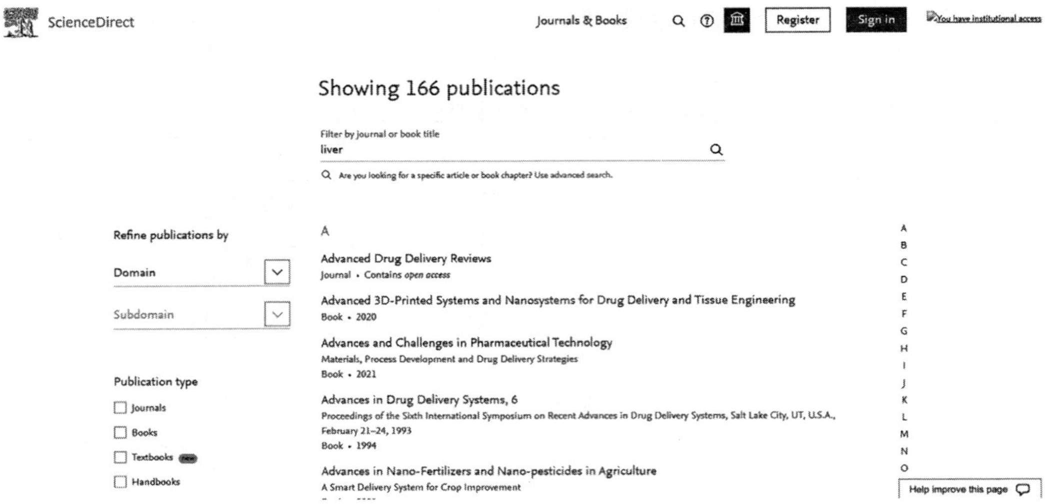

图 3-53 ScienceDirect 数据库检索结果期刊列表

  推荐出版物下方即为论文列表，系统默认为题录格式。检索结果可按相关性和时间排序。每一条题录中，第一行显示本条记录的文献类型，以及文献获取方式，如全文访问、开放存取，未显示获取方式的题录不能阅读全文。题录展示了文献的题目、著者、摘要、节录等。能够获取全文的题录，点击"Download PDF"即可下载全文。点击"Export"即可导出供多种文献管理软件识别的题录格式。

  检索结果左侧为文献检索结果聚类区，可以按照订阅期刊、年度、文献类型、出版物、学科领域和访问类型对检索结果进行精练。

（四）检索案例

  例：检索磁共振成像（Magnetic Resonance Imaging）2015 年以来出版的文献。

  方法一：点击首页下端"Browse by Publication Title"后的字母"M"，按顺序查找即可。

  方法二：点击高级检索，在"In this journal or book title"检索框中输入"In this journal or book title"，在"Year（s）"检索框中输入"2015-2021"，点击"Search"即可（图 3-54）。

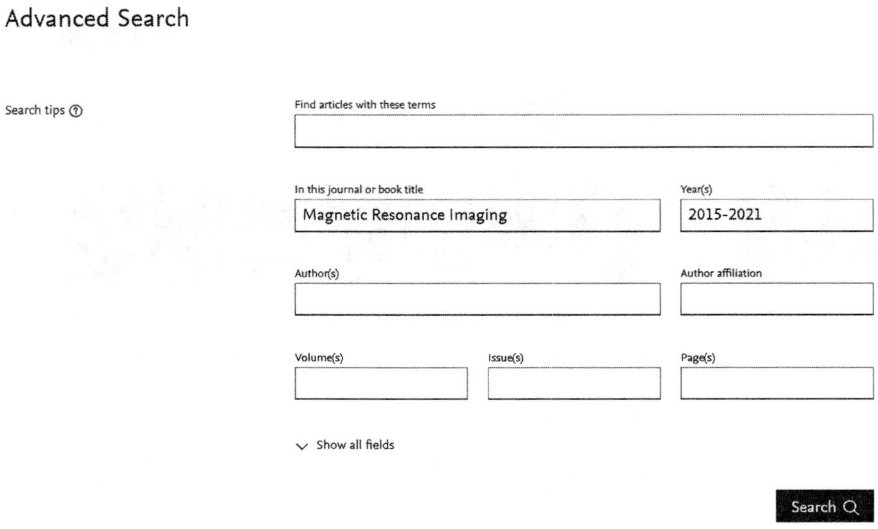

图 3-54 ScienceDirect 数据库高级检索示例

四、ProQuest 全文数据库

（一）ProQuest数据库简介

ProQuest 是由美国 ProQuest LLC 开发的全球性检索与研究平台，是全球最大的信息存储和发行商之一，可提供期刊、报纸、参考书、参考文献、书目、索引、地图集、绝版书籍、记录档案、博士论文和学者论文集等各种类型的信息服务，内容涉及艺术人文、社会科学、自然科学、科技工程及医学等领域。

ProQuest 常用医学数据库包括以下几个。

1. 保健、医学和药学数据库（ProQuest Health & Medical Collection，PHMC）　提供基础医学、临床医学、卫生健康方面的专业期刊，主题领域包括神经科、传染病、妇产科、糖尿病、放射学、牙科、儿科、皮肤病、心血管、呼吸、疾病、老年病、肿瘤与癌症、外科、公共卫生等。

2. 学位论文全文数据库（ProQuest Dissertations and Theses，PQDT）　主要收录了来自欧美国家 2 000 余所知名大学的 240 多万篇博士和硕士论文。ProQuest 学位论文全文库是目前我国唯一提供国外高质量学位论文全文的数据库。我国若干图书馆、文献收藏单位联合购买了一定数量的 ProQuest 学位论文全文，提供网络共享。目前我国可以共享的论文达 96 万余篇，涉及文、理、工、农、医等多个领域，是学术研究中十分重要的信息资源，对于研究和更新世界最新科学前沿有着不可替代的作用。

3. 生物学资源数据库（ProQuest Biological Science Collection，PQBCSC）　集成了 1946 年至今世界著名的生物学领域出版物的全文文献，以及世界著名的 MEDLINE 数据库（1946 年至今）及毒理学文摘数据库（TOXLINE，1999 年至今）的题录信息。收录自 1946 年以来超过 3 100 种出版物，其中全文刊 1 300 多种，同行评议期刊 1 800 多种，SCI 期刊 600 多种。收录的文献类型广泛，包括学术期刊、行业杂志、技术报告、书籍、会议论文及政府出版物的文献记录；文献内容涵盖病毒学、动物行为、毒理学、分子生物学、海洋生物学、昆虫学、免疫学、人类基因组研究、神经科学、生态学、生物工程、生物技术、水生生物、微生物学、细菌学、养殖、遗传学、原生动物学、藻类学及真菌学等学科领域。

4. 综合性学术研究数据库（ProQuest Research Library，PQRL）　涉及社会科学、人文科学、商业与经济、教育、历史、传播学、法律、军事、文化、科学、医学、艺术、心理学、宗教与神学、社会学等学科，收录 2 300 多种期刊和报纸，其中全文占 2/3，收录自 1971 年以来的文摘和自 1986 年以来的全文。

（二）保健、医学和药学数据库

1. 检索规则

（1）布尔逻辑算符：AND、OR、NOT，支持大小写输入，优先级顺序为 AND＞OR＞NOT。

（2）位置算符：W/n，pre/n。W/n 表示两词之间允许插入 n 个单词，词序可颠倒；pre/n 表示两词之间允许有 n 个单词，词序不颠倒。

（3）检索字段：通用字段代码主要包括篇名（TI）、著者（AU）、摘要（AB）、出版时间（PD）、语言（LA）、资源类型（STYPE）、主题词（SU）。

（4）通配符和截词符："？""＊"。通配符"？"用于替换某个字词内部或结尾的任何一个字符，可使用多个通配符来表示多个字符。截词符"＊"可以用于检索词开头、中间和结尾，每一个截词符可以返回最多 500 个词的变体，最多可替换 10 个字符。

2. 检索方法

（1）基本检索：Health & Medical Collection 默认的检索界面为基本检索（图 3-55）。检索框内输入一个或多个字检索词，点击检索，ProQuest 将在所有文档的所有字段（包括任何可用的摘要或全文文献）中查找检索词。如果输入多个检索词，则系统将查找同时包含多个词的任意字段。将多个检索词用引号引起来可以强制 ProQuest 将多个词作为一个短语来查找，而不是分别查找每个词。

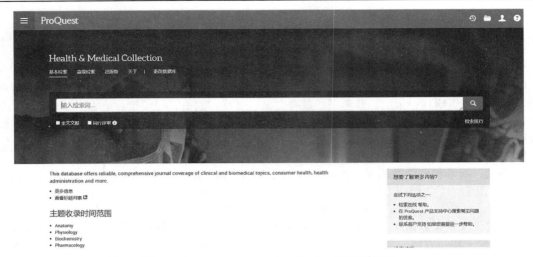

图 3-55　Health & Medical Collection 数据库首页

（2）高级检索：在基本检索界面点击"高级检索"即可进入高级检索界面（图 3-56）。

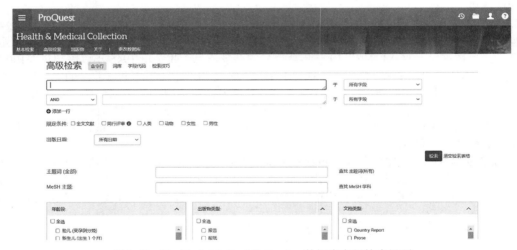

图 3-56　Health & Medical Collection 数据库高级检索界面

高级检索界面默认 2 行检索框，检索框可以输入一个或多个单词，后面检索字段下拉列表选择相应检索字段，各行检索词可以布尔逻辑运算，用户选择前面检索运算符下拉列表选择即可，用户还可以点击检索框下方的"添加一行"增加检索框；限定条件包括全文文献、同行评审、人类、动物、女性、男性；出版时间可以选择固定设置也可以自己指定。点击检索即可呈现检索结果。

检索按钮下方还有"年龄段"、"出版物类型"、"文档类型"和"语言"检索限定条件，每个限定条件都有详细分类，用户可以勾选前面的方框。

（3）出版物检索：点击"出版物"进入出版物界面，即可检索和浏览全文文献出版物（图 3-57）。

在检索框内输入检索词，点击右侧下拉式菜单中的"标题中""标题开头为……"出版物摘要中"主题中"其中之一，点击"检索"。

在检索框下方有按首字母顺序排列的出版物列表，用户可以点击字母查找所需出版物。出版物列表显示方式有查看概要和仅查看标题两种，有"提供全文"按钮的出版物，可浏览、打印、下载全文。

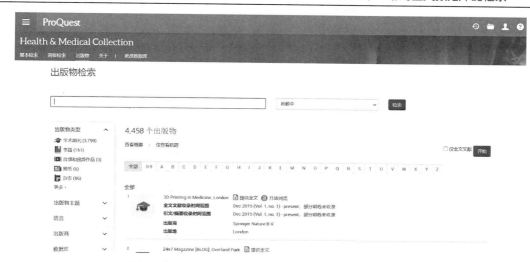

图 3-57 Health & Medical Collection 出版物检索界面

出版物列表左侧是出版物聚类区，按照出版物类型、出版物主题、语言、出版商、数据库分门别类，用户可以点击相应类别缩小检索范围。

3. 检索结果输出 检索结果界面可以分为检索区、检索结果显示区和检索结果聚类区（图3-58）。

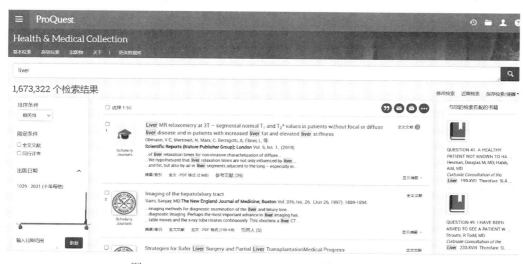

图 3-58 Health & Medical Collection 检索结果界面

（1）检索结果显示区：检索结果按照题录列表形式显示，每条题录内容包括标题、著者、期刊、年卷期、摘要，还包括摘要/索引、全文文献、全文-PDF 格式、引用人、参考文献、显示摘要等超级链接。用户可以点击按钮获取相应信息，也可点击标题显示所有信息，可进行在线浏览全文、下载 PDF 格式文件、引用、打印、发送到电子邮箱等操作。

（2）检索结果聚类区：在显示区左侧，检索结果可以按照相关性或时间顺序进行排列。用户可以选择"全文文献"或"同行评审"限定条件缩小检索范围，也可以对检索结果按照出版物类型、出版时间、主题、文档类型、语言、出版物名称、地点、数据库、人名、公司/组织等进行分类，点击相应按钮即可浏览所选类别的检索结果。

（3）检索汇总：勾选题录前"□"可以将所选文献保存到"我的检索"，以便日后复查或进行其他操作。

（三）检索示例

例：检索肾移植肾乳头坏死相关文献。

1. 主题分析 主题概念包括"肾移植"、"肾乳头"和"坏死"。

2. 检索方法 基本检索或高级检索。

（1）基本检索：检索框内输入"renal transplant" and "renal papilla" and "Necrosis"，点击右侧的检索按钮即可（图3-59）。

图 3-59　Health & Medical Collection 基本检索示例

（2）高级检索：3个检索框分别输入"renal transplant"、"renal papilla"和"Necrosis"，此方法结果与基本检索的检索结果相同（图3-60）。若要获得更为准确的结果，可以用主题词检索（图3-61）。点击主题词（全部）检索框右侧的"查找主题词（所有）"查找主题词"kidney transplant"（肾移植）和"kidney papillary necrosis"（肾乳头坏死），构建检索式为 Exact("kidney transplants" OR "kidney transplantation"AND"kidney papillary necrosis")，点击"检索"。

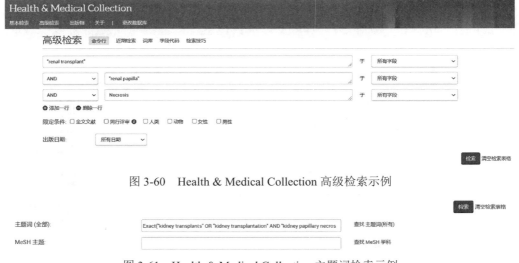

图 3-60　Health & Medical Collection 高级检索示例

图 3-61　Health & Medical Collection 主题词检索示例

（3）结果输出：基本检索搜索到文献34篇；主题词检索搜索到文献1篇。

（四）学位论文全文数据库

1. 基本检索 系统默认界面即为基本检索界面（图3-62）。用户将需要检索的词语输入检索框，点击"检索"按钮即可。检索框下方有"精确检索"、"仅博士论文"、"可荐购论文"和"机构有全文"4个检索限制项，勾选前面的"□"可以缩小检索范围。

2. 高级检索 点击"高级检索"进入高级检索界面（图3-63），高级检索通过输入多条件限定缩小检索范围，提高文献获取效率。系统默认两行检索框，点击"添加行"可以增加检索框，每个检索框后面可以选择检索限定字段，如标题、摘要、作者、导师、大学/机构、学科、ISBN、全文、论文编号。各检索词支持布尔逻辑算法，检索框前面下拉列表有 AND、OR 可供选择。

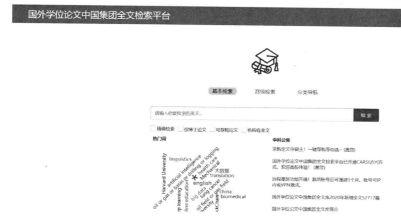

图 3-62 PQDT 基本检索界面

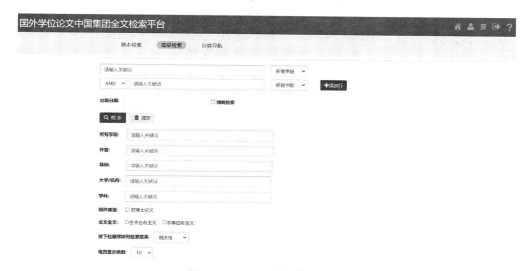

图 3-63 PQDT 高级检索界面

3. 分类导航 点击"分类导航"进入分类导航界面（图 3-64），分类导航分为按主题分类和按学校分类，都是按照首字母顺序排列，用户可以点击首字母进行查找。

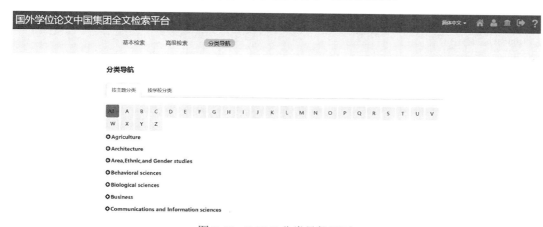

图 3-64 PQDT 分类导航界面

4. 检索结果输出 检索结果界面（图 3-65）可以分为两部分：结果区和聚类区。结果区按题录列表形式显示，每一条题录显示项目包括题目、论文编号、作者、学校、ISBN、出版年。题录有查看详情、收藏、引文导出、引文格式、电子邮件超级链接，有全文的题录下方还有查看 PDF 超级链接，无全文的题录还有推荐的超级链接。

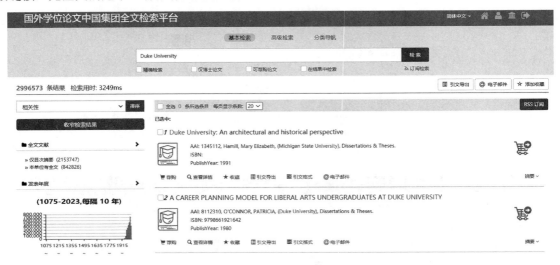

图 3-65　PQDT 检索结果界面

聚类区在结果区左侧，可以对检索结果按照相关性、发表年度和全文上传时间进行排序，还有全文文献、发表年度、学科、学校/机构、语言、主题等分类，用户可以点击相应分类缩小检索结果范围。

5. 检索示例

例：检索哈佛大学有关阿尔默茨海默病研究的论文。

第一步：点击"高级检索"按钮。

第二步：第一行检索框内输入"Alzheimer's disease"，检索项选择"摘要"；第二行检索框输入"Harvard University"，逻辑运算符选择"AND"，勾选"精确检索"，点击"检索"。

第三步：显示检索结果 41 篇（图 3-66，图 3-67）。

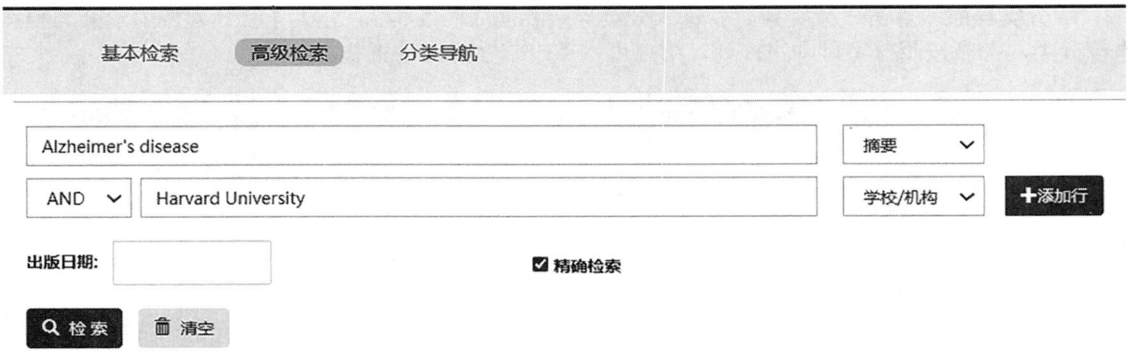

图 3-66　PQDT 高级检索界面

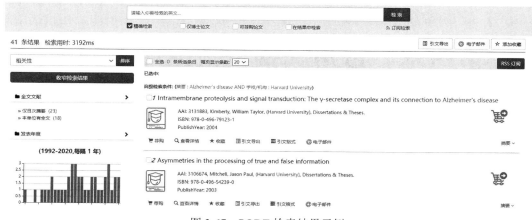

图 3-67　PQDT 检索结果示例

复习思考题

1. EBSCOhost 全文数据库
（1）检索替普瑞酮对胃上皮细胞增殖影响的文献。
（2）用 MEDLINE 数据库检索 2019 年以来有关动物糖尿病的文献。
（3）检索 2016 年以来博来霉素研究的文献，但不包括博来霉素诱导疾病模型的文献。
2. SpringerLink 全文数据库
（1）检索艾滋病并发结核病免疫重建炎性反应综合征相关研究。
（2）检索 *American Journal of Clinical Dermatology* 2020 年 12 月出版的文献。
（3）检索 miR-190b 对肾母细胞瘤细胞 SK-NEP-1 增殖影响的文献。
3. Elsevier ScienceDirect 全文数据库
（1）检索 *The Lancet* 发表的关于糖尿病研究的文献。
（2）检索屠呦呦 2020 年发表的关于青蒿素研究的文献。
（3）检索 2000 年发表在 *Kidney International Reports* 上的肾移植的病例报告。
4. ProQuest 全文数据库
（1）检索丁基苯酞治疗动物帕金森病模型研究的文献。
（2）运用主题词检索功能查找细胞移植研究文献。
（3）运用分类导航查找关于骨病医学的学位论文。

（李　炯　邵彦坤　张雪艳）

第四章 常用文摘型数据库的检索

第一节 中国生物医学文献服务系统

一、中国生物医学文献服务系统概况

（一）收录范围

中国生物医学文献服务系统（SinoMed）（网址为 http://www.sinomed.ac.cn/）（图 4-1）由中国医学科学院医学信息研究所/图书馆研制，整合了中国生物医学文献数据库（CBM）、中国生物医学引文数据库（CBMCI）、西文生物医学文献数据库（WBM）、北京协和医学院博硕学位论文库等多种资源，是集文献检索、引文检索、开放获取、原文传递及个性化服务于一体的生物医学中外文整合文献服务系统。其中，中国生物医学文献数据库（CBM）是 SinoMed 的核心库，本节将对其进行重点介绍。

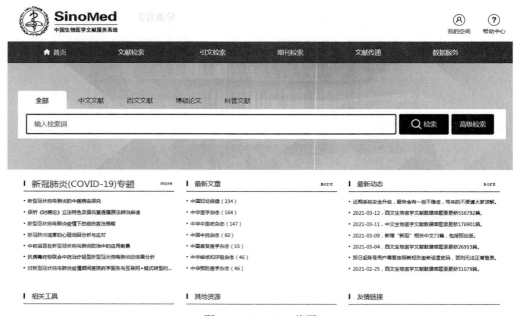

图 4-1 SinoMed 首页

1. 系统资源 CBM 是目前收录国内生物医学期刊较全面的文摘题录型数据库。它收录了 1978 年至今我国出版的生物医学学术期刊 2 900 余种，其中 2019 年在版期刊 1 890 余种，文献题录总量 1 080 余万篇。学科覆盖基础医学、临床医学、预防医学、药学、中医学、中药学，以及医院管理和医学情报学等生物医学的各个领域。

2. CBM 标引 CBM 根据美国国立医学图书馆 MeSH（中译本），以及中国中医科学院中医药信息研究所《中国中医药学主题词表》及《中国图书馆分类法·医学专业分类表》对收录文献进行主题标引和分类标引，以更加深入、全面地揭示文献内容。同时，CBM 还对作者、作者机构、发表期刊、所涉基金等进行规范化处理，标识第一作者、通讯作者，持续提升作者、机构、期刊、基金检索的准确性与全面性。

3. 原文获取　2019 年改版后的 SinoMed，在整合多种原文链接信息的基础上，继续拓宽全文获取路径，立足中国医学科学院医学信息研究所/图书馆的丰富馆藏，依托国家科技图书文献中心（NSTL）及与维普等数据服务商的合作，建立起强大的全文服务系统。用户能在线阅读协和医学院博硕士学位论文，直接链接维普、万方医学网/万方数据知识服务平台、编辑部、出版社等文献原文（含 OA 期刊），或通过申请付费方式进行原文索取。

（二）检索方式

以 CBM 为例介绍 SinoMed 的检索方式。点击 SinoMed 首页标题栏中的"文献检索"，进入 CBM 检索界面，CBM 有 4 种常用检索方法，分别是快速检索、高级检索、主题检索和分类检索。

1. 快速检索　又称基本检索，是 CBM 系统默认的检索方式（图 4-2）。

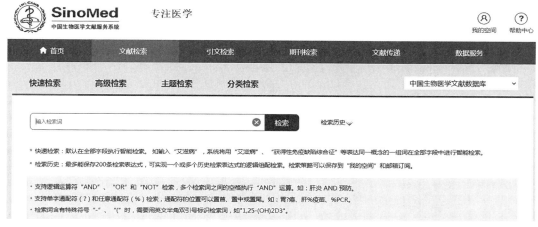

图 4-2　CBM 快速检索界面

（1）输入检索词或检索式：在检索框中输入检索词或检索式，点击"检索"按钮，即可完成检索。输入多个检索词时，词间用空格分隔，默认为"AND"逻辑组配关系。

（2）运算符号：可以使用字段限定符、截词符、精确检索符等进行检索。

1）字段限定符：[]或【】。格式是检索词[中文字段名称]或检索词【中文字段名称】，如新型冠状肺炎【标题】。

2）截词符：通配符的位置可以置首、置中、置尾。截词符有单字通配符（？）和任意通配符（%）。单字通配符（？）表示可替代一个汉字或半角字符，如"血？动力"，可检索出含有以下字符串的文献：血流动力、血液动力、血动力等。任意通配符（%）表示可替代任意字符。如检索式"肝炎%疫苗"，可检索出含有以下字符串的文献：肝炎疫苗、肝炎灭活疫苗、肝炎病毒基因疫苗等。

3）精确检索符："　"。把检索词作为一个不可分割的词组在指定字段中进行检索，如"张明"。

（3）智能检索：快速检索状态下输入的检索词是默认在全部字段执行智能检索。智能检索是基于词表系统，将输入的检索词转换成表达同一概念的一组词的检索方式，即自动实现检索词及其同义词（含主题词、下位主题词）的同步检索，是基于自然语言的主题概念检索。如输入"艾滋病"，系统将用"艾滋病""获得性免疫缺陷综合征"等表达同一概念的一组词在全部字段中进行智能检索。智能检索支持词与词间的逻辑组配检索。

（4）二次检索：在已有检索结果基础上再输入另外检索词的检索。两个检索词之间执行逻辑"与"的运算。

2. 高级检索　支持多个检索入口、多个检索词之间的逻辑组配检索，方便用户构建复杂检索表达式，也可在检索显示框中直接输入或修改检索表达式后进行检索。高级检索（图 4-3）字段丰富、检索方式灵活，可以实现智能检索、精确检索、关联提示等多种检索功能。此外，还可以通过文献类型、年龄组、性别及研究对象限定检索，提高检索准确率。

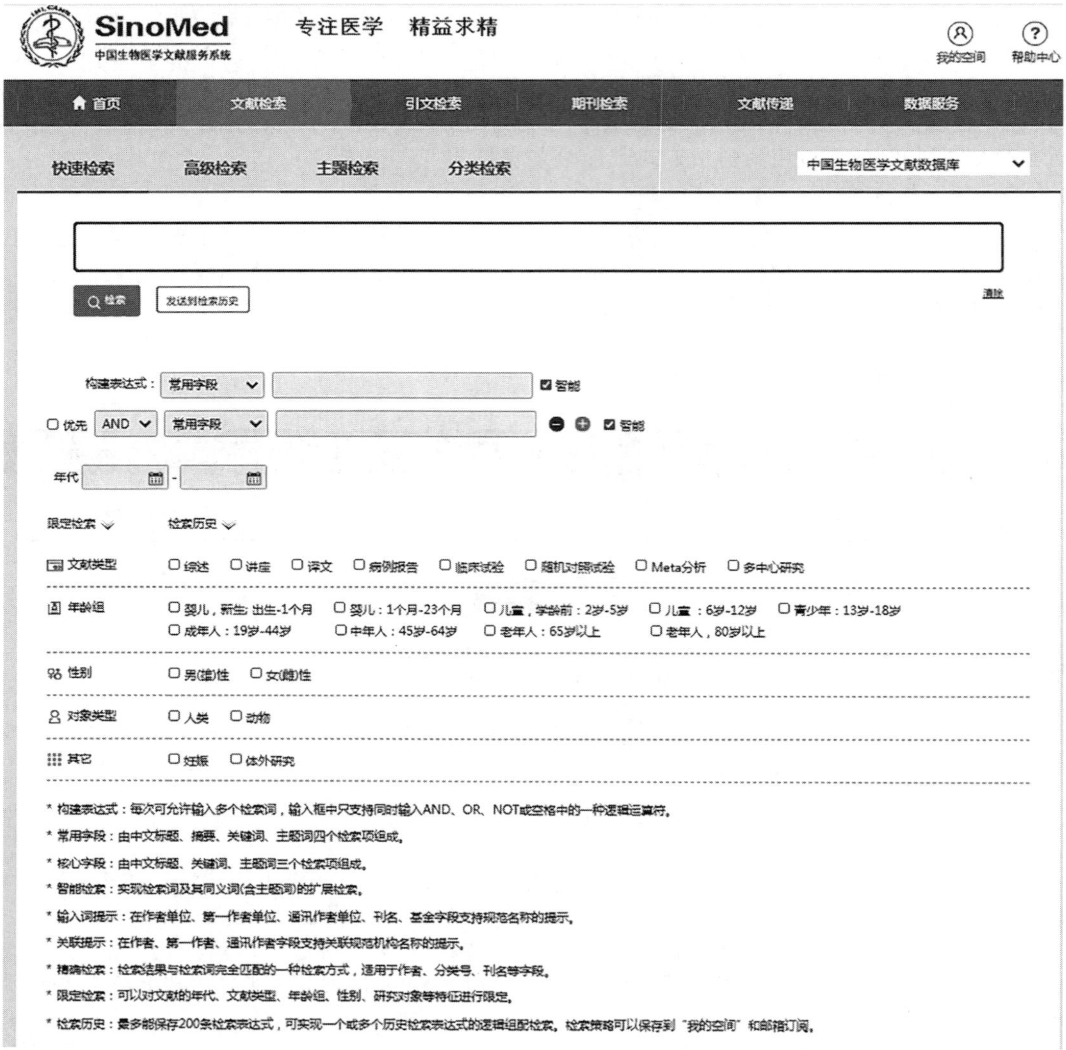

图 4-3 CBM 高级检索界面

（1）检索字段：CBM 提供了 22 个检索字段，其中常用字段是由中文标题、摘要、关键词、主题词 4 个检索项组成。核心字段是由中文标题、关键词、主题词三个检索项组成。与"常用字段"相比，剔除了"摘要"项，以进一步提高检索准确度。

（2）输入词提示：在作者单位、第一作者单位、通讯作者单位、刊名、基金字段支持规范名称的提示。

（3）关联提示：在作者、第一作者、通讯作者字段支持关联规范机构名称的提示。

（4）精确检索：检索结果与检索词完全匹配的一种检索方式，适用于作者、分类号、刊名等字段。如"马明"[作者]。

（5）限定检索：可以对文献的年代、文献类型、年龄组、性别、研究对象等特征进行限定。

（6）检索历史：最多能保存 200 条检索表达式，可实现一个或多个历史检索表达式的逻辑组配检索。检索策略可以保存到"我的空间"和邮箱订阅。

3. 主题检索 又称主题词表辅助检索，是基于主题概念检索文献的一种方法。CBM 根据美国国立医学图书馆 MeSH（中译本）、中国中医科学院中医药信息研究所《中国中医药学主题词表》

对收录的文献进行主题标引和主题检索。与关键词检索相比，主题检索能有效提高查全率和查准率。但是文献标引需要一定的时间。因此，对于较新收录的文献建议采用主题检索和关键词检索相结合的方法。

检索步骤具体如下。

（1）查找主题词：进入 CBM 的主题检索界面，选择"中文主题词"或"英文主题词"检索入口，输入检索词，点击"查找"按钮；在主题词列表中浏览选择主题词；在主题词详细信息界面，浏览主题词注释信息和树形结构（图 4-4）。

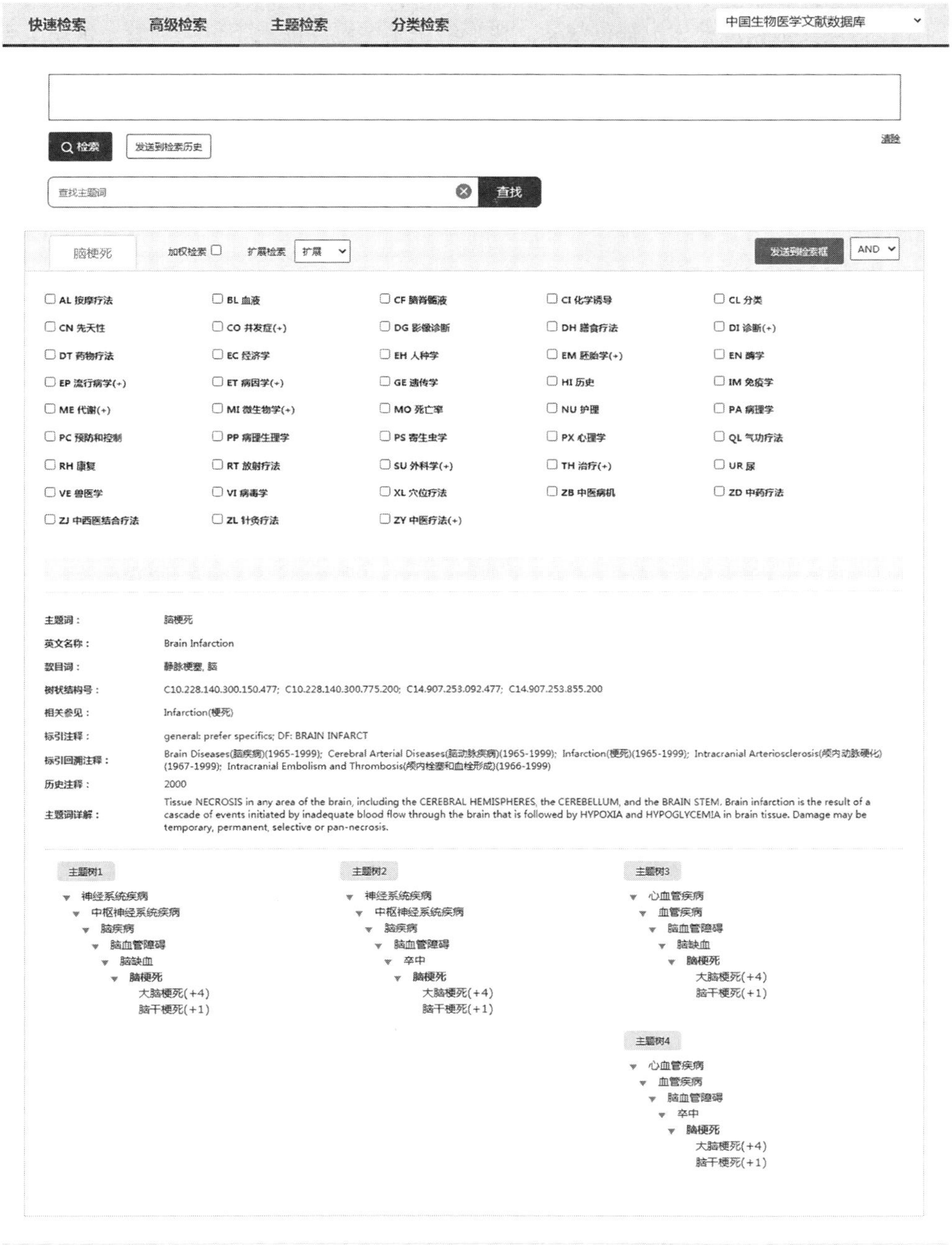

图 4-4　CBM 主题词注释详细界面

（2）组配副主题词：选择是否扩展检索、加权检索、组配一个或多个副主题词及其主题词扩展检索等选项。

1）副主题词：是用于对主题词某一特定方面加以限制，强调主题词概念的某些专指方面，如"冠心病/诊断"表明文章并非讨论冠心病的所有方面，而是讨论冠心病的诊断。主题词与副主题词的组配有严格的规定，系统中列出的是当前主题词可以组配的所有副主题词，可选择一个或多个副主题词。

2）主题词注释：包括主题词的中英文名称、款目词、树形结构号、相关参见、标引注释、标引回溯注释、检索注释、历史注释、主题词详解等内容，有助于正确使用主题词，并为选择更合适的主题词（包括英文数据库检索）提供线索。树形结构是主题词的上下位类列表，供逐级查看上位词和下位词。

3）加权检索：加权是反映主题词对文献重要内容表征作用的一种手段。加权主题词与文献核心内容的关联性，相较于非加权主题词而言，要更为紧密。因此加权检索是一种缩小检索范围、提高检准率的有效方法。

4）扩展检索：是对该主题词及其下位词进行检索。不扩展检索则仅限于对当前主题词进行检索。默认状态为扩展检索。

（3）点击"检索"执行检索。

如果一个课题含有多个主题词时，多次重复上述操作，并使用逻辑运算符"AND"、"OR"或"NOT"组配检索。

4. 分类检索　是从文献所属的学科角度进行查找，支持多个类目同时检索，能提高族性检索效果。CBM 根据《中国图书馆分类法·医学专业分类表》对每一篇收录文献进行分类标引。可用类名查找或分类导航定位具体类目，通过选择是否扩展、是否复分，支持多个类目的同时检索，可使用逻辑运算符"AND"、"OR"和"NOT"进行组配。通过选择是否扩展、是否复分，使检索结果更符合检索者的需求（图 4-5）。

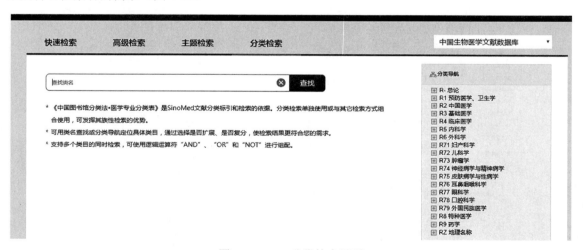

图 4-5　CBM 分类检索界面

5. 期刊检索　提供从期刊途径获取文献的方法，并能对期刊的发文情况进行统计与分析。支持对中文学术期刊、科普期刊及西文学术期刊进行一站式整合检索，直接查看该刊某年、卷期发表的文献。可以从"检索入口"处选择刊名、出版地、出版单位、期刊主题词或 ISSN 直接查找期刊（图 4-6）。

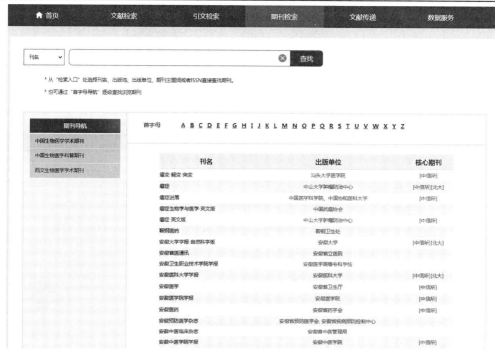

图 4-6 CBM 期刊检索界面

6. 引文检索 支持从被引文献题名、主题、作者/第一作者、出处、机构/第一机构、资助基金等途径查找引文，帮助用户了解感兴趣的科研成果等在生物医学领域的引用情况，针对被引文献作者、机构、出处、资助基金检索项增加智能提示功能。同时，支持发表年代、施引年代的限定检索，也支持对检索结果从发表时间、期刊、作者、机构、期刊类型等维度做进一步聚类筛选。此外，引文检索（图 4-7）还可以一键式生成格式规范的查引分析报告，供用户使用。

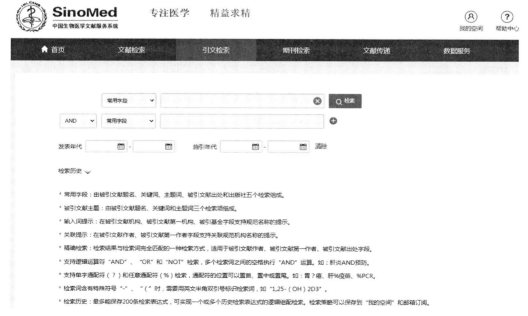

图 4-7 CBM 引文检索界面

二、检索案例分析

（一）高级检索

运用 CBM 高级检索查找郎景和院士作为第一作者发表的卵巢肿瘤方面的文献。

第一步：进入 CBM 高级检索界面，在构建表达式中选择"第一作者"，输入"郎景和"，默认精确，在智能提示下选择其所在单位名称（图 4-8）。

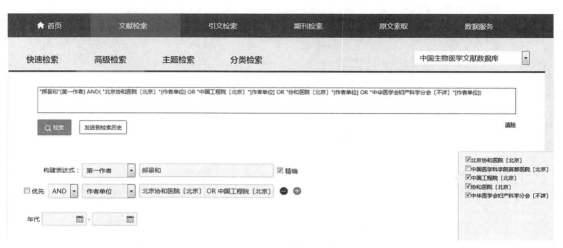

图 4-8　CBM 高级检索案例郎景和检索界面

第二步：增加检索框，选择"核心字段"，输入"卵巢肿瘤"，默认智能；三个检索之间逻辑关系选择"AND"，点击"检索"（图 4-9）。

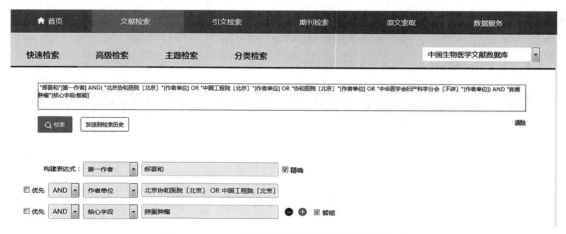

图 4-9　CBM 高级检索案例卵巢肿瘤检索界面

（二）主题检索

运用 CBM 主题检索查找脑卒中患者的脑血管造影临床诊断方面的文献。

第一步：进入 CBM 主题检索界面，在检索框中输入"脑卒中"，点击"查找"按钮。浏览查找结果，在列出的主题词中点击"卒中"（图 4-10）。

第二步：在主题词注释详细界面，根据需要选择是否加权检索及扩展检索，选择副主题词"DG影像诊断"，点击"发送到检索框"，然后点击上方的"检索"（图 4-11）。

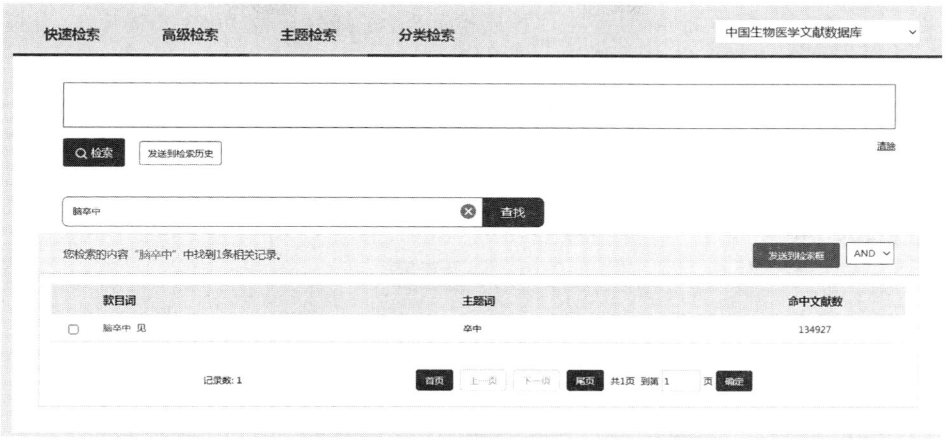

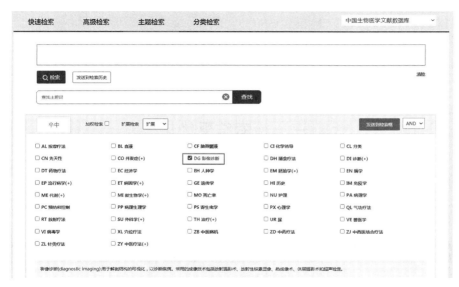

图 4-10　CBM 主题检索案例脑卒中界面

图 4-11　CBM 主题检索案例主题词"卒中"搭配副主题词"DG 影像诊断"检索界面

（三）分类检索

运用 CBM 分类检索查找肺肿瘤的药物疗法方面的文献。

第一步：在 CBM 分类检索界面的检索框中输入"肺肿瘤"，点击"查找"，在列出的所有分类名中查找"肺肿瘤"，点击分类名"肺肿瘤"（图 4-12）。

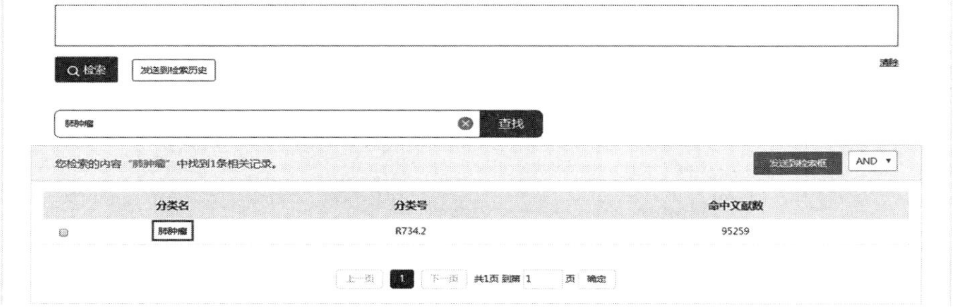

图 4-12　CBM 分类检索案例肺肿瘤检索界面

第二步：在分类词注释详细界面，点击"扩展检索"，选择复分号"053 药物疗法、化学疗法"，点击"发送到检索框"，再点击"检索"（图 4-13）。

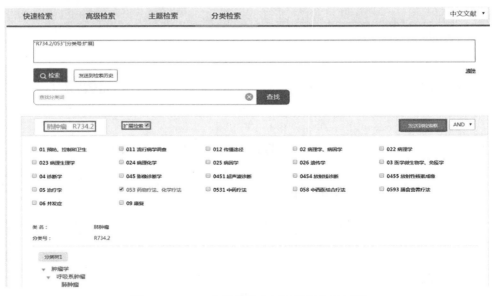

图 4-13　CBM 分类检索案例选择复分号界面

三、检索结果优化

（一）检索结果显示

1. CBM 检索结果界面（图 4-14）可以设置文献的显示格式（题录、文摘）、每页显示条数（20条、50 条、100 条）及排序规则（入库、年代、作者、期刊、相关度、被引频次），并且可以进行翻页操作和指定页数跳转操作。

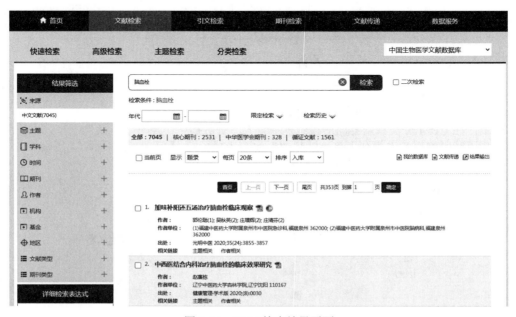

图 4-14　CBM 检索结果页面

2. 为方便检索者查看检索结果，系统支持对检索结果的多维度分组显示。CBM 重点对核心期刊、中华医学会期刊及循证方面文献分组集中展示。

3. 检索结果页面左侧，支持对检索结果进行多维度聚类筛选，不同资源库的聚类维度略有不同。点击每个维度右侧"+"，展示其下具体的聚类结果，可根据需要勾选一个或多个聚类项进行筛选精练。有主题、学科、期刊、作者、时间等维度。

（二）检索结果输出

在检索结果界面，用户可根据需要选择输出检索结果，包括输出方式、输出范围、保存格式。输出方式有 SinoMed、NoteExpress、EndNote、RefWorls、NoteFirst。

（三）原文获取

1. 全文链接　无论是检索结果概览页还是细览页，对于有全文链接的文献，均在文献标题后或"原文链接"处显示全文链接图标，如 PDF 图标、DOI 链接图标或各数据库服务商图标。

2. 原文索取　是 CBM 为用户提供的一项通过付费方式获取原文的服务。用户可以对感兴趣的检索结果直接进行原文索取，也可以通过填写"全文申请表"或"文件导入"等方式申请所需要的文献。SinoMed 将在用户发出原文 24 小时内，以电子邮件、传真或特快专递方式，为用户提供所需原文。在 SinoMed 中可以通过 2 种方式进行原文索取：①在检索结果界面直接索取；②在 SinoMed 首页点击"原文索取"索取。

（四）个性化服务

在线注册后便能拥有 SinoMed 的"我的空间"，享有检索策略定制、检索结果保存和订阅、检索内容主动推送及邮件提醒、引文跟踪等个性化服务。

> 复习思考题
> 1. 利用高级检索功能查找 2018 年以来骨髓移植治疗白血病综述的文献。写出文献篇数。
> 2. 查找北京大学胡大一老师发表的文献，写出文献总篇数及循证文献篇数。
> 3. 利用主题检索查找有关气胸的病因学的文献，同时比较"加权"与"不加权"的区别，分别写出这两种情况下的检出篇数。
> 4. 利用主题检索查找有关羟苯磺酸钙治疗慢性肾衰竭文献，并写出检索式。
> 5. 利用分类途径查看小儿肺炎的分类号是多少？在核心期刊上发表的中药方法治疗小儿肺炎的文章有哪些？

第二节　PubMed 检索系统

一、PubMed 数据库概况

（一）PubMed系统介绍

PubMed（网址为 https://PubMed.ncbi.nlm.nih.gov/）是美国国家医学图书馆（National Library of Medicine，NLM）下属的国家生物技术信息中心（National Center for Biotechnology Information，NCBI）开发的一个基于 Web 的生物医学文献检索系统，是 NCBI 检索体系 Entrez 的一个组成部分，自 1997 年 6 月起面向网上用户免费开放。PubMed 因其文献更新快、收录范围广、使用方便、检索方式灵活多样、链接功能强大、访问免费等特点，深受广大用户的喜爱，是目前生物医学领域最著名的、使用最广泛的数据库系统。

PubMed 收录的期刊有约 2 万种，其中 MEDLINE 收录了包括全世界 80 多个国家 5 200 多种生物医学期刊的 1 900 多万条文献记录，绝大部分可回溯至 1948 年，部分早期文献可回溯至 1865 年。PubMed 的部分文献可直接获取全文，包括来自 NLM 开发的免费生物医学数字化期刊全文数据库（PubMed Central，PMC，收录期刊 780 余种）的文献，开放获取期刊的文献，以及部分出版商提供的免费期刊文献等 2 000 余种。

（二）检索方式

1. 基本检索　是 PubMed 默认的检索方式。在 PubMed 主页的检索框中直接输入检索词进行检索（图 4-15）。基本检索支持布尔逻辑检索、自动词语匹配检索、精确检索、截词检索、著者检索、期刊检索等功能。

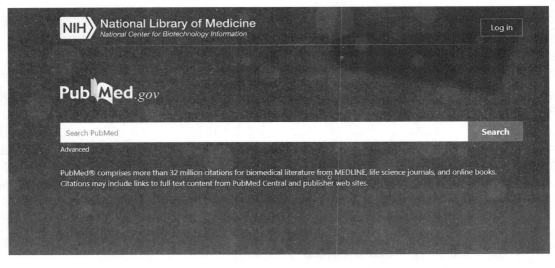

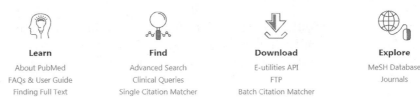

图 4-15　PubMed 主页

（1）布尔逻辑检索：PubMed 支持 AND、OR、NOT 三种布尔逻辑运算。如检索框中直接输入几个检索词时，系统默认这些词之间的逻辑关系是 AND。三者的运算顺序都是从左到右，可以通过"（）"来改变运算顺序。

（2）自动词语匹配：在检索框中输入未加任何限定的检索词时，系统会按照自动词语匹配的原理进行检索。其原理是：输入检索词后，系统将依次在主题翻译表[包括 MeSH、期刊翻译表、作者索引和研究者（协作者）索引等]中进行检索。如果在相应的转换表中找到匹配的词，系统将自动转换为相应的 MeSH 主题词、刊名或著者进行检索，同时将检索词限定在"All fields"（所有字段）中进行检索，两者之间的逻辑关系为 OR。如果多个检索词或短语词组，系统会继续拆分单词后分别在"All fields"中进行检索，单词之间的逻辑关系为 AND。

例如，在检索框中输入"liver cancer"，系统执行的检索是"liver neoplasms"[MeSH Terms] OR（"liver"[All Fields] AND"neoplasms"[All Fields] ）OR"liver neoplasms"[All Fields] OR（"liver"[All Fields] AND"cancer" [All Fields] ）OR"liver cancer"[All Fields]。系统自动匹配的详细情况可以在"Advanced"检索界面"History and Search Details"中查看，并可根据实际检索需要重新调整检索式。

（3）字段检索：基本格式为检索词[字段标识]，如 leptin[TI]。PubMed 的记录字段有 60 多个，其中部分常用字段见表 4-1。

（4）截词检索：使用截词符*，如输入"flavor*"可检索"flavored""flavorful""flavoring"等以"flavor"开头的词语。截词检索最多可以检索 600 个词形变异，如果超过 600 个，系统将会给出提示，建议将词根加长以检索出所有包含该词根的检索词的文献。

表 4-1　PubMed 的部分常用字段

字段标识	字段名称	字段简要说明
AD	Affiliation（机构名称及地址）	第一著者单位、地址、国别、电子邮箱等信息，如 nanfanghospital[ad]
AU	Author（作者）	姓名常用一般的规范格式，即姓在前，用全称，名在后，用首字母，如 Lederberg J[au]。2002 年以后的文献记录支持作者全名检索
TI	Title（标题）	可以是全部标题，可以是标题关键词，如 Liver transplantation[ti]
TA	Journal（期刊）	包括期刊全称、刊名缩写、ISSN 号等，如 jbiolchem[ta]
DP	Publication Date（出版时间）	出版日期，采用 YYYY/MM/DD[dp]的格式，如 2021/03/25[dp]
MH	MeSH Terms（主题词）	MeSH 主题词，如 liverneoplasms[mh]。主题词与副主题词搭配，如 liverneoplasms/diettherapy
PT	Publication Type（文献类型）	包括综述、临床试验等，如 review[pt]
LA	Language（文献语种）	文献全文语种，如 Chinese[la]

（5）精确检索：使用" "来实现精确检索。精确检索也称强制检索，将检索词加上双引号进行检索时，PubMed 关闭自动词语匹配功能，直接将词语作为一个检索词进行检索，避免了自动词语匹配时将短语拆分可能造成的误检，可提高查准率。例如，输入"gene therapy"，PubMed 执行检索所有字段中含有短语"gene therapy"的文献。

（6）著者检索：在检索框中输入著者姓名，PubMed 会自动执行著者检索。著者检索时，一般采取姓在前用全称，名在后用首字母缩写的形式。2002 年后，也可以采用作者全称进行检索。例如，检索作者 Anthony S.Fauci 发表的论文，也直接在检索框中输入"fanci as"或"Anthony S.Fauci"检索。

（7）期刊检索：在检索框中输入期刊全称、期刊名简称或期刊刊号（ISSN），可进行期刊检索，在刊名后可加上字段限定"[journal]"或"[ta]"。例如，检索 New England Journal of Medicine 发表的论文，可输入"new England journal of medicine[ta]"、"N Engl J Med"输入该刊刊号"0028-4793"进行检索。

2. 高级检索(Advanced Search)　在 PubMed 主页点击"Advanced"进入高级检索界面（图 4-16）。高级检索界面由两部分组成：高级检索式构建器（PubMed Advanced Search Builder）、检索历史和检索细节（History and Search Details）。

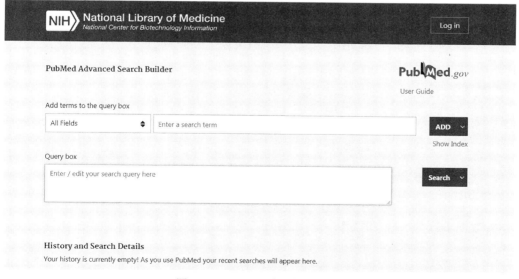

图 4-16　PubMed 高级检索界面

（1）检索式构建器（Add terms to the query box）：可以在检索式构建器中添加检索词，多个检索词时可点击"ADD"，同时选择布尔逻辑检索符号，在检索框（Querybox）中自动显示检索式。高级检索可以通过选择字段限制检索范围，提高查准率。检索式是按照构建器中的输入顺序自动生成，可对检索式进行编辑修改。

（2）检索历史和检索细节（History and Search Details）：检索历史（History）记录了PubMed的所有检索过程。每条检索记录包括检索式序号、检索细节、检索式、检索结果及检索时间。

检索细节（Search Details）显示了本次检索实际使用的检索式，即输入的检索式被PubMed进行自动词语匹配、检索语法转换后的详细信息。如果对系统自动转换的检索式不满意，可以把检索式复制到检索框后直接修改并再次检索。

3. 主题检索（MeSH Database） 在PubMed主页的"Explore"下点击"MeSH Database"进入主题词检索界面。主题词检索步骤主要有两步。

（1）查找主题词：在检索框中输入检索词，点击"Search"，在MeSH数据库查找其对应的主题词。例如，检索有关糖尿病（diabetes）流行病学方面的文献。主题词检索，在MESH检索框中输入检索词"diabetes"，点击"Search"，系统将检索出相关主题词，通过主题词解释选择该词对应的主题词为"Diabetes Mellitus"（图4-17）。

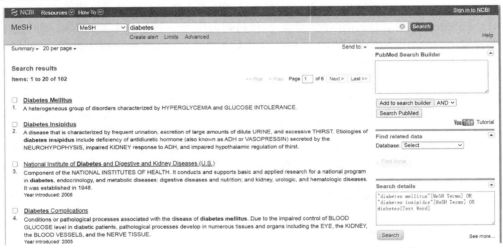

图4-17　PubMed主题词查询界面

（2）构建检索式：确定对应的主题词后，进入主题词详细信息界面（图4-18）。该界面上

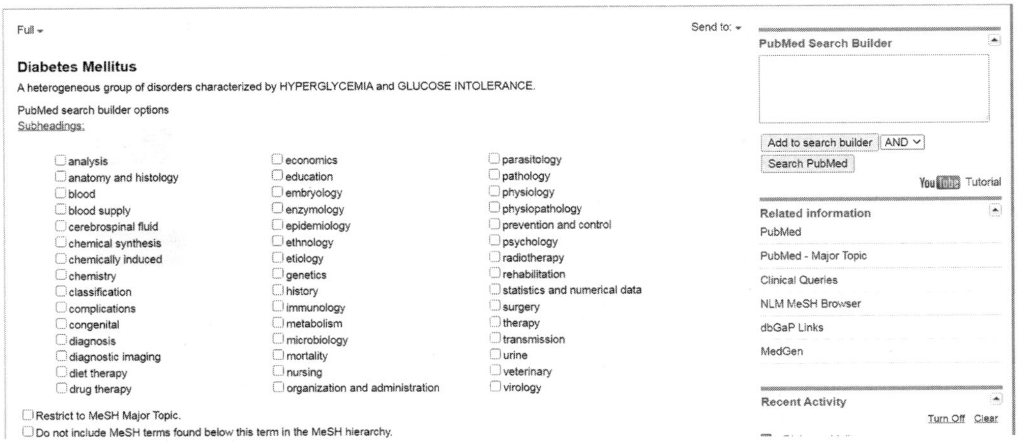

图4-18　PubMed主题词的详细信息界面

可查询 MeSH 词含义、可组配的副主题词（Subheading）、款目词（Entry Terms）、树状结构号（Tree Numbers）等。主题词可以搭配副主题词检索，也可以单独检索。选用的副主题词可以是一个或多个，多个副主题词之间是逻辑"或"的关系。此外，还可以选择限定为主要主题词检索及不进行扩展检索。

上述糖尿病流行病学方面的文献检索，搭配副主题词"epidemiology"，然后点击"Add to Search Builder"，在检索式构建器中可以看到相应检索式，即"Diabetes Mellitus/epidemiology"[Mesh]。

如果还有其他主题词同时检索，可按照上述操作依次确定添加，注意多个主题词之间的逻辑关系，在"Add to Search Builder"右侧的下拉框中，根据实际情况选择相应的逻辑运算符（AND、OR、NOT），最后点击"Seach PubMed"。

4. 期刊检索（Journals in NCBI Databases）　在 PubMed 主页的"Explore"下点击"Journals"进入期刊检索界面。期刊检索可查询 PubMed 级 Entrez 平台其他数据库所收录的期刊信息。可从主题（Topic）、期刊全称、刊名缩写、ISSN 等入手进行查询。

5. 单篇引文匹配（Single Citation Matcher）　在 PubMed 主页的"Find"下点击"Single Citation-Matcher"进入单篇引文匹配检索界面。单篇引文匹配检索主要用于从文献的基本信息（如期刊名、出版日期、期刊的卷期、起始页码、著者、篇名词）入手查找文献。

6. 批量引文匹配（Batch Citation Matcher）　在 PubMed 主页的"Download"下点击"Batch Citation-Matcher"进入批量引文匹配检索界面。批量引文匹配检索主要用于批量核对文献信息。

7. 临床查询（Clinical Queries）　在 PubMed 主页的"Find"下点击"Clinical Queries"进入临床查询检索界面。临床查询是专门为临床医生设计的检索服务的，包括 COVID-19 Articles（COVID-19 文章）、Clinical Study Categories（临床研究），以及 Medical Genetics（医学遗传学）3 种检索方式。

（1）COVID-19 文章（COVID-19 Articles）：是为 2019 年新型冠状病毒设定的专题检索。本专题有时间特定性，可能随着时间而更换。搜索类别有新型冠状病毒的治疗、机制、传播、诊断、预防、案例报告、预测等方面的文献。

（2）临床研究（Clinical Study Categories）：用于查找疾病的治疗、诊断、病因、预后、临床预测指导等方面的文献。同时综合考虑检索结果的敏感性与特异性。

（3）医学遗传学（Medical Genetics）：用于检索有关医学遗传学方面的文献，可设定在诊断、鉴别诊断、临床描述、遗传咨询、分子遗传学、遗传测试等方面进行检索。

8. My NCBI 和 RSS　用户可以免费注册 My NCBI 账号，并可以享受 My NCBI 提供的个性化服务，具体包括保存并管理检索策略、定期发送某检索策略的 createalert、create RSS 等。

二、检索案例分析

（一）基本检索

运用 PubMed 基本检索途径查找有关干细胞（stem cell）移植（transplanion）治疗渐冻症[肌萎缩侧索硬化（Amyotrophic Lateral Sclerosis）]的文献。

进入 PubMed 首页，在检索框中输入"stem cell" AND "transplanion" AND "Amyotrophic Lateral Sclerosis"，点击"Search"进行检索（图 4-19）。

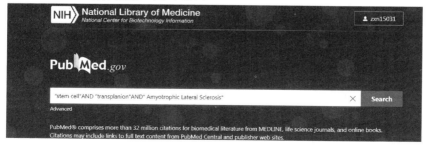

图 4-19　PubMed 基本检索案例界面

（二）高级检索

运用 PubMed 高级检索途径查找期刊 *Acta Cardiologica* 中有关系统性红斑狼疮（systemic lupus erythematosus）的文献。

第一步：进入 PubMed 首页，点击检索框下的"Advanced"进入高级检索界面。

第二步：在检索框中选择检索入口"Journal"，输入检索词"Acta Cardiologica"，点击"ADD"。

第三步：在检索框中选择检索入口"All fields"，输入检索词"systemic lupus erythematosus"，点击"ADD"。

第四步：查看"Query box"中的检索式，点击"Search"（图 4-20）。

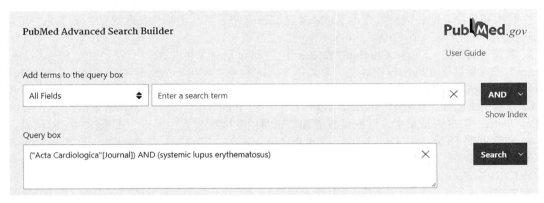

图 4-20　PubMed 高级检索案例检索界面

（三）主题检索

运用 PubMed 主题词检索途径查找有关尼莫地平（nimodipine）治疗蛛网膜下隙出血（subarachnoid hemorrhage）的不良反应方面的文献。

第一步：进入 PubMed 首页，点击界面右下方的"Mesh Database"进入主题词检索界面。

第二步：在检索框中输入"nimodipine"，点击"Search"，进入主题注解界面。

第三步：选择副主题词"adverse effects"，在界面右侧点击"Add to search builder"（图 4-21）。

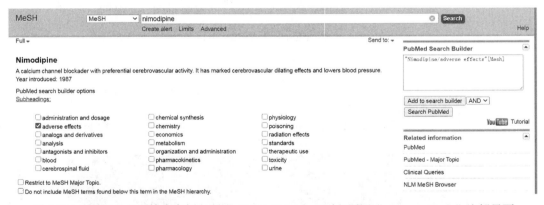

图 4-21　PubMed 主题检索案例主题词"nimodipine"、副主题词"adverse effects"注解界面

第四步：检索框中输入"subarachnoid hemorrhage"，点击"Search"，进入主题词列表，点击所需主题词"subarachnoid hemorrhage"进入主题注解界面。

第五步：选择副主题词"drug therapy"，在界面右侧选择"Add to search builder"，选择逻辑关系"AND"，点击"Search PubMed"（图 4-22）。

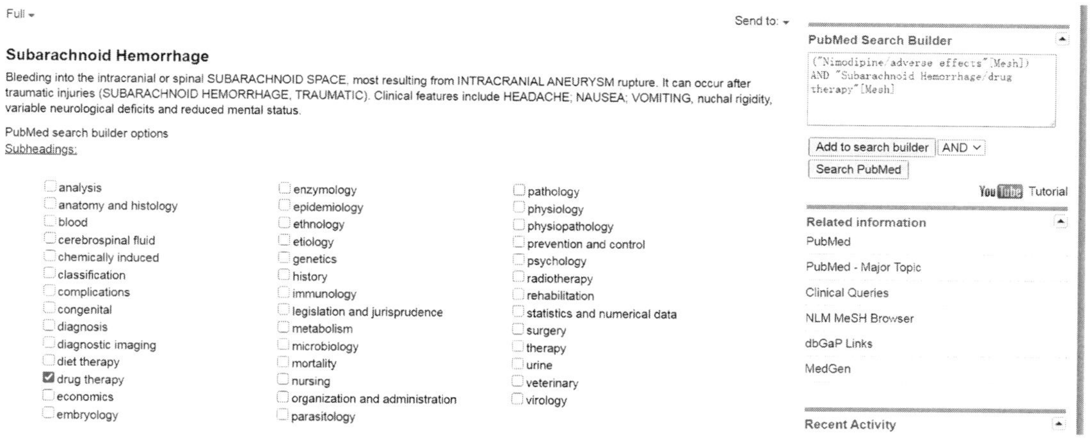

图 4-22　PubMed 主题词检索案例主题词"subarachnoid hemorrhage"、副主题词"drug therapy"注解界面

三、检索结果优化

（一）检索结果显示

1. PubMed 提供了多种显示格式，系统默认为 Summary 格式，依次显示文献题名、著者、刊名、PMID 号、文献类型、语种、摘要、是否有全文等内容，同时提供检出结果引用和共享服务。除此之外，PubMed 检索结果的显示还可以选择 Abstract、PubMed、PMID 等格式。点击文献标题可以获取文献的 Abstract 格式，还有 Similar articles、LinkOut-more resources 链接等信息。在检出记录的 Summary 和 Abstract 显示模式下，PubMed 提供了检出结果的引用和共享服务，点击 CITE，显示该记录的详细格式，包括 DOI 和 PMID 信息，选择"Share"，可以分享到 Twitter 和 Facebook 中。

2. 检索结果的排序方式，PubMed 默认的是最佳匹配（Best match），另外还有最新入库时间（Most recent）、出版时间（Publication date）、第一作者（First author）、期刊（Journal）等方式。

（二）检索结果筛选

PubMed 检索结果界面的左侧显示过滤条件的选项，主要有结果年度发表（results by year）、文本的可获取性（text availability）、文献属性（article attribute）、文献类型（article type）、出版时间（publication date）等，如果查看更多的过滤条件，可点击"additional filters"，有物种（species）、语种（languages）、性别（sex）、主题领域（subject）、年龄（age）等。需要注意的是，过滤条件一旦选用将持续有效，如果后续检索不需要所选的过滤条件，则需要点击"Reset all filters"或点击检索记录上显示的"Clear all"。

（三）检索结果保存与输出

在检索结果界面，有 Save、Email、Send to 三种选择用于保存和输出检索结果。

Save 可以将检出记录全部或选中部分下载到一个文本文件（File）。Email 可以将选择的检出记录（最多 200 条）通过电子邮件发送用户的邮箱。点击"Send to"，可选择 Clipboard、My Bibliography、Collections、Citation manager 等格式。选择 Clipboard 格式，可把选择的记录临时保存在剪贴板中，最多可以保存 500 条记录，保存时间不超过最长 8 小时。

My Bibliography 和 Collections 需要注册成为拥有 MyNCBI 账号的用户才可以供用户调用和管理。Citation manager（引文管理器）可将记录以文献管理软件可接受的格式导出（最多 10 000 个）。

复习思考题

1. 乙肝病毒（Hepatitis B Virus）遗传学 （Genetics）方面的英文文献有多少篇?综述有多少篇? 免费全文在 PubMed 中有多少篇？请写出检索步骤。

2. 缺血性心脏病（ischemic heart disease）引起心力衰竭（heart failure）老年人（65 岁以上）方面的带文摘的文献有多少篇？请写出检索步骤。

3. 检索杂志 *The New England Journal of Medicine* 2019 年 10 月至今发表的论文,写出文献篇数。

4. 运用高级检索查找北京大学胡大一老师被 PubMed 收录的文章，写出检索式和检索结果。

第三节　Embase

一、Embase 概况

（一）收录范围

Embase（Excerpta Medica Database）是荷兰 Elsevier Science 出版公司建立的 *Excerpta Medica*（《医学文摘》）的书目型数据库,是目前全球最大、最具权威的生物医学与药理学文献数据库,收录了自 1947 年以来世界上 95 个国家和地区超过 8 100 种期刊的 3 720 万篇文献记录,包括 5 200 多种 *Medline* 期刊和 2 900 多种 *Embase* 所特有的期刊,覆盖各种疾病和药物信息,其中涵盖了欧洲、亚洲、北美洲的医学期刊；收录自 2009 年开始来自 7 000 个会议的超过 360 万条会议摘要。

Embase 收录学科内容包括药物研究、药理学、配药学、药剂学、药物不良反应、人体医学、基础生物医学、生物工艺学、生物医学工程与仪器、卫生政策与管理,询证医学、药物经济学、环境污染、药物依赖性与滥用、精神病学、补充与替代医学、法医学、兽医学、牙科医学、护理学、替代动物实验,以及公众、职业与环境保健。

Embase 数据库特点：同步检索 Embase+Medline 记录,且结果无重复；独有的 Emtree 主题词表,涵盖了所有的 MeSH 词表；Embase 每天新增 2 000 多条记录,每年新增近 50 万条记录；Embase 对每个术语都进行索引,在收到原始刊物后 10 个工作日内添加新术语；检索途径多,可根据自己需要同时进行多字段检索；纳入最新综合性循证医学与详细生物医学索引,全面支持循证医学与系统评价研究。Embase 是 Cochrane handbook 和 NICE（National Institute for Health and Care Excellence）权威推荐检索的数据库平台,也是美国 FDA 在药物不良反应监测推荐使用的数据库。

（二）检索方式

以 Embase 网络检索平台（网址为 https://www.embase.com/）为例介绍检索方法。

Embase 检索功能主要有基本检索（Search）、主题检索（Emtree）、期刊检索（Journals）。

1. 基本检索（Search）　包括快速检索、循证医学检索、药物警戒检索、医疗设备检索、高级检索、药物检索、疾病检索、设备检索、引文信息检索。

（1）快速检索（Quick）：适用于对检索技术不太熟悉的初学者使用,用户可使用自然语言检索,也可使用单词、词组或一句话进行检索,系统会对给出的检索词进行主题词匹配。利用词组、短语检索时必须加单（双）引号,字母不分大小写。

快速检索可使用逻辑运算符、通配符和位置运算符进行各种组配检索。在快速检索界面,可以选择不同字段输入相对应的检索词进行检索。为了得到更准确的检索结果也可同时选择多个检索字段搭配不同逻辑运算符进行检索。

在快速检索界面,选择"Quick search"字段输入检索词,系统会自动提示 EMTREE 主题词表中对应的主题词及相关文献的数量（图 4-23）。

快速检索时还可使用"限制选项"（Limit to）检索特定时间范围内的文献记录,也可以选择循证医学证据类型,均可对检索结果进行限制。

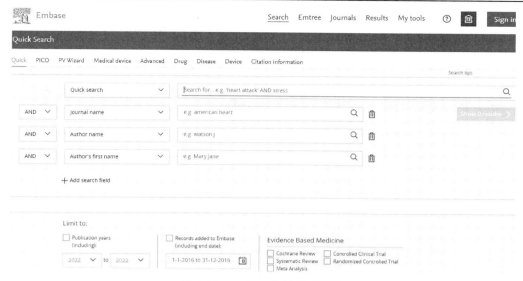

图 4-23　Embase 快速检索界面

（2）循证医学检索（PICO）：是基于循证医学理论将信息格式化的检索方式。在相应的检索选项中，输入对应的检索词进行组合检索，检索结果更具有指向性，也可对多次检索结果进行比较。在"Population"中选择研究对象（人群），如糖尿病（diabetes）患者；在"Intervention"中选择干预措施（治疗手段和检查方法），如胰岛素（insulin），系统会提示相关的检索词及同义词，可供用户选择；在"Comparison"中选择对照措施（与其他治疗或检查的区别），如安慰剂（placebo），系统会提示相关的检索词及同义词可供选择；在"Outcome"中选择预后（预期效果），如风险（risk）；在"Study design （or miscellaneous）"中，选择研究设计或其他选项，检索界面右下角会显示检索到的条数，点击可显示具体检索结果（图 4-24）。

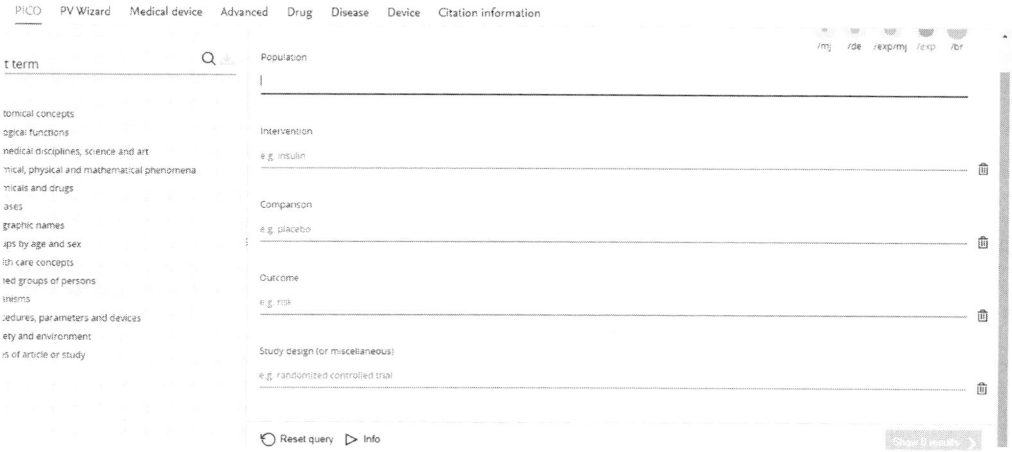

图 4-24　Embase 循证医学检索界面

（3）药物警戒检索（PV Wizard）：用于制药公司追踪药物不良反应。输入药物名称，如对乙酰氨基酚（paracetamol），在 8 个副主题词（药物不良反应、药物毒性、药物相互作用、药物联合、药物对照、药物治疗、药物警戒特殊情况、药物治疗意外结果）中任意选择几个（副主题词之间逻辑关系为 OR）；如果有可替代药物，可以点击"Alternative drug names"，输入可替代药物名称；点击"Adverse drug reactions"，可以添加药物不良反应（与之前检索词之间逻辑关系为 AND）；点击"Special situations"，可以添加用药特殊情况，如妊娠、流产、母乳喂养等；点击"Human limit"，可以限制用药人群，也可以对文献出版时间及入库时间进行限定，检索界面右下角会显示具体检索式（图4-25）。

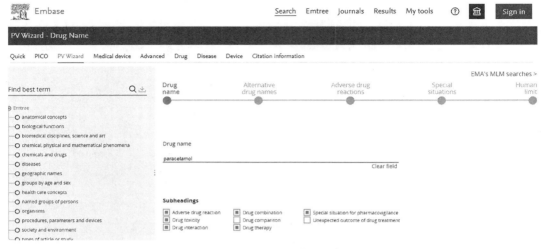

图 4-25　Embase 药物警戒检索界面

（4）医疗设备检索（Medical device）：用于检索医疗设备临床背景资料，可以进行人和动物研究的组合检索，也可以在每一步查看完整的检索式。输入设备名称，系统会提示相关医疗设备名称，选择相应的医疗设备名称点击添加，或选择医疗设备名称同义词点击添加，再选择相应的4个医疗设备副主题词（设备不良反应、临床试验、设备比较、设备经济学）中的任意几个，也可专门选择设备副作用的同义词，点击显示检索结果。

在限制选项中，可以选择研究对象、出版时间、加入数据库时间进行检索结果的限定（图4-26）。

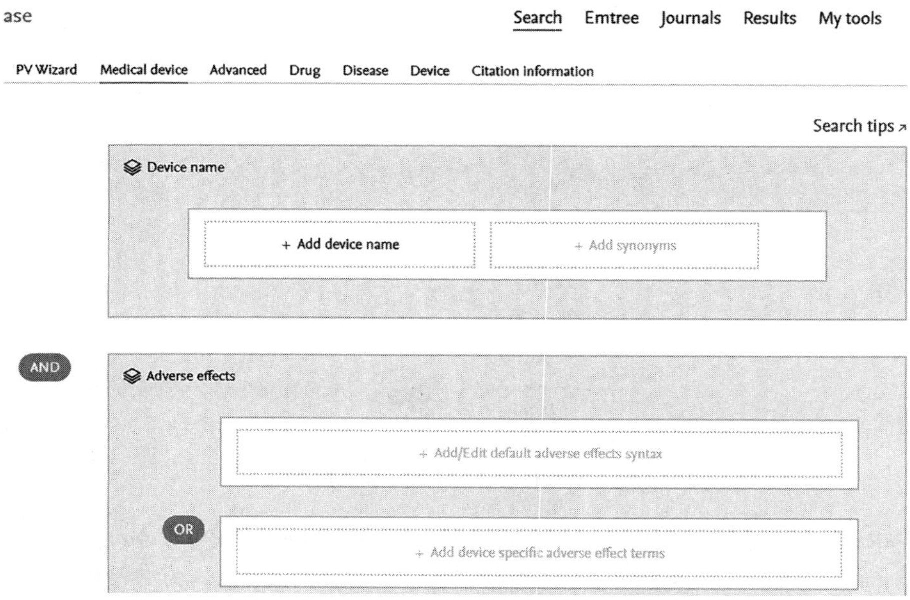

图 4-26　Embase 医疗设备检索界面

（5）高级检索（Advanced）：与快速检索相比，可设置更多限制，搜索更智能（图4-27）。

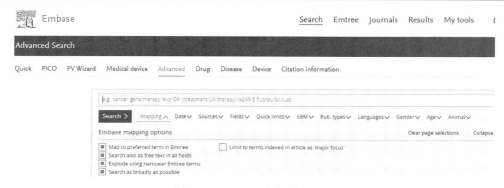

图 4-27　Embase 高级检索界面

（6）药物检索（Drug）

1）术语对照检索（Map to preferred term in Emtree）：如选择此项，则可进行术语对照检索，如检索"bird flu"，术语对照为"avian influenza"。

2）文本检索（Search also as free text in all fields）：如选择此项，可用输入的词作为自由文本词在所有字段进行检索。

3）扩展检索（Explode using narrower Emtree terms）：如选择此项，可进行扩展检索，即对该检索词及其所有下位词进行检索。

4）加权检索（Limit to terms indexed in article as'major focus'）：如选择此项，可检索以关键词为重点内容的记录，提高相关性。

5）同义词、扩展术语检索（Search also for synonyms，explosion on preferred terminology）：如选择此项，可进行同义词和术语扩展检索。

高级检索提供更多的限制条件，如时间（Date）、记录的来源（Sources）、字段（Drug fields）、快速限定（Quick limits）、循证医学（EBM）、出版物类型（Pub.types）、文献的语种（Languages）。

对药物进行相关研究时，可通过"药物检索"，利用药物的名称（药物的通用名、化学名、商品名、实验室代码和制造商名称）查找有关文献。药物检索提供用于检索药物研究的 19 个药物副主题词（Drug subheadings），包括药物不良反应、临床试验、药物剂量、药物分析、药物治疗、药物配伍等；给药途径（Routes）副主题词，包括舌下给药、吸入给药、动脉内给药、口服等。输入药物名称后，可以根据需要选择药物副主题词或者给药途径副主题词来缩小检索范围，可以选择其中任意几个副主题词，再选择副主题词之间的逻辑关系，点击"Search"，显示检索结果。药物检索的其他限制选项与高级检索相似（图 4-28）。

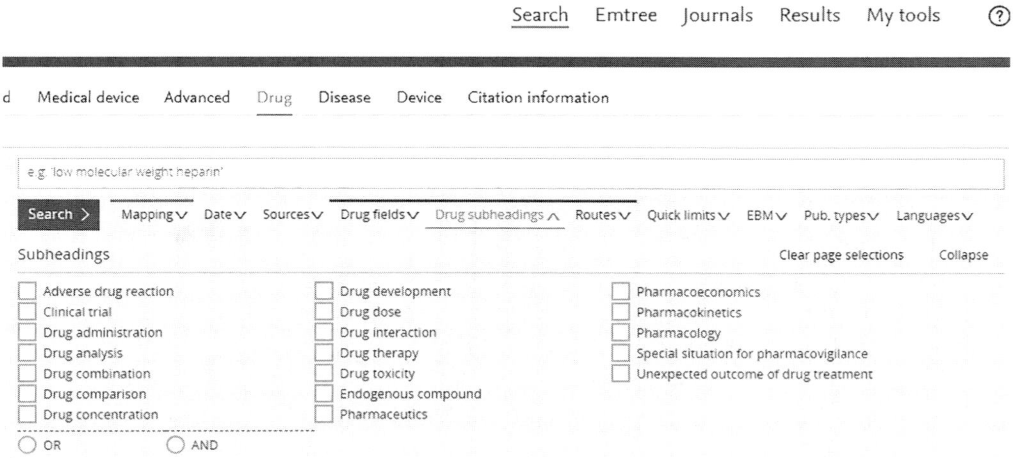

图 4-28　Embase 药物检索界面

（7）疾病检索（Disease）：专门检索以某种疾病为研究重点的文献，它能帮助用户更精确地检索疾病的某一类或几类分支的相关文献。疾病检索提供有关疾病的 14 个副主题词，包括并发症、先天性疾病、诊断、疾病处理、药物抵抗、病因学等。输入疾病名称后，可根据需要选择疾病的副主题词，可以选择任意几个副主题词，再选择副主题词之间的逻辑关系，不选择时默认为全选。疾病检索的其他限制选项与高级检索相似（图 4-29）。

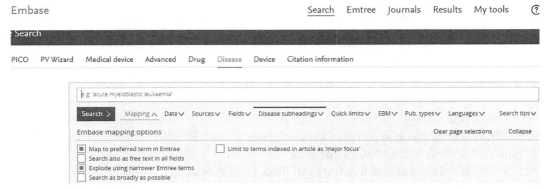

图 4-29　Embase 疾病检索界面

（8）设备检索（Device）：对设备进行相关研究时，可通过设备检索，利用设备名称查找有关文献。输入设备名称。设备检索有 4 个设备副主题词（Device subheadings），包括设备副作用、设备比较、设备经济学、临床试验。可以根据需要选择任意几个副主题词，再选择副主题词之间的逻辑关系，然后点击"Search"，进行检索（图 4-30）。

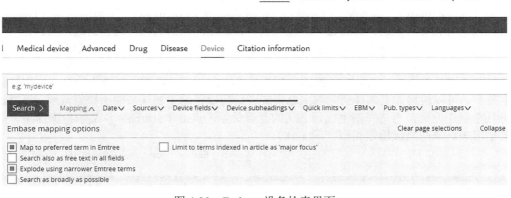

图 4-30　Embase 设备检索界面

（9）引文信息检索（Citation information）：根据文章篇名、作者名称、期刊名称、期刊缩写名称、DOI、期刊代码、ISSN、期刊卷期、文章首页页码检索文章信息及被引用情况。检索输入框下方有出版年代限制选项，用于限制所检文章的出版年代。采用引文信息检索时，不需要输入全部信息，只需输入已知文章的特定信息，就可快速检索出所需文章及被引用次数。

2. 主题检索（Emtree）　是对生物医学文献进行主题分析、标引和检索时使用的权威性词表。目前，Emtree 包含超过 55 000 条涵盖生物医学、药物学、疾病、解剖学、生物技术和地理区域等 15 个方面的术语（27 000 个药物和化学物质术语），收录每个术语的许多同义词（平均每个术语有 5 个同义词），共拥有 225 000 条同义词（142 000 个药物和化学物同义词），包括所有的 MeSH 术语，配以 17 个药物副主题词、47 个给药途径副主题词和 14 个疾病副主题词，以及 20 200 个 CAS 化学物质登记号，检索的网罗度和专指度超过 MeSH，可最大限度地提高检索的相关性和准确性。

利用 Emtree 进行检索时，可利用查询功能（Find Term）查找最符合检索要求的术语。"Find Term"输入框中键入任一单词或词组，点击"Find Term"，系统将按字顺轮排显示所有包含该单词（词组）的主题词和同义词。非主题词（同义词）后用"usepreferred term:"指引到主题词。如"cancer use preferred term: malignant neoplasm"表示"癌症"的主题词为"malignant neoplasm"。点击主题词链接，可看到该主题词在 Emtree 层级结构中的位置，并列出所有该术语进行索引的记录数量，点击记录数量链接直接显示检索结果（图 4-31）。

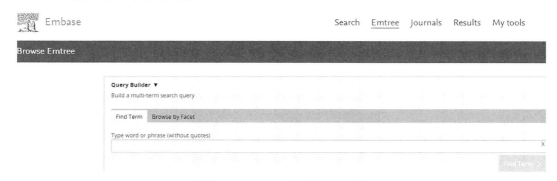

图 4-31　Embase 主题检索界面

3. 期刊检索（Journals）　利用期刊检索可检索到 Embase 收录的有关期刊上的文章。用户可通过"Browse Journals"浏览期刊，所有期刊均按字母顺序排列，点击期刊名，可浏览相应期刊的卷、期及目录，点击具体的卷、期，系统跳转至高级检索界面，可以根据要求选择相应的限制选项，点击检索（图 4-32）。

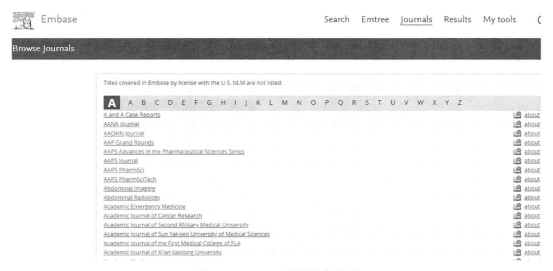

图 4-32　Embase 期刊检索界面

二、检索案例分析

例：检索阿司匹林对脑血管意外的治疗的方面的文献。

本课题所涉及的英文关键词：Aspirin，Cerebrovascular Accident，Randomized Controlled Trials。

（一）基本检索

在快速检索（Quick search）字段输入检索式：Aspirin AND Cerebrovascular Accident，共检索出

28 542 篇文献，得到第一条检索历史#1（图 4-33）。

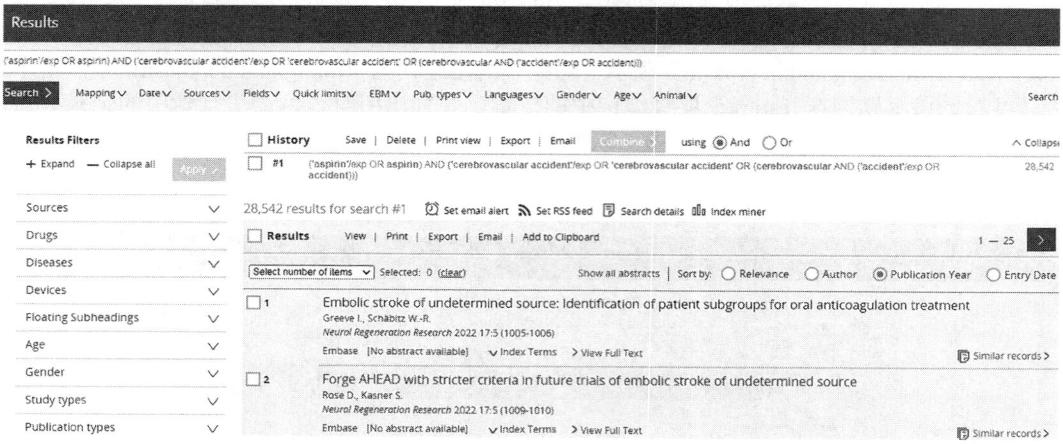

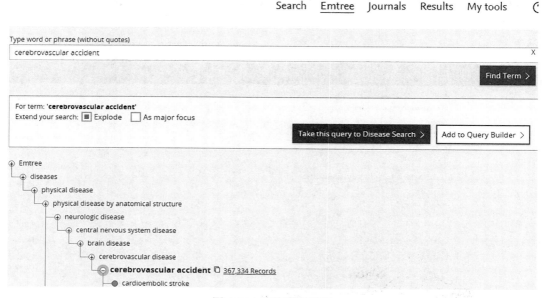

图 4-33 第一条检索历史#1 界面

（二）主题检索

第一步：提取主题概念：Aspirin（阿司匹林），cerebrovascular accident（脑血管意外）。

第二步：点击主页右上方的"Emtree"进入主题词检索界面（图 4-34）。

图 4-34 疾病检索界面

第三步：输入检索词"cerebrovascular accident"，点击"Find Term"，系统显示与该词有关的主题词"cerebrovascular accident""experimental stroke"，选择需要的主题词"cerebrovascular accident"，系统会根据选择的主题词，提供人性化链接"Take this query to Disease Search"，点击进入疾病检索界面。

第四步：在疾病检索界面，选择疾病相关副主题词"Drug therapy"，点击"Search"，共检索出 32 469 篇文献，得到第二条检索历史#2（图 4-35）。

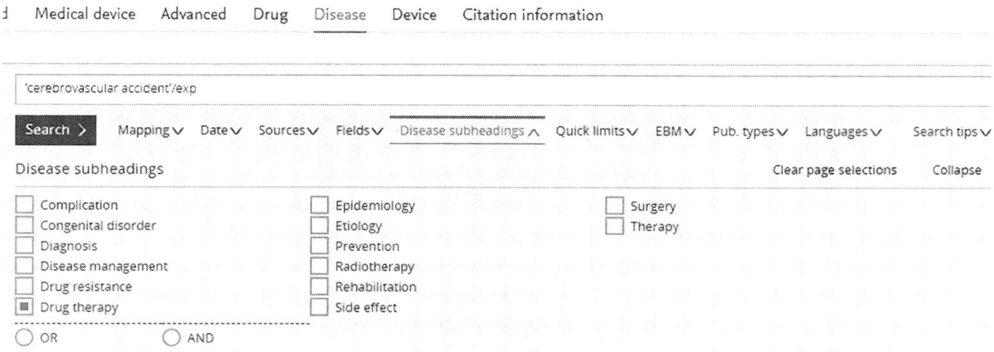

Medical device　Advanced　Drug　Disease　Device　Citation information

'cerebrovascular accident'/exp

Search >　Mapping ∨　Date ∨　Sources ∨　Fields ∨　Disease subheadings ∧　Quick limits ∨　EBM ∨　Pub. types ∨　Languages ∨　Search tips ∨

Disease subheadings　　　　　　　　　　　　　　　　　　　　　Clear page selections　　Collapse

☐ Complication　　　　　　☐ Epidemiology　　　　　　☐ Surgery
☐ Congenital disorder　　　☐ Etiology　　　　　　　　☐ Therapy
☐ Diagnosis　　　　　　　　☐ Prevention
☐ Disease management　　　☐ Radiotherapy
☐ Drug resistance　　　　　☐ Rehabilitation
▣ Drug therapy　　　　　　☐ Side effect
○ OR　　　　　　　　　○ AND

图 4-35　副主题词选择界面

第五步：输入检索词"aspirin"后，点击"Find Term"，系统显示与该词有关的主题词"acetylsalicylic acid""acetylsalicylic acid plus caffeine plus paracetamol""acetylsalicylate aluminum"等，选择需要的主题词"acetylsalicylic acid"，系统会根据选择的主题词，提供人性化链接"Take this query to Drug Search"，点击进入药物检索界面（图 4-36）。

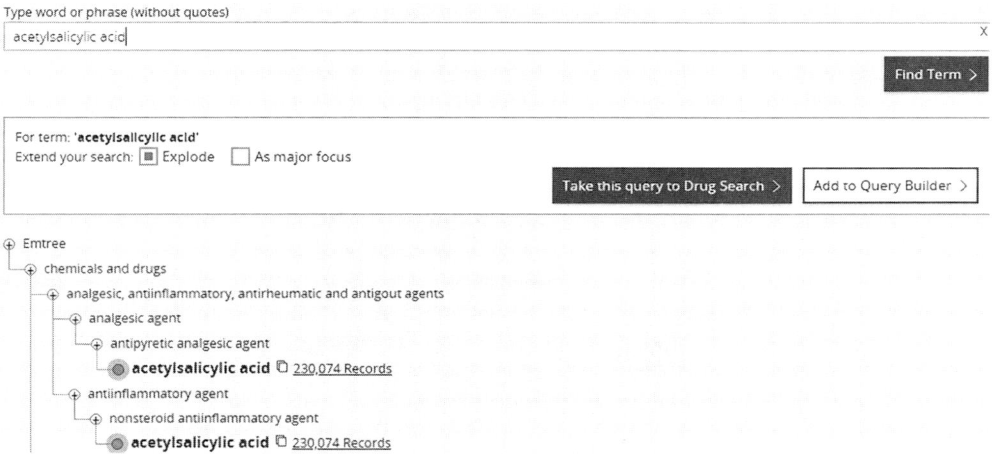

Type word or phrase (without quotes)

acetylsalicylic acid　　　　　　　　　　　　　　　　　　　　　　　　　　X

Find Term >

For term: **'acetylsalicylic acid'**
Extend your search: ▣ Explode　☐ As major focus

Take this query to Drug Search >　　**Add to Query Builder >**

⊕ Emtree
　⊕ chemicals and drugs
　　⊕ analgesic, antiinflammatory, antirheumatic and antigout agents
　　　⊕ analgesic agent
　　　　⊕ antipyretic analgesic agent
　　　　　◉ **acetylsalicylic acid** ⧉ 230,074 Records
　　　⊕ antiinflammatory agent
　　　　⊕ nonsteroid antiinflammatory agent
　　　　　◉ **acetylsalicylic acid** ⧉ 230,074 Records

图 4-36　药物检索界面

第六步：在药物检索界面，选择药物相关副主题词"Drug therapy"，点击"Search"，共检索出95 507 篇文献，得到第三条检索历史#3（图 4-37）。

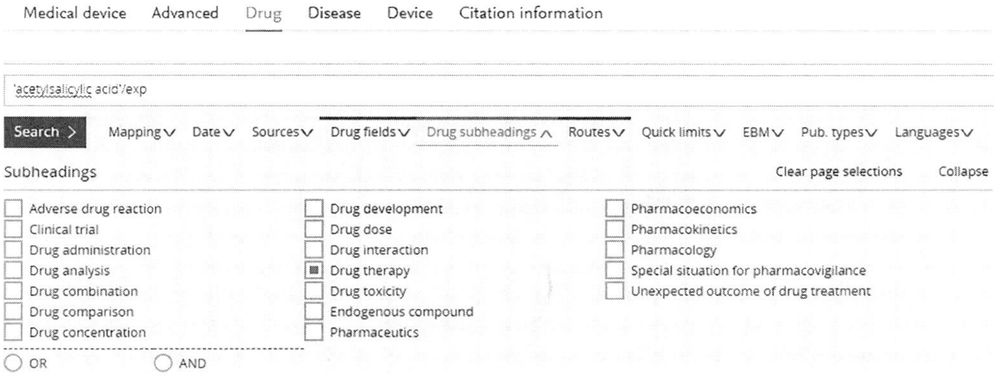

Medical device　Advanced　Drug　Disease　Device　Citation information

'acetylsalicylic acid'/exp

Search >　Mapping ∨　Date ∨　Sources ∨　Drug fields ∨　Drug subheadings ∧　Routes ∨　Quick limits ∨　EBM ∨　Pub. types ∨　Languages ∨

Subheadings　　　　　　　　　　　　　　　　　　　　　　　　Clear page selections　　Collapse

☐ Adverse drug reaction　　☐ Drug development　　☐ Pharmacoeconomics
☐ Clinical trial　　　　　　☐ Drug dose　　　　　　☐ Pharmacokinetics
☐ Drug administration　　　☐ Drug interaction　　　☐ Pharmacology
☐ Drug analysis　　　　　　▣ Drug therapy　　　　　☐ Special situation for pharmacovigilance
☐ Drug combination　　　　☐ Drug toxicity　　　　　☐ Unexpected outcome of drug treatment
☐ Drug comparison　　　　　☐ Endogenous compound
☐ Drug concentration　　　　☐ Pharmaceutics
○ OR　　　　　　　　　○ AND

图 4-37　药物副主题词选择界面

第七步：在"History"界面，选择#2 和#3 检索式进行逻辑"AND"组配，点击"Combine"按钮，得到第四条检索历史#4，共检索出 9 430 篇文献。

第八步：如果需要提高查全率，选择#1 和#4 检索式进行逻辑"OR"组配，点击"Combine"按钮，得到第五条检索历史#5，共检索出 28 542 篇文献；如果需要提高查准率，选择#1 和#4 检索式进行逻辑"AND"组配，点击"Combine"按钮，得到第六条检索历史#6，共检索出 9 430 篇文献。

第九步：在检索结果界面，选择需要限定的检索历史#6，点击上方"EBM"按钮，限定文献类型为 Randomized Controlled Trial，点击"Search"按钮，得到第七条检索历史#7，检索出文章 696 篇，查准率进一步提高。

三、检索结果优化

（一）检索结果展示

Embase 的检索结果（Result）分为三部分，检索历史区（History），检索结果显示区（Result）及检索结果筛选区（Result Filters）（图 4-38）。

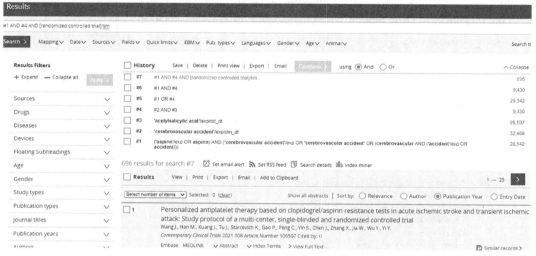

图 4-38　Embase 检索结果显示界面

检索结果显示区，每篇文献信息默认显示格式为 citation only，提供篇名、作者、出处等基本信息及数据库来源（Embase 或 Medline）等信息。文献信息出处后的"Cited by"链接显示该文献的被引用次数；每条记录下方的"Abstract"链接，显示此文献的摘要内容；"Index Terms"链接显示此文献标引的药物主题词（Drug terms）、医学主题词（Disease terms）及其他主题词（Other terms）；点击"View Full Text"链接，可以链接到机构用户订购的电子全文。

（二）检索结果筛选

在检索结果显示界面，左侧为检索结果的关键词筛选器（Result Filters），包括从检索结果"Index Terms"导入的全部关键词；在检索（Search）后方为副标筛选器，有 11 个固定的主题可以选择，以上 2 种方式都可以对检索结果进行再过滤筛选。

（三）检索结果分组

在检索结果显示区显示命中的检索结果，系统可以将检索结果按相关性（Relevance）、作者（Author）、出版年（Publication Year）、入库时间（Entry date）进行排序分组。

（四）检索结果输出

对于命中的检索结果的输出方式，系统提供了查看（View）、打印（Print）、输出到文献管理软件（Export）、发送电子邮件（Email）、预定（Order）、加入剪切板（Add to Clipboard）6 种输出方式。

复习思考题
1. 检索针对不同人群雾化吸入青霉素的剂量要求。
2. 检索有关肝癌预防方面的综述文献。
3. 检索有关老年人急性心肌梗死药物治疗的文献。
4. 利用 PICO 检索使用 SSRI（选择性血清素回收抑制剂）治疗抑郁症儿童或青少年是否会增加其自杀风险。

第四节　其他生物医学文摘数据库

一、BIOSIS Previews 数据库

（一）收录范围

BIOSIS Previews（简称 BP）数据库是由美国生物科学情报服务社（Biosciences Information Service，简称 BIOSIS，现隶属于 Thomson scientific）编辑出版的《生物学文摘》（*Biological Abstracts*，BA）的在线版数据库，是目前世界上生命科学方面最大的文献数据库。BIOSIS Previews 是将美国《生物学文摘》（*Biological Abstracts*，简称 BA）和生物学文摘/报告、述评、会议资料（Biological Abstracts/Report、Reviews、Meetings，简称 BA/RRM）整合在一起的基于 Web of Knowledge 检索平台的互联网版本。该数据库文献资源来自 90 多个国家和地区近 9 000 种期刊、1 500 多篇国际会议记录及自 1999 年至今生命科学研究相关的美国专利。

BIOSIS Previews 收录学科内容涉及生命科学的所有领域，主要包括传统的生物学、生物医学、农业、药理学、生态学、医学、生物化学、生物物理学、生物工程学和生物工艺学等学科。

BIOSIS Previews 数据库特点：创刊于 1926 年，历史悠久；收录文献覆盖面广；检索途径多；文摘质量高；检索手段新；信息报道速度快。

BIOSIS Previews 数据库增加引文索引功能后升级为 BIOSIS Citation Index，简称 BCI。

BIOSIS Previews 数据库发展史如图 4-39 所示。

Biological Abstracts（BA）

+非期刊内容+Report、Reviews、Meetings
等内容的互联网版本

BIOSIS Previews（BP）

+引文索引

BIOSIS Citation Index（BCI）

图 4-39　BIOSIS Previews 数据库发展史图示

（二）检索方式

BIOSIS Previews 基于 Web of Knowledge 检索平台，检索功能与 SCI 相同，主要有基本检索、高级检索两种途径。

1. 基本检索　共有 21 个检索字段可提供检索。其中在主题字段输入的词可以来自文献篇名、文摘、生物组织、主概念、生物物种分类、分类俗名、生物组织的部分结构、疾病名称、化学和生物化学名称、化学物质登记号、基因和蛋白质序列数据、实验方法和设备、地理位置、年代、工业名称、机构名称和组织名称、文献中提到的人名、由 BIOSIS 索引者设定并添加的主题词、其他索引（如 MeSH 叙词）等众多字段（图 4-40）。

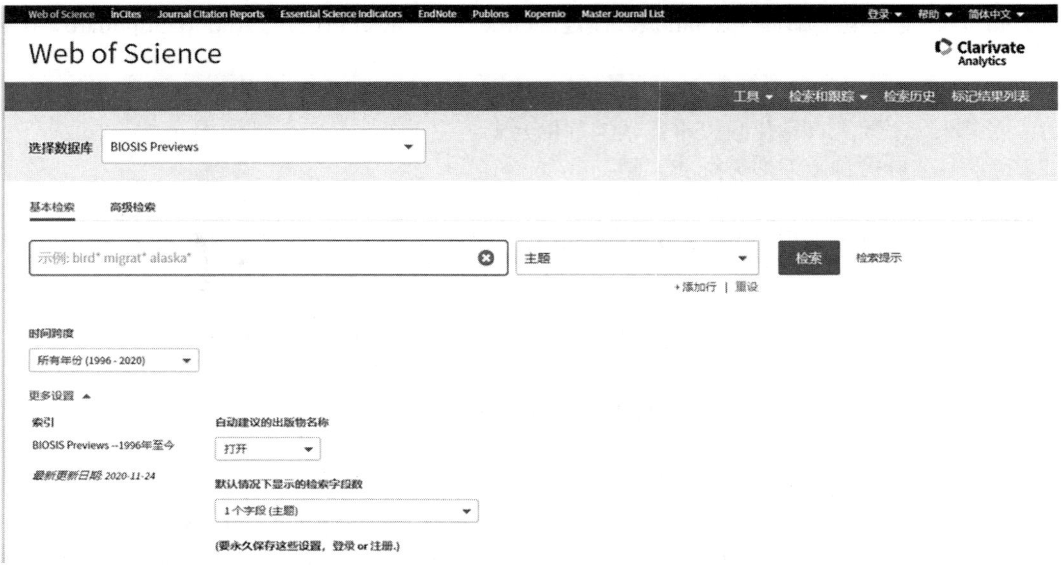

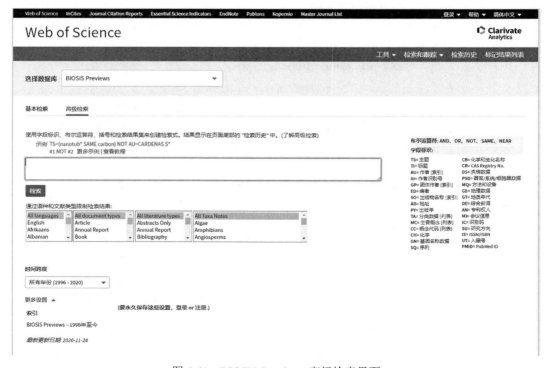

图 4-40　BIOSIS Previews 基本检索界面

概念代码：是五位数字的代码，用于代表原文中涉及得较宽泛的生物学概念。

化学和生化名称：可输入化学、基因名称，如 lysine。

会议信息：可输入会议名称、会议地点、主办者、会议召开日期等。

识别码：可输入国际通用的 ISBN、ISSN、国际专利号、美国专利号等。

2. 高级检索　方法有 2 种，一种是直接在检索栏中输入组合检索项，另一种是对原先的检索式进行组合检索（图 4-41）。

图 4-41　BIOSIS Previews 高级检索界面

二、SciFinder Scholar 数据库

（一）收录范围

SciFinder Scholar（SFS）是美国化学学会（American Chemical Society，ACS）旗下的化学文摘服务社（Chemical Abstract Service，CAS）出版的《化学文摘》（*Chemical Abstract*）的在线版数据库，是目前全世界最大、最全面的化学文献数据库。《化学文摘》是化学和生命科学研究领域中不可或缺的参考和研究工具，也是资料量最大、最具权威的出版物。SciFinder Scholar 整合了 Medline 医学数据库 200 多个国家的 10 000 多种期刊、63 家专利机构的全文专利资料、6 000 多万个化学物质记录和 CAS 注册号，以及《化学文摘》1907 年至今的所有内容。

SciFinder Scholar 涵盖的学科内容包括应用化学、化学工程、普通化学、物理、生物学、生命科学、医学、聚合体学、材料学、地质学、食品科学和农学等诸多领域。

（二）检索方式

SciFinder Scholar 主要检索功能（Explore）设有参考文献检索（REFERENCES）、物质检索（SUBSTANCES）、反应检索（REACTIONS）三大模块（图 4-42）。

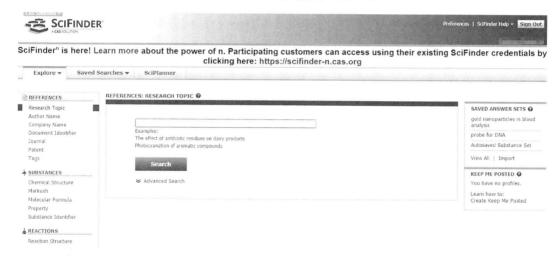

图 4-42　SciFinder Scholar 检索模块

1. 文献检索　可以通过研究主题、作者姓名、公司名称、文献标识符、期刊、专利、字段进行检索，获得某一特定领域的相关文献。

2. 物质检索　可以利用物质的化学结构、分子式、物质特性、物质标识符进行检索。通过系统提供的工具绘制化学结构进行检索，可获得和该物质相关的文献信息、生产该化学制品的厂商信息、该物质的 3D 模型等信息；也可以通过分子式检索某一化学物质。

3. 反应检索　可通过系统提供的结构绘制窗口，绘制出化学结构图并设定物质在反应时的角色（反应物、试剂、产物等），即可进行反应检索。通过反应检索可以得到以下数据：含有结构和官能团的化学结构式、化学反应式相关的数据资料、管制化学品目录及法规等。

三、Scopus 数据库

（一）收录范围

Scopus 数据库是由 Elsevier 发行的全世界最大的综合性文献摘要和引文数据库。该数据库中文摘要可回溯至 1823 年，引文可回溯至 1996 年，覆盖面广，收录来自全球 5 000 家出版社 21 000 多

种科学、技术、医学及社会科学领域的学术文献信息，其中 16 500 种经同行评议期刊，包括科学期刊、图书、专利和会议论文集，其中包括部分中国期刊。

Scopus 数据库收录学科内容体系涵盖了 27 个学科领域，归于生命科学（4 300 余种）、社会科学和人文艺术（5 300 余种）、自然科学（7 200 余种）和医学（6 800 余种）四大类，主要包括 1 200 余种开放存取期刊、700 余种会议录的 360 余万篇会议论文、600 余种商业出版物、350 余种丛书（系列图书）、约 4.45 亿篇参考文献、约 4.3 亿条网络科技信息，其中包括全球五大专利组织的 2 300 余万项专利信息，是可以追踪、分析和可视化研究成果的智能工具。

（二）检索方式

1. 文献检索 在 Scopus 数据库中，{}用于表示精确检索，" "则表示粗略/相似短语检索，通配符用*表示。默认在论文标题、摘要、关键字中进行检索（图 4-43）。

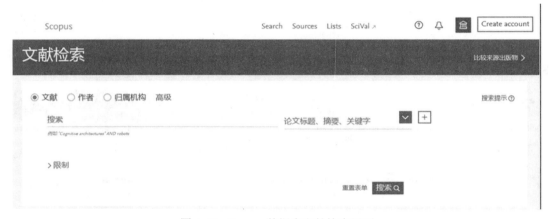

图 4-43 Scopus 数据库文献检索界面

2. 作者检索 可以对某个特定作者总发文量、总被引次数、h 指数、引文概览、合著作者、全球地位等进行分析（图 4-44）。

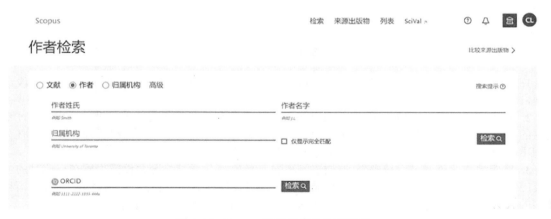

图 4-44 Scopus 数据库作者检索界面

3. 机构检索 输入机构名称，自动对相关变体进行查找其发文量，并对其分布学科等进行分析分类（图 4-45）。

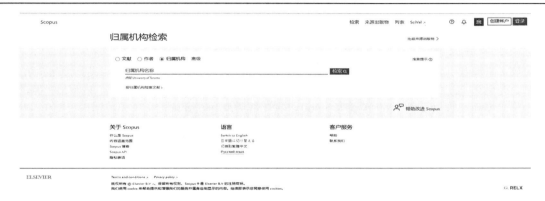

图 4-45 Scopus 数据库机构检索界面

4. 高级检索 支持使用字段代码、布尔逻辑运算符合和邻近运算符来创建更复杂的搜索。可以输入检索式或检索词进行检索（图 4-46）。

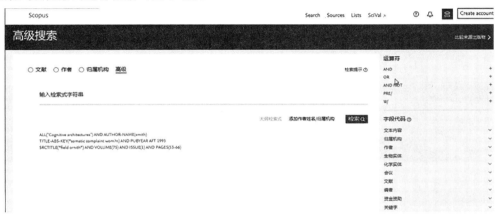

图 4-46 Scopus 数据库高级检索界面

5. SciVal 是 Scopus 数据库的科研管理平台，平台主页包括概览（Overview）、基准化分析（Benchmarking）、合作分析（Collaboration）、动态趋势分析（Trends）、报告（Reporting）五大模块（图 4-47）。

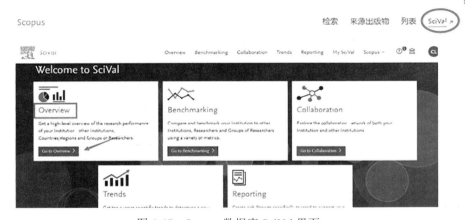

图 4-47 Scopus 数据库 SciVal 界面

四、Engineering Village 数据库

（一）收录范围

美国《工程索引》（*The Engineering Index*，EI）是由美国工程信息公司编辑出版的大型的综合性检索工具，是世界上三大著名权威检索系统之一。Ei Compendex 是全球范围最广泛、内容最完整的工程文献索引数据库。收录了自 1969 年以来 5 600 多种工程类期刊、会议论文集和技术报告的 1 100 多万篇论文摘要，数据每周更新，1992 年起开始收录中国期刊。它为用户提供来自全球的同行评议与索引出版物，拥有 76 个国家 190 个工程学科的 2 500 多万条记录。所有记录都使用工程索引词表（Engineering Index Thesaurus）进行索引，为工程师用户精心选择提供最相关、完整而准确的高品质信息。

Ei Compendex 收录学科内容包括核技术、生物工程、交通运输、化学和工艺工程、照明和光学技术、农业工程和食品技术、计算机和数据处理、应用物理、电子和通信、控制工程、土木工程、机械工程、材料工程、石油、宇航、汽车工程及这些领域的子学科。

（二）检索方式

点击主页右上方的"Search"，弹出快速检索（Quick）、专家检索（Expert）、叙词检索（Thesaurus）和工程信息档案（Engineering Research Profile）4 种检索途径（图 4-48）。

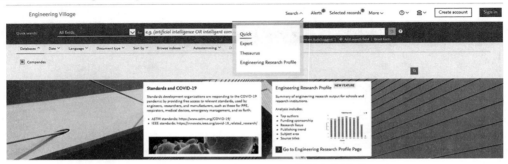

图 4-48 Engineering Village 数据库主页面

1. 快速检索 适用于对检索技术不太熟悉的初学者，用户可使用自然语言检索，也可使用单词、词组或一句话进行检索，点击"Add search field"可以增加检索字段，也可以对课题进行限定，可以选择下方数据库或日期、文献类型、语言等进行限定，提高检索效率（图 4-49）。

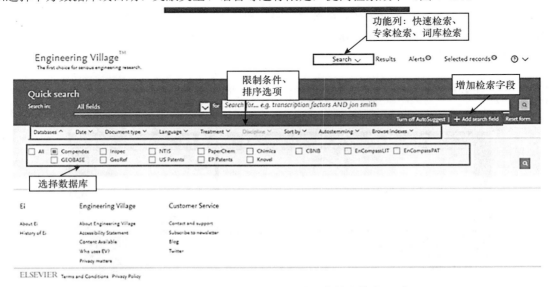

图 4-49 Engineering Village 数据库快速检索界面

2. 专家检索　可以非常精确地进行检索，按照系统提供的代码提示进行检索，支持截词符（＊）和位置运算符（Onear/n）的使用。Onear/n 表示 2 个词之间可以插入 n 个词，词序不能颠倒。" "和{}表示精确检索，词间不能插词，词序不能颠倒（图4-50）。

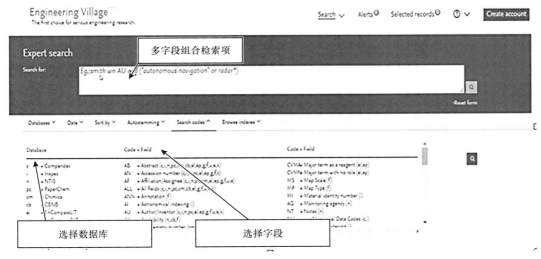

图 4-50　Engineering Village 数据库专家检索界面

3. 叙词检索　利用叙词表从主题角度出发检索文献。叙词表是由专业的规范词组成，将同一主题不同表述的词按主题内容规范在标准的专业词下，避免由于词汇书写不同造成的漏检，或词义概念混淆导致错检，进而提高文献的查准率。点击"Thesaurus"，打开叙词表，在检索框内输入关键词，点击"Search Index"，系统即显示与之相对应的叙词，勾选后，系统将所选的叙词调入检索框，选完词后，点击"Search"进行检索（图4-51）。

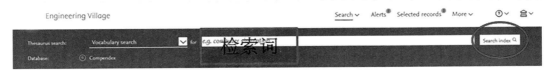

图 4-51　Engineering Village 数据库叙词检索界面

4. 工程信息档案　即原工科院校 Ei 档案（Engineering School Profile，ESP）。通过可视、交互式和可自定义的界面跟踪研究成果并检索查看机构工程研究趋势。借助 Compendex 的 190 个工程学科的力量和全球关注点，可以为工程领导者对其机构的研究前景进行全面而准确的分析。

复习思考题

1. 利用 BIOSIS Previews 数据库检索胃肠道微生物及其分子生态学技术研究进展，写出文献篇数及具体检索途径、检索步骤。

2. 利用 SciFinder Scholar 数据库查找丙酮合成的化学反应式及相关数据资料，写出具体检索途径、检索步骤及检索结果。

3. 利用 Scopus 数据库中检索本学校的总发文量及学科分布情况及分析。

4. 利用 Ei Compendex 数据库检索中国农业大学转基因小麦的研究概况。

（尤春玲　张香宁）

第五章 常用引文数据库的检索

对已发表的文献进行被引情况分析是进行科研评价的重要参考内容，分析文献间的引用与被引用关系也是进行文献检索的一种方式，即引文检索。引文作为文献的重要组成部分，可以为科研工作者获取知识、查找信息提供新的思路。引文检索从文献引证的角度，提供了另外一种区别于传统检索途径（以文献内容的分类和主题作为主要检索途径）的新途径，检索结果的相关性有所提高，同时引文检索将不同时间、不同学科领域的相关研究文献信息连接起来，在一定程度上可以反映研究领域的"前世今生"。

第一节 引文数据库中的基本概念

一、引文相关概念

引文（citation）也称被引文献（cited article）、被引证文献或被引用文献，是指一篇学术论文引用的参考文献（reference），通常是以脚注或尾注的形式出现。

引证文献（citing article）也称引用文献或施引文献，是指引用了参考文献的文献，一篇引证文献可以有多篇参考文献。

来源文献（source article）是指引文数据库中收录的文献。引文数据库中的文献引用与被引用信息均源自来源文献。

如果文献甲引用了文献乙，那么文献甲就是文献乙的引证文献（施引文献），文献乙就是文献甲的引文（参考文献）。若文献甲后期又被文献丙引用，那么文献丙是文献甲的引证文献（施引文献），文献甲是文献丙的引文（参考文献）。所以一篇文献既可以是被引文献，又可以是施引文献。

二、引文索引

利用文献之间的相互引证关系不仅可以检索到一系列内容相关的文献，还可以揭示科学文献之间（甚至是学科之间）的内在联系。引文索引法就是利用这种现象建立起来的一种文献检索方法，是对传统检索系统的一种补充和改进，它的起点可追溯到 1873 年，但真正的开始是美国的尤金·加菲尔德（Eugene Garfield）在 20 世纪 50 年代初进行的一系列实验，一直到 1963 年的《科学引文索引》才得以成型。

引文索引在学术交流和科研评价中的作用越来越大，主要体现在以下方面。

（1）从文献之间的相互联系和影响来了解学科之间的继承与发展，可以分析、追踪热点研究领域，判断科学发展的宏观态势。

（2）作为衡量研究成果的重要客观指标，可以评估学术文献的影响力，评估机构或国家的科研实力，评估科研人员的学术水平。

（3）从文献引证的角度为文献计量学提供研究工具，可以评价学术期刊的质量，为读者投稿和图书馆选刊等提供指导。

三、影响因子

影响因子（impact factor，IF）是表征期刊影响力大小的一项定量指标，它反映了某一期刊所刊载的文献在特定年份或时期被引用的频率。具体指某期刊在指定统计年份前 2 年内发表的所有论文在指定年被引用的总次数，除以该刊在指定统计年份前 2 年内发表的论文总数。计算公式为：

$$某一年度某刊的影响因子\frac{该刊前2年发表的文章在该年的被引总次数}{该刊前2年发表的文章总数} \qquad (5\text{-}1)$$

如某刊在 2019 年的影响因子是其 2017 年和 2018 年两年刊载的论文在 2019 年的被引总数除以该刊在 2017 年和 2018 年两年刊载的论文总数。

目前，英文期刊最常用的影响因子一般是指科睿唯安公司公布的期刊引证报告（journal citation report，JCR）中提供的数据。

复习思考题
1. 简述引文、引证文献、来源文献的概念。
2. 什么是引文索引？引文索引的作用是什么？
3. 什么是期刊影响因子？如何计算？

第二节　中国科学引文数据库

一、中国科学引文数据库概况

中国科学引文数据库（Chinese Science Citation Database，CSCD）由中国科学院创建于 1989 年，是我国第一个引文数据库，收录我国数学、物理、化学、天文学、地学、生物学、农林科学、医药卫生、工程技术和环境科学等领域出版的中英文科技核心期刊和优秀期刊千余种，CSCD 的来源期刊分为核心库和扩展库，每 2 年遴选 1 次。核心库来源期刊是各学科领域中具有权威性和代表性的核心期刊；扩展库来源期刊也经过大范围的遴选，是我国各学科领域较优秀的期刊。中国科学引文数据库在 2019～2020 年度收录来源期刊 1 229 种，其中核心库（以 C 为标记）909 种，扩展库（以 E 为标记）320 种，包括中国出版的英文期刊 228 种，中文期刊 1 001 种。从 1989 年至今 CSCD 已累积论文记录 500 余万条，引文记录 700 余万条，年增长论文记录 20 余万条，引文记录约 250 万余条。

中国科学引文数据库内容丰富、结构科学、数据准确。系统除具备一般的检索功能外，还提供新型的索引关系——引文索引，使用该功能，用户可迅速从数百万条引文中查询到某篇科技文献被引用的详细情况，还可以从一篇早期的重要文献或著者姓名入手，检索到一批近期发表的相关文献，对交叉学科和新学科的发展研究具有十分重要的参考价值。中国科学引文数据库还提供了数据链接机制，支持用户获取全文。

科睿唯安（原 Thomson-Reuters Scientific）于 2007 年与中国科学院开展战略合作项目，将中国科学引文数据库引入现 Web of Science™ 平台，实现与 Web of Science™ 的跨库检索，成为该平台第一个非英文语种的数据库。Web of Science™ 平台以中英文双语对照的方式显示中国科学引文数据库的内容，大多数论文题录信息（题名、作者和来源出版物）都是以中英文双语的形式提供的，所以用户可输入中文和英文检索词进行检索，中英文检索词分别对应相应的中英文题目、中英文摘要等信息进行检索，可同时使用中英文检索词进行基本检索、被引参考文献检索及高级检索。

二、检　索　功　能

目前，CSCD 在中国科学文献服务系统平台（网址为 http://www.sciencechina.cn/）和 Web of Science™ 平台（网址为 https://www.webofscience.com/，需在"选择数据库"的下拉菜单中选择"中国科学引文数据库"）均可进行检索。CSCD 为付费数据库，用户或机构购买后可直接登录检索。下面以中国科学文献服务系统平台 CSCD 的使用为例进行介绍（图 5-1）。

CSCD 的检索功能有简单检索、高级检索、来源期刊检索。简单检索和高级检索均可对来源文献和引文进行检索，即来源文献检索和引文检索。

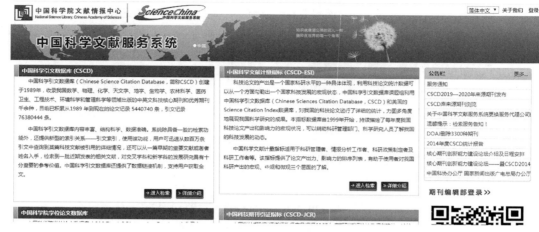

图 5-1　CSCD 平台

（一）简单检索

简单检索分为来源文献检索和引文检索，默认为来源文献检索（图 5-2）。

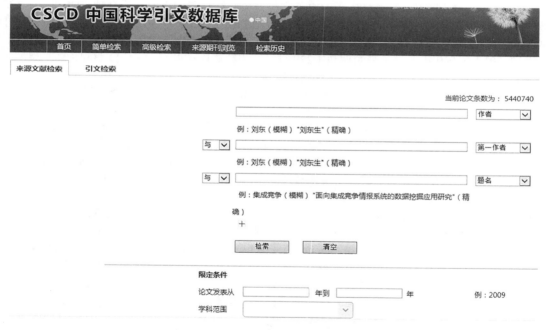

图 5-2　CSCD 简单检索界面（默认）

1. 来源文献检索　检索时可选字段包括作者、第一作者、题名、刊名、ISSN、文摘、机构、第一机构、关键词、基金名称、实验室、ORCID、DOI，用户可根据需要选择不同的检索项，并利用不同行之间的"与"或"或"对检索词进行逻辑组配检索，还可以点击"检索"上方的"+"增加检索行。可在检索词上添加""表示精确检索，反之则是模糊检索。同时可对论文发表的时间和学科范围进行限定。

2. 引文检索　其界面与来源文献检索界面相似（图 5-3），检索时可选检索字段包括被引作者、被引第一作者、被引来源、被引机构、被引实验室、被引文献主编，用户可根据需要选择不同的检索项，并利用不同行之间的"与"或"或"对检索词进行逻辑组配检索，还可以点击"检索"上方的"+"增加检索行。可利用检索词添加""来区分精确检索和模糊检索。同时可对论文发表的时间及论文被引时间进行限定。

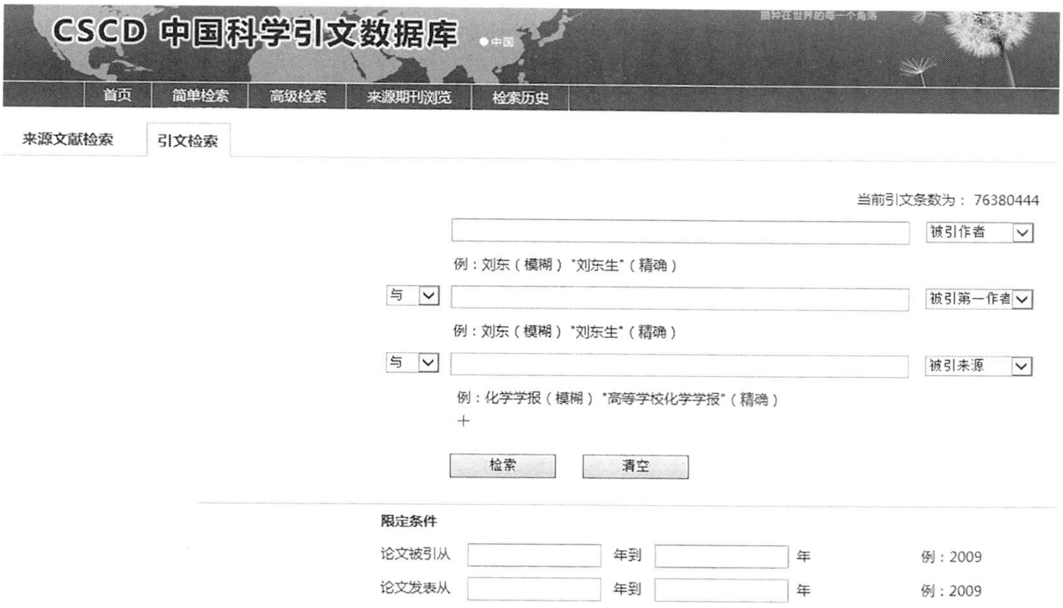

图 5-3　CSCD 引文检索界面

（二）高级检索

高级检索包括引文检索和来源文献检索，系统默认为引文检索（图 5-4）。

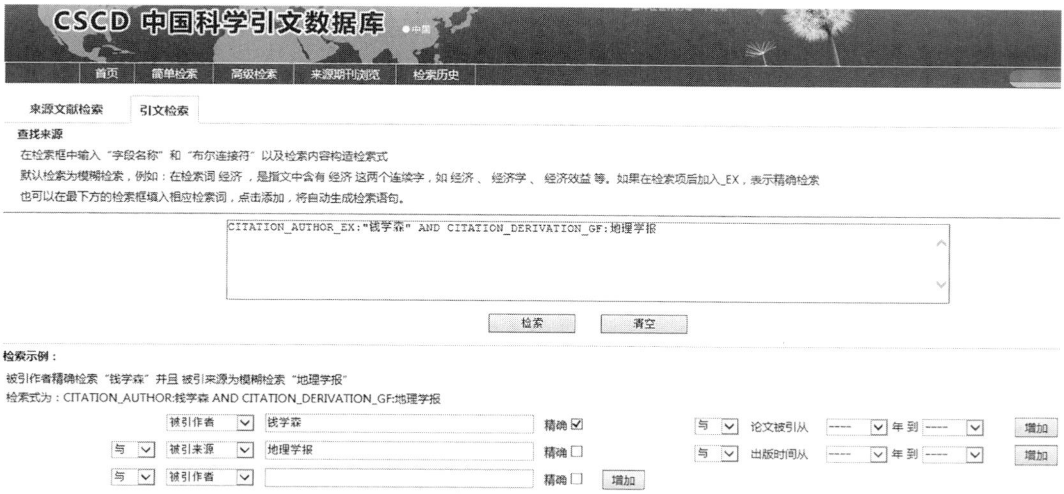

图 5-4　CSCD 高级检索界面

1. 引文检索　检索时可在上方的检索框中输入由字段名称、布尔连接符及检索内容构造的检索式进行检索，默认检索为模糊检索，如果在检索项后加"_EX"，表示精确检索。

例如，被引作者精确检索"钱学森"并且被引来源为模糊检索"地理学报"，其检索式为：

CITATION_AUTHOR_EX: "钱学森" AND CITATION_DERIVATION_GF:地理学报。

上方检索框内检索式构造时书写烦琐，也可以使用下方的检索辅助区域协助构造检索式：首先选择检索字段，可选字段包括被引作者、被引第一作者、被引来源、被引机构、被引实验室、被引文献主编，在检索框填入相应检索词，若要精确检索则勾选"精确"，否则就不用勾选"精确"，然后点击增加，检索内容将在上方的检索框内自动生成检索语句，若有多个检索项，则接着选择逻辑运算符，重复上述操作，直至检索式构造完成，确定无误后，点击检索即可。同时可对论文发表的时间及论文被引时间进行限定。

2. 来源文献检索 检索界面如图 5-5 所示，检索时的操作方法与引文检索类似，可选字段包括作者、第一作者、题名、刊名、ISSN、文摘、机构、第一机构、关键词、基金名称、实验室、ORCID、DOI，同时可对论文发表时间及是否来源于核心库进行限定。

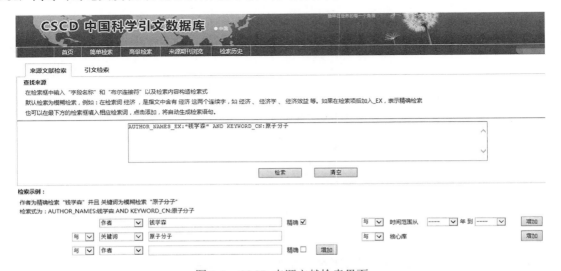

图 5-5　CSCD 来源文献检索界面

（三）来源期刊浏览

按照英文期刊和中文期刊进行分类，中文期刊按刊名拼音首字母进行排序，英文期刊按刊名首字母进行排序；也可在界面右侧的检索框输入期刊名或期刊 ISSN 号进行检索（图 5-6）。

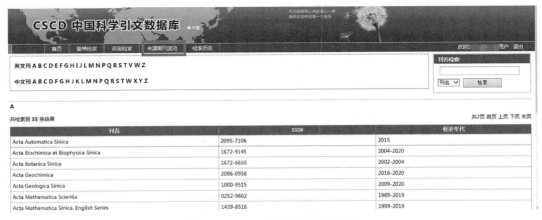

图 5-6　CSCD 来源期刊浏览界面

例如，查找 1989～2020 年《北京大学学报（自然科学版）》被 CSCD 收录的论文，可点击中文刊后的"B"找到该期刊,或在检索框输入"北京大学学报"点击检索,然后找到"北京大学学报.自然科学版",点击期刊名称即可浏览该期刊收录年代范围、学科、每年每卷每期发表论文数(图 5-7),选择某一卷期点击,即查看相应卷期的具体来源文献信息。

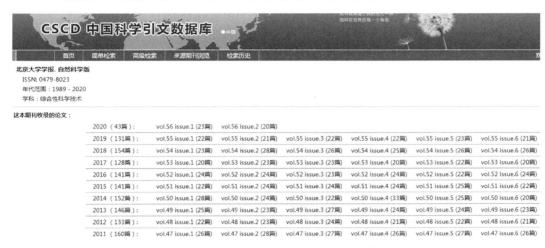

图 5-7 《北京大学学报(自然科学版)》被 CSCD 收录的论文检索结果界面

三、检索结果的处理

(一)来源文献检索

1. 结果限定 检索结果可以从来源、年代、作者及学科 4 个方面来进行限定,只需勾选限定项前的复选框,然后点击"结果限定"即可进行进一步检索。

2. 二次检索 从检索结果界面最下方的二次检索选择字段,输入检索词可对检索结果进行再次筛选。

3. 结果显示、排序和输出 可以点击结果输出列表中的标题栏(字段名称)实现相应字段的排序;可对检索结果进行选择输出,有 5 种输出方式:Email、打印、下载、输出引文格式和保存到 EndNote(图 5-8)。

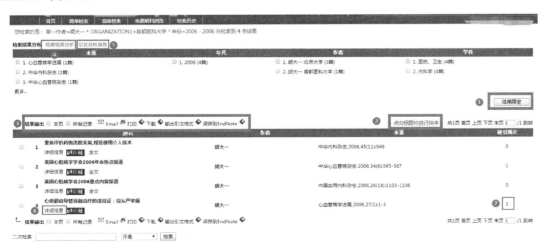

图 5-8 CSCD 来源文献检索结果界面

　　此外，点击"详细信息"可查看文献详情，点击被引频次对应的数字可查看该文献的施引文献。

　　4. 检索结果分析　可分析字段包括来源、年代、作者和学科，以图表形式展现检索结果的分布（图 5-9）。

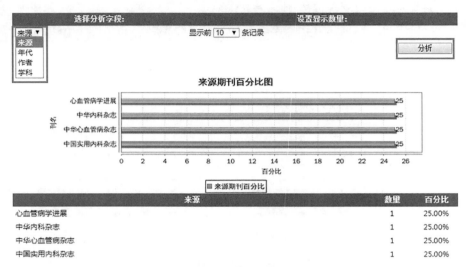

图 5-9　CSCD 来源文献检索结果分析界面

　　5. 创建引文分析报告　点击"引文分析报告"，可生成引文分析报告，查看文献的被引情况（图 5-10）。

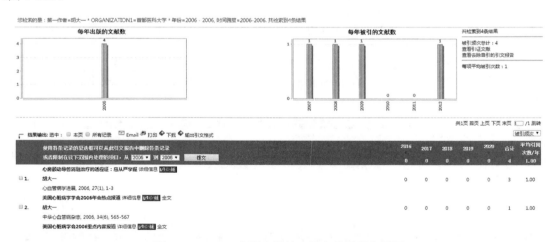

图 5-10　CSCD 来源文献检索引文分析报告界面

（二）引文检索

　　1. 结果限定　检索结果可以从被引出处、年代和作者 3 个方面进行"结果限定"。

　　2. 二次检索　可以从检索结果界面最下方的二次检索选择字段输入检索词对检索结果进行再次筛选。

　　3. 结果显示、排序和输出　可以点击结果输出列表中的标题栏（字段名称）实现相应字段的排序；可对检索结果进行选择输出，有 3 种输出方式：Email、打印和下载（图 5-11）。

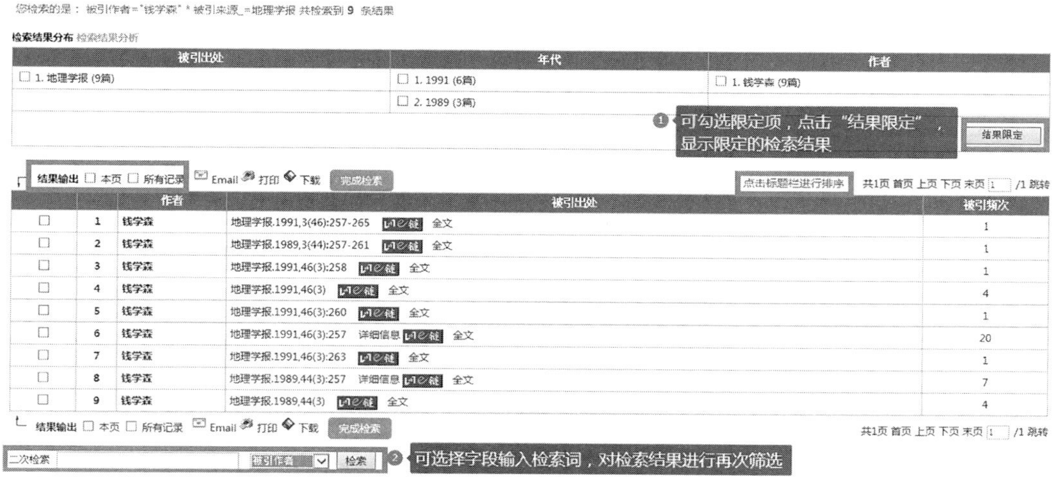

图 5-11　CSCD 引文检索结果界面

　　若要查看其中某篇文献的施引文献，点击该文献前的复选框，点击"完成检索"即可，也可以对检索到的施引文献进行限定和输出（图 5-12）。

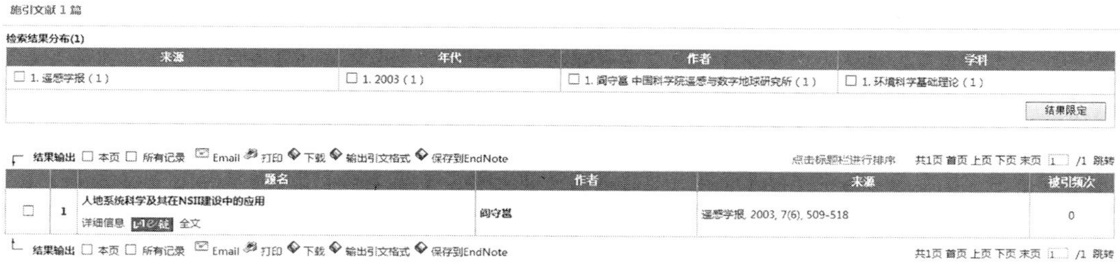

图 5-12　CSCD 查看施引文献界面

四、检　索　案　例

　　例：中国工程院院士、著名呼吸内科专家钟南山院士长期致力于重大呼吸道传染病及慢性呼吸系统疾病的研究、预防与治疗，他曾表示：慢性阻塞性肺疾病（简称慢阻肺）是他的愿望，一辈子的愿望。请在中国科学引文数据库中检索钟南山院士作为第一作者发表的慢阻肺研究方面的相关文献，分析检索到的文献的被引情况，所得文献中被引次数最高的文献是钟南山院士作为第一作者发表的文献中被引次数最高的文献吗？

　　分析：第一，分析检索课题。课题主题分析，主要概念为慢阻肺，又称慢性阻塞性肺疾病、COPD、chronic obstructive pulmonary disease。注意关键词一定要考虑到同义词、近义词，各同义词、近义词之间为"逻辑或"关系。另有明确的作者要求，若有同名作者，那么作者中隐含了作者单位这一条件，所以还应提取出作者机构字段。若无同名作者只需执行作者字段和关键词字段之间的"逻辑与"检索即可。检索对象主要是期刊论文。

　　第二，数据库的选择。题目中明确要求使用中国科学引文数据库，所以要用该数据库进行检索。

　　第三，确定检索途径，选择关键词途径和作者途径，以及被引作者途径。

　　第四，执行检索，数据库中使用来源文献检索的高级检索进行检索，输入检索式：AUTHOR_NAME1_EX:"钟南山" AND(KEYWORD_CN:慢阻肺 OR KEYWORD_CN:慢性阻塞性肺疾病 OR KEYWORD_CN:COPD OR KEYWORD_CN:chronic obstructive pulmonary disease)，共检索出 5 篇文献（图 5-13）。

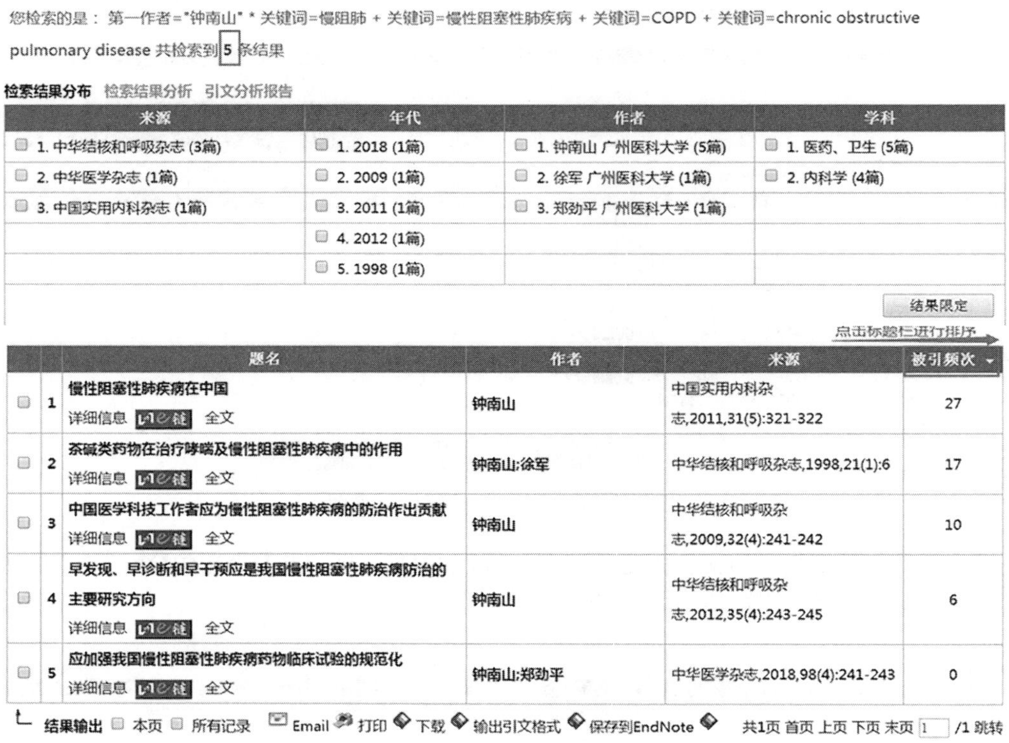

您检索的是：第一作者="钟南山" * 关键词=慢阻肺 + 关键词=慢性阻塞性肺疾病 + 关键词=COPD + 关键词=chronic obstructive pulmonary disease 共检索到 5 条结果

检索结果分布　检索结果分析　引文分析报告

来源	年代	作者	学科
☐ 1. 中华结核和呼吸杂志 (3篇)	☐ 1. 2018 (1篇)	☐ 1. 钟南山 广州医科大学 (5篇)	☐ 1. 医药、卫生 (5篇)
☐ 2. 中华医学杂志 (1篇)	☐ 2. 2009 (1篇)	☐ 2. 徐军 广州医科大学 (1篇)	☐ 2. 内科学 (4篇)
☐ 3. 中国实用内科杂志 (1篇)	☐ 3. 2011 (1篇)	☐ 3. 郑劲平 广州医科大学 (1篇)	
	☐ 4. 2012 (1篇)		
	☐ 5. 1998 (1篇)		

结果限定

点击标题栏进行排序

		题名	作者	来源	被引频次 ▾
☐	1	慢性阻塞性肺疾病在中国 详细信息 ＭＥ键 全文	钟南山	中国实用内科杂志,2011,31(5):321-322	27
☐	2	茶碱类药物在治疗哮喘及慢性阻塞性肺疾病中的作用 详细信息 ＭＥ键 全文	钟南山;徐军	中华结核和呼吸杂志,1998,21(1):6	17
☐	3	中国医学科技工作者应为慢性阻塞性肺疾病的防治作出贡献 详细信息 ＭＥ键 全文	钟南山	中华结核和呼吸杂志,2009,32(4):241-242	10
☐	4	早发现、早诊断和早干预应是我国慢性阻塞性肺疾病防治的主要研究方向 详细信息 ＭＥ键 全文	钟南山	中华结核和呼吸杂志,2012,35(4):243-245	6
☐	5	应加强我国慢性阻塞性肺疾病药物临床试验的规范化 详细信息 ＭＥ键 全文	钟南山;郑劲平	中华医学杂志,2018,98(4):241-243	0

⌐ 结果输出 ☐ 本页 ☐ 所有记录 ✉ Email 🖶 打印 ◈ 下载 ◈ 输出引文格式 ◈ 保存到EndNote ◈　　　　共1页 首页 上页 下页 末页 1 /1 跳转

图 5-13　检索结果 1

可以看到钟南山院士作为第一作者发表的慢阻肺研究方面的相关文献有 5 篇，按被引频次降序排列后发现其中产生引用的文献有 4 篇，被引文献中被引频次最高的是"钟南山.慢性阻塞性肺疾病在中国[J].中国实用内科杂志，2011,31(5):321-322"。

点击检索结果界面的引文分析报告，即可查看文献的被引情况。

判定钟南山院士作为第一作者发表的文献中被引次数最高的文献是否就是慢阻肺相关的文献，可用数据库中的引文检索，在简单检索界面选择"被引第一作者"字段输入"钟南山"，点击检索，得到的结果以被引频次降序排列，可以看到被引最多的是钟南山作为第一作者发表在《中国实用内科杂志》上的文章（图 5-14），点击"详细信息"，发现文献中被引次数最高的文献是钟南山院士作为第一作者发表的文献。

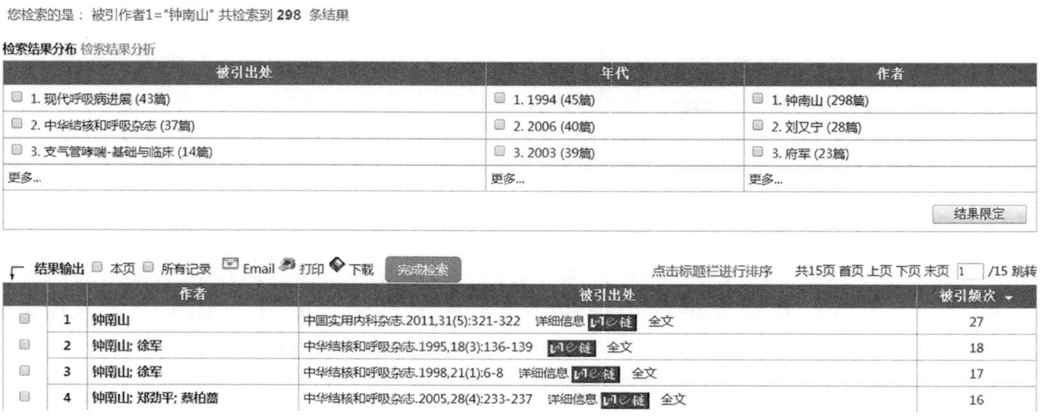

您检索的是：被引作者1="钟南山" 共检索到 298 条结果

检索结果分布 检索结果分析

被引出处	年代	作者
☐ 1. 现代呼吸病进展 (43篇)	☐ 1. 1994 (45篇)	☐ 1. 钟南山 (298篇)
☐ 2. 中华结核和呼吸杂志 (37篇)	☐ 2. 2006 (40篇)	☐ 2. 刘又宁 (28篇)
☐ 3. 支气管哮喘-基础与临床 (14篇)	☐ 3. 2003 (39篇)	☐ 3. 府军 (23篇)
更多...	更多...	更多...

结果限定

⌐ 结果输出 ☐ 本页 ☐ 所有记录 ✉ Email 🖶 打印 ◈ 下载 [完成检索]			点击标题栏进行排序 共15页 首页 上页 下页 末页 1 /15 跳转	
☐	1	钟南山	中国实用内科杂志,2011,31(5):321-322 详细信息 ＭＥ键 全文	27
☐	2	钟南山; 徐军	中华结核和呼吸杂志,1995,18(3):136-139 ＭＥ键 全文	18
☐	3	钟南山; 徐军	中华结核和呼吸杂志,1998,21(1):6-8 详细信息 ＭＥ键 全文	17
☐	4	钟南山; 郑劲平; 蔡柏蔷	中华结核和呼吸杂志,2005,28(4):233-237 详细信息 ＭＥ键 全文	16

图 5-14　检索结果 2

第三节　Web of Science^{TM} 平台

一、Web of Science^{TM} 平台概况

Web of Science^{TM} 平台系列产品的服务现由科睿唯安（Clarivate Analytics）公司提供，该平台将 Web of Science 核心合集与多个区域性引文索引、专利数据、专业领域的索引及研究数据引文索引连接起来，总计拥有超过 33 000 种学术期刊。Web of Science 核心合集是获取全球学术信息的重要数据库，由以下几个重要部分组成。①三大期刊引文索引数据库：科学引文索引扩展版（SCI-E）、社会科学引文索引（SSCI）、艺术人文引文索引（A&HCI）；②两大国际会议录引文索引：科学会议论文引文索引（CPCI-S）、社会科学与人文会议论文引文索引（CPCI-SSH）；③两大图书引文索引：科学图书引文索引（BKCI-S）、社会科学与人文图书引文索引（BKCI-SSH）；④两大化学信息数据库：化合物索引（IC）、新化学反应数据库（CCR）及展示重要新兴研究成果的 ESCI（Emerging Sources Citation Index）。该平台内容涵盖自然科学、工程技术、生物医学、社会科学、艺术与人文等领域，数据最早回溯至 1900 年。本节以 Web of Science 核心合集为例进行讲解。

二、Web of Science^{TM} 平台检索功能

Web of Science^{TM} 平台（网址为 https://www.webofscience.com/）可提供中文界面，方便中国用户的访问，受 IP 地址控制，单位订购用户可登录该平台访问 Web of Science 核心合集。需打开平台界面后点击"选择数据库"右侧的下拉菜单，选择 Web of Science 核心合集进行检索。

（一）检索规则

1. 布尔逻辑检索　支持 AND、OR、NOT 运算符，不区分大小写，默认空格为 AND 运算。

2. 位置检索　提供两种位置限定运算符：NEAR（/x）和 SAME。

使用 NEAR/x 可查找由该运算符连接的检索词之间相隔指定数量的单词的记录。用数字取代 x 可指定将检索词分开的最大单词数。

如果只使用 NEAR 而不使用/x，则系统将查找其中的检索词由 NEAR 连接且彼此相隔 15 个单词以内的记录。例如，以下检索式效果相同：①acute NEAR pancreatitis；②acute NEAR/15 pancreatitis。

如果来源项目（如期刊、书籍、会议录文献或其他类型的著作）的标题中包含单词 NEAR，检索时请使用引号（""）将其引起。

SAME 只在"地址"字段中使用时才起作用。使用 SAME 将检索限制为出现在同一地址中的检索词。例如，AD=（Portland SAME Oregon）查到"地址"字段中存在 Portland 和 Oregon 的记录。

请注意，当在其他字段（如"主题"和"标题"）中使用时，SAME 与 AND 的作用就完全相同，优先顺序遵循 NEAR＞SAME＞NOT＞AND＞OR 的运算顺序，可用括号改变优先运算顺序。

3. 截词检索　支持使用通配符检索，仅在英文查询中有效。在大多数检索式中都可以使用的通配符包括星号（*）、美元符号（$）及问号（?），但是，通配符的使用规则会随着字段的不同而不尽相同，可支持左截词、中截词、右截词。其中星号（*）表示任何字符组，包括空字符；问号（?）表示任意一个字符；美元符号（$）表示零或一个字符。

美元符号（$）对于查找同一单词的英国拼写和美国拼写非常有用。例如，"flavo$r"可查找 flavor 和 flavour。

问号（?）对于检索最后一个字符不确定的作者姓氏非常有用。例如，"Barthold?"可查找 Bartholdi 和 Bartholdy，但不会查找 Barthod。

4. 短语检索 输入以半角双引号引起来的检索词，表示短语精确查找，例如，检索式"acute pancreatitis"将检索包含精确短语 acute pancreatitis 的记录。

输入以连字号、句号或逗号分隔的两个单词，则检索词将视为精确短语。例如，检索词"hydro-power"将查找包含精确短语 hydro-power 或短语 hydro power 的记录。

可以在精确匹配短语搜索语句中使用通配符。例如，"energy conserv*"可查找 energy conservation 及 energy conserving。

（二）检索途径

该数据库提供基本检索、作者检索（测试版）、被引参考文献检索、高级检索及化学结构检索等途径。本部分主要介绍前 4 种检索途径，针对化学信息库的"化学结构检索"不做介绍。以中文界面显示为例，在检索前可通过"时间跨度""更多设置"等对检索界面的默认显示进行设置（图 5-15），可通过登录个人账号保存以上设置。其中"更多设置"下可选择 Web of Science 核心合集中的子库。

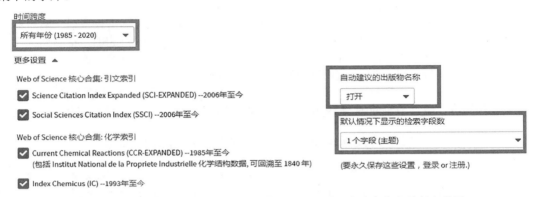

图 5-15　Web of Science 核心合集设置默认显示界面（登录个人账号保存设置）

1. 基本检索 图 5-16 为 Web of Science 核心合集默认的检索界面。检索时可选字段包括主题、标题、作者、作者标识符、所有字段、团体作者、编者、出版物名称、DOI、出版年、地址、机构扩展、会议、语种、文献类型、基金资助机构、授权号、入藏号、PubMed ID，用户可根据需要选择不同的检索字段。存在多个检索项时，点击"+添加行"增加检索框，并利用不同行之间的"AND"、"OR"或"NOT"对检索词进行逻辑组配检索。同时可对论文发表的时间和数据库进行限定。

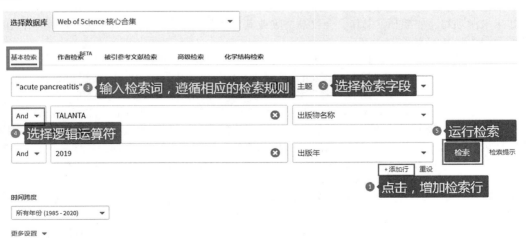

图 5-16　Web of Science 核心合集基本检索界面

2. 作者检索（测试版）　有 2 种检索方式，一种是通过作者的姓名进行检索，另一种是通过 Web of Science Researcher ID 或 ORCID 进行检索。

（1）作者姓名检索（图 5-17）：可通过研究领域和研究机构的筛选进行作者甄别，防止同名作者混淆，可将同名的不同作者所著的文献区分开来。若作者姓名有多种拼写方式，则可点击"添加备选名称"，增加姓名输入检索框以检索已知的作者姓名的变化形式，从而改进和扩展检索结果。

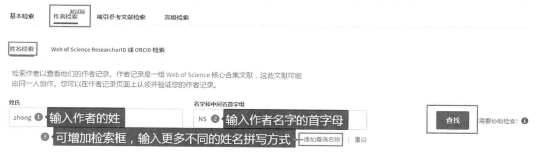

图 5-17　Web of Science 核心合集作者检索界面

例如，检索钟南山院士发表的文献。在"姓氏"框中输入"zhong"，"名字和中间首字母"框中输入"ns"，点击"查找"，接下来可通过界面左侧的"精练检索结果"对作者姓名、组织（即作者所属机构）及学科类别进行筛选（图 5-18），右侧显示筛选结果，若有多条记录且均为所需记录，可点击"全选"，然后"查看归并的记录"，若要查看某一条记录点击该条记录的作者姓名即可。最后点击"作为一组结果查看以导出、分析并连接到全文"，即可在 Web of Science 核心合集中查看钟南山院士发表的文献，需要注意的是此处可查看的是机构订购范围内的数据。

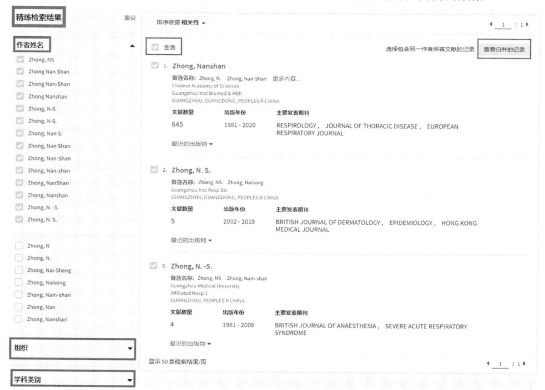

图 5-18　Web of Science 核心合集作者检索精练检索结果界面

（2）Web of Science Researcher ID 或 ORCID 检索（图 5-19）：Web of Science Researcher ID 和 ORCID 具有唯一性，使用作者的 Web of Science Researcher ID 或 ORCID 检索，可精确检索到该作者发表文献的情况。作者的 ORCID 可登录网站（网址为 https://orcid.org/）检索获得，Web of Science Researcher ID 可登录网站（网址为 https://publons.com/researcher）检索获得。同时有以上 2 个 ID 的作者可在相应网站作者的相关信息中看到另一个 ID。

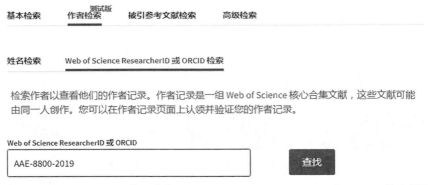

图 5-19　Web of Science 核心合集 Web of Science Researcher ID 或 ORCID 检索界面

在"Web of Science Researcher ID 或 ORCID"下输入作者的 Web of Science Researcher ID 或 ORCID，点击"查找"，即可找到该作者的文献记录，点击"作为一组结果查看以导出、分析并连接到全文"（图 5-20），即可在 Web of Science 核心合集中查看该作者发表的文献。需要注意的是此处可查看的是机构订购范围内的数据。

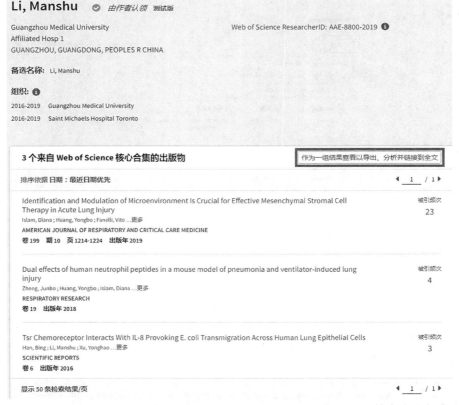

图 5-20　Web of Science 核心合集 Web of Science Researcher ID 或 ORCID 检索结果查看界面

3. 被引参考文献检索　能够查询被引文献的信息，找到引用该文献的引证文献，从而了解后发表文献对该文献的评价和利用等信息。通过被引参考文献检索可以了解某个已知理念或创新获得确认、应用、改进、扩展或纠正的过程，了解有谁在引用已有的研究成果，以及已有研究成果对世界上其他研究人员的影响。可检索字段包括被引作者、被引著作（刊名、书名）、被引标题（文章题目）及被引年份、被引卷、被引期、被引页码，各字段之间默认进行逻辑"与"运算。被引文献检索分两步：第一步输入有关被引著作（如被引作者、被引标题、被引年份等）的信息；第二步选择被引参考文献并单击"完成检索"。

例如，检索钟南山院士 2018 年在期刊 *New England Journal of Medicine* 发表文献的被引情况。

第一步：在"被引作者"字段输入"zhong ns"，"被引著作"字段输入"NEW ENGLAND JOURNAL OF MEDICINE"，"被引年份"输入"2018"（图 5-21），点击检索。

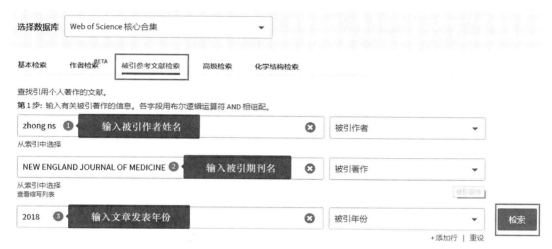

图 5-21　Web of Science 核心合集被引参考文献检索界面

第二步：在检索出的记录中选择目标文献，点击"完成检索"，即可显示引用这些文献的信息（图 5-22）。

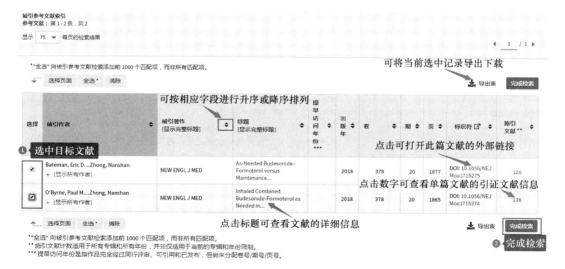

图 5-22　Web of Science 核心合集被引参考文献检索结果界面

4. 高级检索　使用字段标识、布尔运算符、括号和检索结果集来创建检索式，结果显示在页面底部的"检索历史"中，适合多个检索词、多种字段限定条件下的检索，可将编制好的检索式直接复制到检索框中进行检索，也可直接对检索历史中使用的检索式序号进行布尔逻辑组配检索（如#1 AND #2），是为有经验的用户准备的快速查找文献的检索途径。

高级检索可用的布尔运算符有 AND、OR、NOT、SAME、NEAR。

高级检索中可用的字段标识有 TS（主题）、TI（标题）、AB（摘要）、AK（作者关键字）、KP、Keywords Plus®、AU（作者）、AI（作者标识符）、ED（编者）、GP（团体作者）、SO（出版物名称）、CF（会议）、PY（出版年）、AD（地址）、OG（增强组织信息）、OO（组织）、SG（下属组织）、CU（国家/地区）、PS（省/州）、CI（城市）、SA（街道地址）、FG（授权号）、FO（基金资助机构）、FT（基金资助正文）、WC（Web of Science，类别）、SU（研究方向）、DO（DOI）、IS（ISSN/ISBN）、PMID（PubMed ID）、UT（入藏号）、ZP（邮政编码）、ALL（所有字段）。

例如，检索钟南山院士发表在 LANCET 上的综述文献，可在检索框内输入 AU=zhong ns AND SO=LANCET，在检索框下方的文献类型里选择"Review"，点击"检索"，结果显示在下方的"检索历史"中，在下方检索历史中打开检索结果查看记录即可（图 5-23）。

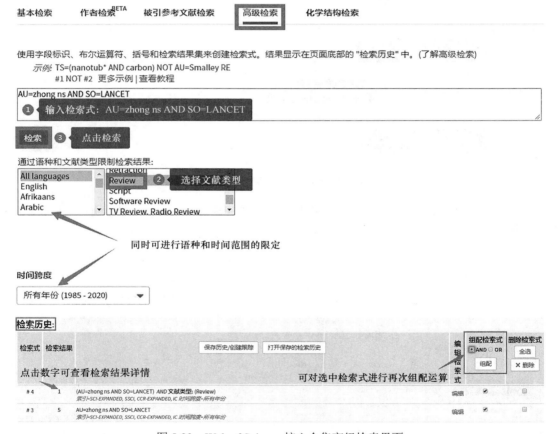

图 5-23　Web of Science 核心合集高级检索界面

三、检索结果的处理

执行检索后，检索结果界面如图 5-24 所示。

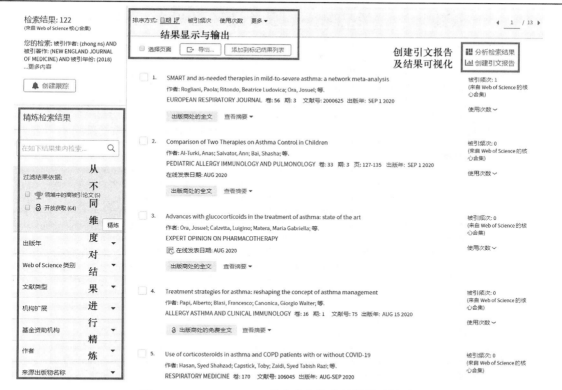

图 5-24　Web of Science 核心合集检索结果显示界面

（一）结果显示与输出

1. 检索结果显示 可按日期、被引频次、使用次数、第一作者、来源出版物标题等方式对"检索结果"界面上的检索结果进行排序和查看。该界面下方可以设置每页显示结果数量，检索结果默认按日期降序排列（图 5-25）。

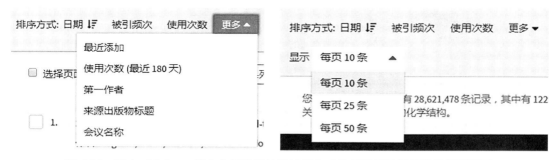

图 5-25　Web of Science 核心合集检索结果排序方式及每页显示记录数量设置界面

点击某一文献的题目，可进入文献全记录界面，查看文献详细信息（图 5-26）。

2. 检索结果输出 选中文献后可将其导出或添加到标记结果列表（图 5-27）。文献导出时可选择打印、电子邮件或保存到其他文件格式等输出方法，根据提示选择要保存的记录内容、保存位置、输入保存文件名称，保存即可。

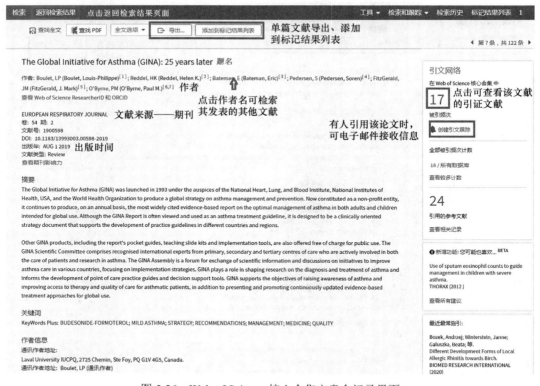

图 5-26　Web of Science 核心合集文章全记录界面

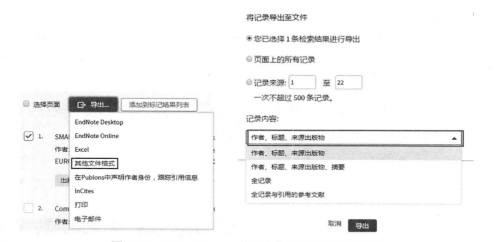

图 5-27　Web of Science 核心合集检索结果输出方式

（二）结果精练与可视化分析

对检索结果的精练分析有助于从宏观上调整掌控文献的各种分布情况。

"检索结果"界面的左侧可对检索结果进行优化精练。可通过出版年、Web of Science 类别、文献类型、机构扩展、基金资助机构、作者、来源出版物名称等维度进一步优化检索结果，只需勾选所需维度下相应类别前的复选框，点击"精练"即可。点击某一维度下"更多选项/分类"链接，可按记录数显示该维度的前 100 项类别（图 5-28），勾选相应复选框，选择"精练"或"排除"即可优化结果；点击"取消"则回到之前检索结果界面。

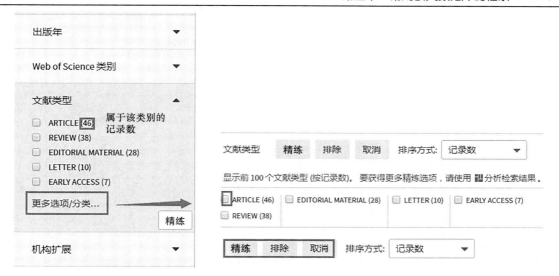

图 5-28 Web of Science 核心合集检索结果精练方式

若要以图表等可视化形式对检索结果进行分析或精练，可点击"分析检索结果"链接，即可进入可视化界面（图 5-29）。

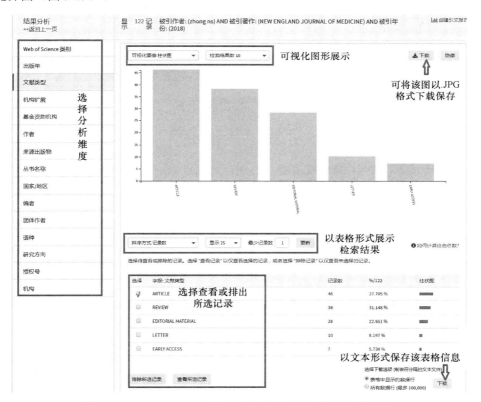

图 5-29 Web of Science 核心合集检索结果可视化分析界面

（三）检索历史与检索策略保存

检索过程中若要查看检索历史，可点击界面右上方的"检索历史"打开检索历史界面（图 5-30），在该界面可对检索历史记录进行进一步的组配检索、重新编辑检索式、删除检索式。注册登录个人免费账号后，可对检索历史进行保存与跟踪，可直接打开已保存的历史记录。

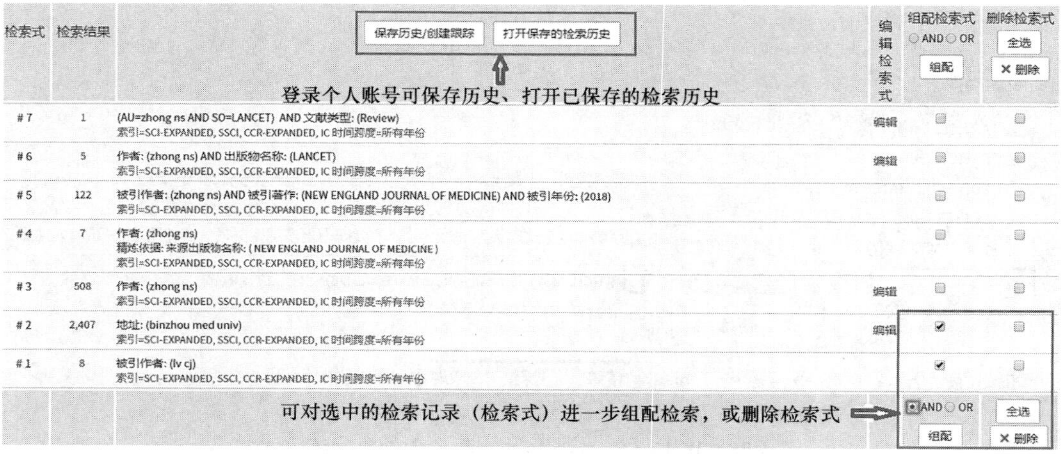

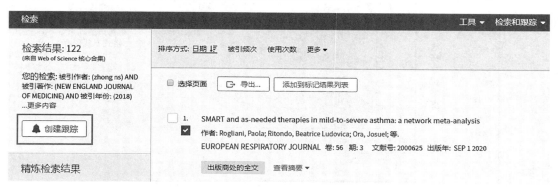

图 5-30　Web of Science 核心合集检索历史界面

若对当前检索策略的结果比较满意，且有意继续追踪后续研究，可将该检索策略进行保存并创建电子邮件跟踪（图 5-31）。点击检索结果界面左上方的"创建跟踪"（需登录个人免费账号），输入跟踪名字（检索策略名字），勾选"向我发送电子邮件跟踪"，创建跟踪服务，创建成功后可定期接收电子邮件发送的与保存的检索策略相匹配的最新文献。

图 5-31　Web of Science 核心合集检索策略保存——创建跟踪

（四）创建引文报告与引文跟踪

查看检索结果的引文情况可点击"创建引文报告"，引文报告提供检索结果集的综合引文统计信息，统计信息可导出保存为 Excel 或文本。

这些统计信息包括找到的结果总数、被引频次总计、去除自引的被引频次总计、施引文献、去除自引的施引文献、每项平均引用次数、h-index、按年份的被引频次、单条记录每年的被引频次及单条记录所有年份被引频次总和（图 5-32）。

"引文报告"功能对 10 000 篇以上的检索结果不适用。

引文跟踪可帮助用户实时了解所关注文章的最新引用情况。在文章全记录界面点击右侧的"创建引文跟踪"，保存相关设置，这样关注论文每次被引用时，用户都会自动收到电子邮件。可以通过在"引文跟踪"界面中切换不活动和活动来关闭和打开跟踪，也可以删除跟踪。

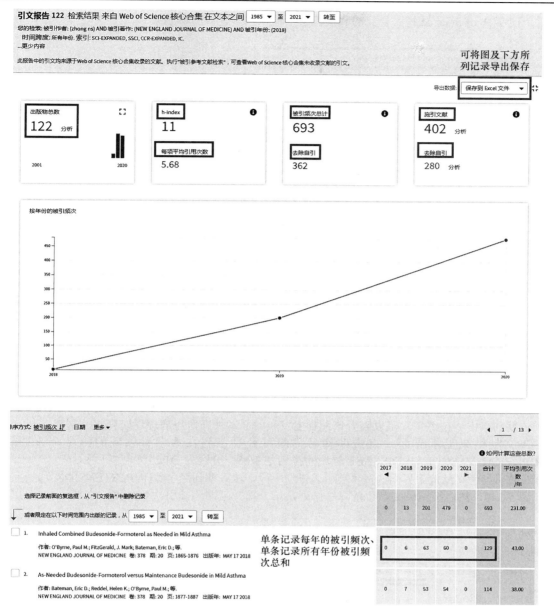

图 5-32　Web of Science 核心合集引文报告界面

四、检 索 案 例

例：想要了解国际核心期刊上发表的关于原发性高血压病理学研究的文献中刊文量最多的期刊是哪个？该刊在本学科领域的排名是多少？该期刊上发表的文献中被引最高的是哪篇？

分析：第一，主题分析主要概念为"原发性高血压"和"病理学"，两者之间为逻辑与运算。检索时要考虑到多种翻译："原发性高血压"的英文表达包括"primary hypertension"、"essential hypertension"和"spontaneous hypertension"等，各检索词之间执行逻辑或运算；"病理学"的英文表达可使用"pathology*"。第二，数据库选择，基于国际核心期刊的要求，在 Web of Science 核心合集（SCI）中检索。第三，检索途径选择，所有问题中涉及主题途径和引文途径检索。执行检索，在 Web of Science 核心合集的高级检索中输入检索式（图 5-33）。

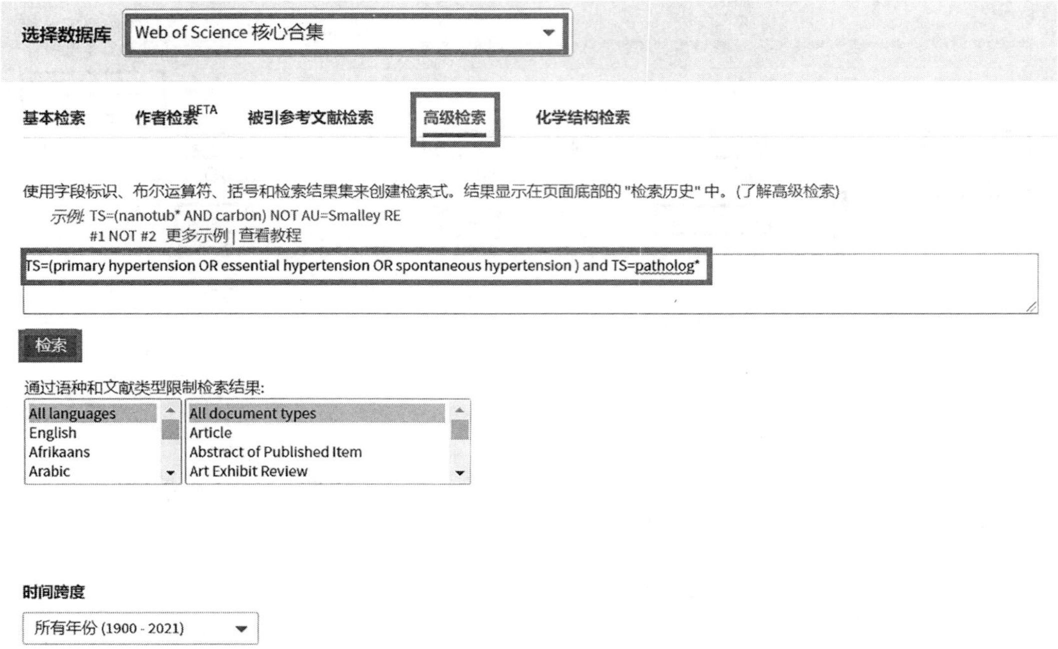

图 5-33　Web of Science 核心合集数据库检索词输入界面

在检索结果界面左侧点开"来源出版物名称"，可以看到刊文量最多的期刊是 *HYPERTENSION*，选中该期刊点击"精练"，可以查看该期刊上发表的原发性高血压病理学研究相关文献。

在文献结果显示界面，点击期刊名称即可查看该刊在本学科领域的排名，该期刊在 PERIPHERAL VASCULAR DISEASE 领域的排名是 3/65，分区为 Q1。

在被引参考文献检索界面选择"被引著作"字段，输入期刊名字"HYPERTENSION"，点击检索（图 5-34），然后按施引文献数量降序排列，第一篇文献即为被引次数最高的文献。

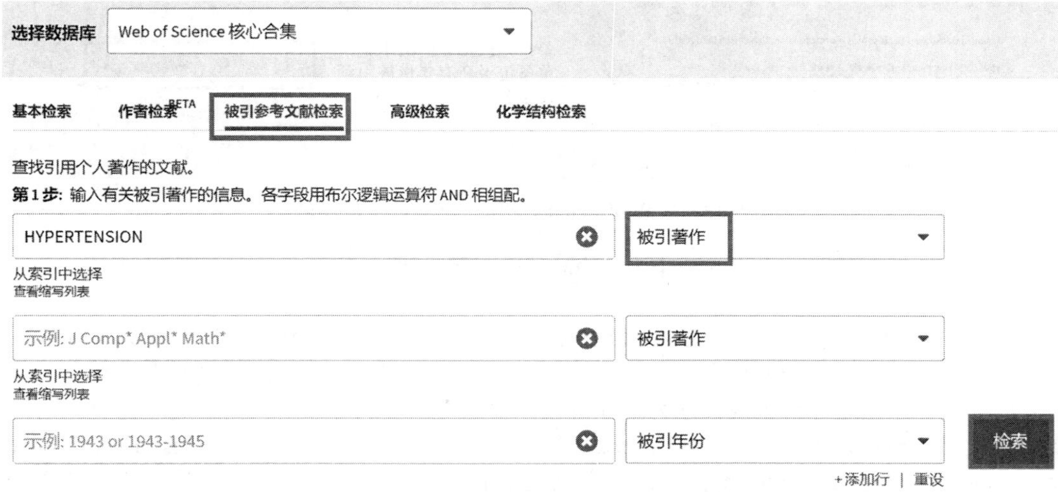

图 5-34　Web of Science 核心合集被引文献检索界面

复习思考题
1. 检索被 Web of Science 核心合集收录的某机构的文献，并进行简要的结果分析。
2. 利用 Web of Science 核心合集检索某机构某一职工的文献被引情况。
3. 检索 Web of Science 核心合集中多烯紫杉醇不良反应的文献情况，并进行国别、机构、期刊等方向的统计分析。

第四节　引文相关分析评价工具

除了为用户提供一系列引文数据库，科睿唯安公司还出版了相关的引文分析评价工具，包括期刊引证报告（JCR）、基本科学指标（ESI）及 InCites，上述工具目前整合在 InCites 平台上运行，提供多元化的指标和丰富的可视化信息，为科研人员提供全方位的基于引文的评价指标。下面对以上 3 个工具进行介绍。

一、期刊引证报告

（一）概况

期刊引证报告（Journal Citation Report，JCR）是一个独特的多学科期刊评价工具，提供基于引文数据的统计信息的期刊评价资源。JCR 通过对参考文献的标引和统计，在期刊层面对研究影响力进行评估，并显示出引用和被引期刊之间的相互关系。

JCR 包括自然科学和社会科学 2 个版本，涵盖了来自 100 多个国家或地区的 3 300 多家出版机构的 12 000 多种期刊，覆盖 230 多个学科领域。JCR 对不同的用户有不同的作用：对于作者，可以帮助识别合适的期刊投稿，确认刊登作者文章的期刊的学术地位；对于教授和学生，有助于发现与他们各自领域相关的文献；对于信息分析师，有助于跟踪各学科期刊的发展趋势，深入研究各期刊之间的引证关系；对于图书馆员和信息专家，可以帮助他们管理和规划期刊馆藏，协助其对馆藏中期刊的保留或剔除，协助做出期刊存档决定；对于出版商和编辑，有助于评价期刊的市场影响力，明确自身定位，提升期刊竞争力。

JCR 与 Web of Science™ 核心合集的数据无缝链接、自由切换，并采用更加清晰、准确的可视化方式来呈现数据，用户可以更加轻松地创建、存储并导出报告。

（二）检索功能

登录 Web of Science™ 平台，在主界面顶端点击"Journal Citation Reports"，即可进入 JCR 检索界面（图 5-35），或输入网址登录（网址为 https://jcr.clarivate.com/）加入 JCR 检索界面。

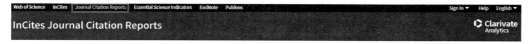

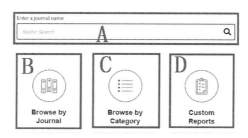

图 5-35　JCR 检索界面

1. 检索词检索　在检索框中键入期刊名称或 ISSN 号时，系统会有相关提示，若点击提示中的目标期刊名称则直接跳转至期刊概览界面；若直接输入期刊名称后，点击右侧放大镜检索，则进入"Master Search"检索结果界面，在该界面点击期刊名称后，则进入目标期刊概览界面。

如检索期刊 *BMC Chemistry*，在检索框中输入 BMC 时系统会有提示（图 5-36），点击提示中的"BMC Chemistry"，可进入期刊概览信息界面（图 5-37）。

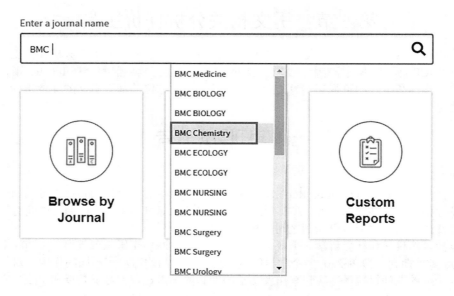

图 5-36　JCR 期刊检索提示界面

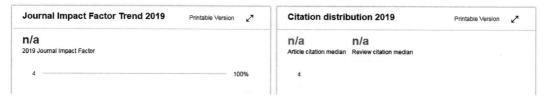

图 5-37　JCR 期刊概览信息界面

2. 分类浏览检索　有 2 种方法，一种是通过期刊排名方式浏览结果，另一种是通过学科排名方式浏览结果。

（1）期刊排名浏览：点击"Browse by Journal"，即可进入期刊排名浏览检索界面，该界面分为 3 个区（图 5-38）。

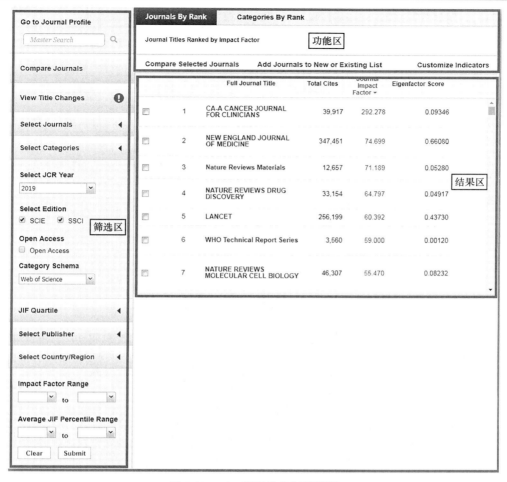

图 5-38　JCR 期刊排名浏览界面

1）筛选区：通过多个选项筛选期刊数据集，包括学科、出版年、分区、出版社、国家/地区、影响因子区间等；也可以查看期刊的更名历史。具体功能如下。①通过键入期刊全称、期刊缩写、刊名关键字或 ISSN 号检索期刊，具有自动提示刊名功能（"Go to Journal Profile"）；②对期刊进行多角度比较（"Compare Journals"）；③查看过去 2 年中刊名发生变化的期刊列表（"View Title Changes"）；④选定多本需要查看的期刊（"Select Journals"）；⑤选择学科，限定 Web of Science 或 Essential Science Indicators 两种学科分类体系下的具体学科（"Select Categories"）；⑥选择 JCR 年份与版本、限定开放获取的期刊（"Select JCR Year""Select Edition""Open Access"）；⑦选择学科分类体系，Web of Science 或 Essential Science Indicators（"Category Schema"）；⑧限定期刊影响因子分区、限定出版社及期刊所在的国家或地区（"JIF Quartile""Select Publisher""Select Country/Region"）；⑨限定期刊影响因子范围、平均影响因子百分位范围（"Impact Factor Range""Average JIF Percentile Range"）。

2）功能区：选择不同期刊进行对比（"Compare Selected Journals"），添加期刊到自定义表单（"Add Journals to New or Existing List"），展示更多期刊指标（"Customize Indicators"）。

3）结果区：显示经过筛选得到的期刊及其指标信息（期刊影响因子、总被引次数等），可点击不同指标名称按相应指标将显示结果排序。点击期刊名字即可进入期刊概览信息页面。

（2）学科排名浏览：点击 "Browse by Category"，即可进入学科排名浏览检索界面，该界面分为 3 个区（图 5-39）。

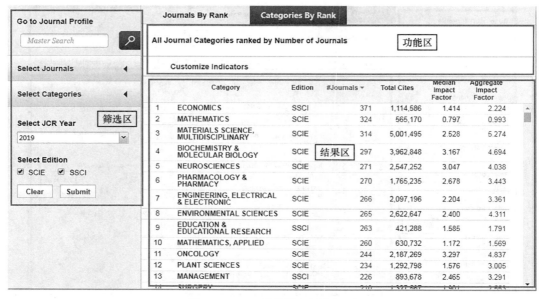

图 5-39 JCR 学科排名浏览界面

　　1）筛选区：通过键入期刊全称、期刊缩写、刊名关键字或 ISSN 号检索期刊，具有自动提示刊名功能（"Go to Journal Profile"）；查找某特定期刊，显示其所属 Web of Science 学科的总体期刊情况（"Select Journals"）；查找某 Web of Science 学科的期刊情况（"Select Categories"）；选择 JCR 年份与版本（"Select JCR Year""Select Edition"）；

　　2）功能区：设置展示更多期刊指标（"Customize Indicators"）。

　　3）结果区：点击"Category"下的某学科名称，显示该学科全部期刊的总体情况；点击"#Journals"下的数字，查看某学科分类下的期刊列表。在某学科期刊列表中点击期刊名称，可进入期刊概览信息页面。

　　3. 浏览个性化报告　点击"Custom Reports"，即可进入已保存的个性化报告界面（图 5-40）。

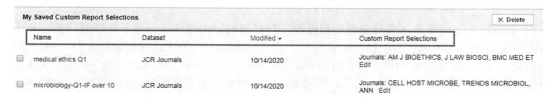

图 5-40　JCR 已保存的个性化报告浏览界面

（三）结果处理

　　1. 结果显示　期刊详情概览界面可以展示期刊的基本信息、查看期刊分年度详细指标信息、展示期刊相关影响因子计算及文献贡献情况等详细信息等（图 5-41）。

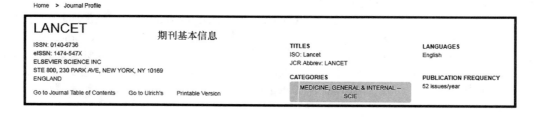

| Current Year | 2018 | 2017 | All Years | 可查看各年度详细指标信息 |

The data in the two graphs below and in the Journal Impact Factor calculation panels represent citation activity in 2019 to items published in the journal in the prior two years. They detail the components of the Journal Impact Factor. Use the "All Years" tab to access key metrics and additional data for the current year and all prior years for this journal.

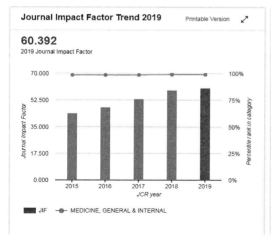

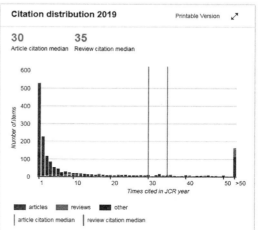

Journal Impact Factor Calculation　　**Journal Impact Factor contributing items**　　Show all

最新期刊影响因子计算及被引和引文贡献前10的文献，点击"show all"可查看完整列表

2019 Journal Impact Factor = 34,182 / 566 = 60.392

Citable items in 2018 and 2017 (566)　　Citations in 2019 (34,182)

How is Journal Impact Factor Calculated?

$$JIF = \frac{\text{Citations in 2019 to items published in 2017 (19,978) + 2018 (14,204)}}{\text{Number of citable items in 2017 (302) + 2018 (264)}} = \frac{34,182}{566} = $$

TITLE	CITATIONS COUNTED TOWARDS JIF
Global, regional, and national incidence, prevalence, and years lived with disability for 328 diseases and injuries for 195 countries, 1990-2016: a systematic analysis for the Global Burden of Disease Study 2016 By: Vos, Theo; Aboyans, Victor; Beuran, Mircea; Beyene, Addisu Shunu; Bhala, Neeraj et al. Volume: 390　Page: 1211-1259　Accession number: WOS:000410630000004 Document Type: Article	632
Global, regional, and national age-sex specific mortality for 264 causes of death, 1980-2016: a systematic analysis for the Global Burden of Disease Study 2016 By: Naghavi, Mohsen; Afshin, Ashkan; Catala-Lopez, Ferran; Charlson, Fiona J.; Chibueze, Chioma Ezinne et al. Volume: 390　Page: 1151-1210　Accession number: WOS:000410630000003 Document Type: Article	587
Atezolizumab versus docetaxel in patients with previously treated non-small-cell lung cancer (OAK): a phase 3, open-label, multicentre randomised controlled trial By: Rittmeyer, Achim; Dols, Manuel Cobo; Cortinovis, Diego L.; Leach, Joseph; Polikoff, Jonathan et al. Volume: 389　Page: 255-265　Accession number: WOS:000392801200027 Document Type: Article	520
Worldwide trends in body-mass index, underweight, overweight, and obesity from 1975 to 2016: a pooled analysis of 2416 population-based measurement studies in 128.9 million children, adolescents, and adults By: Ezzati, Majid; Hajifathalian, Kaveh; Ben Romdhane, Habiba; Wong, Justin Y. Y.; Wong, Jyh Eiin et al. Volume: 390　Page: 2627-2642　Accession number: WOS:000418101000024 Document Type: Article	516
Dementia prevention, intervention, and care By: Livingston, Gill; Cohen-Mansfield, Jiska; Cooper, Claudia; Fox, Nick; Gitlin, Laura N. et al. Volume: 390　Page: 2673-2734　Accession number: WOS:000418101000028 Document Type: Review	488
Estimates and 25-year trends of the global burden of disease attributable to ambient air pollution: an analysis of data from the Global Burden of Diseases Study 2015 By: Cohen, Aaron J.; Dandona, Rakhi; Feigin, Valery; Freedman, Greg; Hubbell, Bryan et al. Volume: 389　Page: 1907-1918　Accession number: WOS:000400973500026 Document Type: Article	431
Nivolumab in patients with advanced hepatocellular carcinoma (CheckMate 040): an open-label, non-comparative, phase 1/2 dose escalation and expansion trial By: El-Khoueiry, Anthony B.; Welling, Theodore H., III; Meyer, Tim; Kang, Yoon-Koo; Yeo, Winnie et al. Volume: 389　Page: 2492-2502　Accession number: WOS:000403901800028 Document Type: Article	406

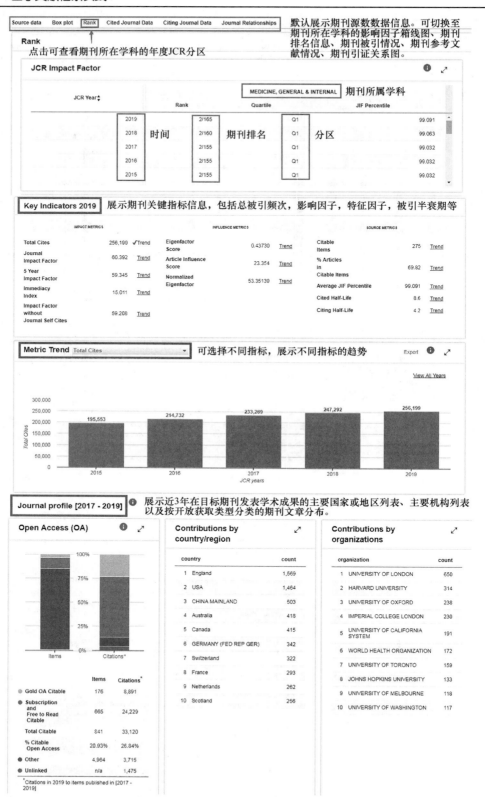

图 5-41　JCR 期刊详情概览界面

2. 结果导出　可将期刊详情概览界面不同板块的数据以 Excel 或 CSV 格式导出，只需点击相应版块的“Export”即可。例如，点击期刊基本信息下方的“All Years”，可查看期刊分年度详细指标信息，鼠标放在“Customize columns”上可选择更多指标展示，点击“Export”可将指标信息以 Excel 或 CSV 格式导出（图 5-42）。

Current Year　2018　2017　All Years

Key Indicators - All Years　　导出文件 Export

显示更多指标 Customize columns

Year	Total Cites	Journal Impact Factor	Impact Factor without Journal Self Cites	5 Year Impact Factor	Immediacy Index	Citable Items	% Articles in Citable Items	Average JIF Percentile
	✓Trend	Trend	Trend	Trend	Trend	Trend	Trend	Trend
✓2019	256,200	60.390	59.207	59.345	15.011	275	69.82	99.091
2018	247,292	59.102	57.829	54.664	14.902	264	72.35	99.063
2017	233,269	53.254	51.896	52.665	13.030	302	79.80	99.032
2016	214,732	47.831	46.466	48.082	16.303	337	79.23	99.032

图 5-42　期刊分年度详细指标信息

（四）检索案例

例：2019 年中国科技期刊卓越行动计划入选项目有 285 个期刊项目入选，某同学看到后想要了解中国主办的期刊在国际上的影响力如何，该怎么办？

分析：可在 JCR 中查找中国主办的期刊，查看各期刊的影响力。

在 JCR 数据库首页点击“Browse by Journal”，在该界面左侧筛选栏中的“Select JCR Year”选择“2019”，“Select Edition”选择“SCIE”，“Select Country/Region”输入“China”，根据提示选中相应选项，点击最下方的“Submit”，即可在右侧看到 JCR 中收录的 2019 年中国主办的期刊列表（图 5-43）。

	Full Journal Title	Total Cites	Journal Impact Factor	Eigenfactor Score
1	CELL RESEARCH	16,237	20.507	0.03771
2	National Science Review	2,775	16.693	0.00977
3	FUNGAL DIVERSITY	4,577	15.386	0.00695
4	Light-Science & Applications	7,659	13.714	0.02454
5	Signal Transduction and Targeted Therapy	1,182	13.493	0.00338
6	Nano-Micro Letters	3,393	12.264	0.00579
7	Molecular Plant	11,432	12.084	0.02859
8	Bone Research	1,679	11.508	0.00408
9	Protein & Cell	3,772	10.164	0.00995
10	Science Bulletin	5,172	9.511	0.01417

图 5-43　JCR 2019 年中国主办的期刊列表界面

　　该列表默认按期刊影响因子降序排列，可以看到影响因子最高的期刊是 CELL RE SEARCH，点击期刊名字即可查看期刊详细信息。

二、基本科学指标

（一）概况

　　基本科学指标（Essential Science Indicator，ESI）是一个基于 Web of Science 核心合集数据库的深度分析型研究工具，用于衡量科学研究绩效、跟踪科学发展趋势。收录 SCI、SSCI 1.2 万多种期刊上的文献，文献类型为 Article 和 Review。提供近 10 年的滚动数据，每 2 个月更新 1 次。

　　ESI 基于期刊论文发表数量和引文数据，针对 22 个学科领域的国家、机构和期刊的科研绩效统计和科研实力排名，可以分析机构、国家和期刊的论文产出和影响力，按研究领域对国家、期刊、论文和机构进行统计分析，发现自然科学和社会科学中的重大发展趋势，确定具体研究领域中的研究成果和影响力，评估潜在的合作机构、对比同行机构。

　　ESI 的主要指标包括论文总数、总被引频次、篇均被引频次、高被引论文、热点论文、高水平论文等，其中涉及的概念如下。

　　1. 高被引论文（Highly Cited Paper）　过去 10 年中发表的、按照同一年同一个 ESI 学科发表论文的被引用次数由高到低进行排序，排在前 1% 的论文。

　　2. 热点论文（Hot Paper）　最近 2 年内发表的，并且在近 2 个月内被引次数排在相应学科领域全球前 0.1% 的论文。

　　3. 高水平论文（Top Paper）　高被引论文和热点论文取并集后的论文集合。

　　4. 研究前沿（Research Fronts）　一组高被引论文，是通过聚类分析确定的核心论文。论文之间的共被引关系表明这些论文具有一定的相关性，通过聚类分析方法测度高被引论文之间的共被引关系而形成高被引论文的聚类，再通过对聚类中论文题目的分析形成相应的研究前沿。

　　5. 学科基准值（Field Baselines）　即评价基准线，是指某一 ESI 学科论文的分年度期望被引频次。它是衡量研究绩效的基准，是帮助理解引文统计的标尺。

　　6. 篇均被引频次（Citation Rates）　按照近 10 年各年来进行统计，表示各学科每年的篇均被引频次。

　　7. 百分位（Percentiles）　每年发表的论文达到某个百分点基准应至少被引用的频次，用来衡量论文引用的活跃度。

　　8. 学科排名（Field Rankings）　提供近 10 年的论文总数、被引频次、篇均被引频次和高被引论文数。

　　9. 引用阈值（Citation Thresholds）　在某一 ESI 学科中，将论文按照被引频次降序排列，确定其排名或百分比位于前列的最低被引频次。

　　10. ESI 学科阈值（ESI Thresholds）　近 10 年，某一 ESI 学科被引频次排在前 1% 的作者和机构，或排在前 50% 的国家或期刊的最低被引频次。

　　11. 高被引论文阈值（Highly Cited Thresholds）　近 10 年，某一 ESI 学科被引频次排在前 1% 的论文的最低被引频次。

　　12. 热点论文阈值（Hot Paper Thresholds）　近 2 年，某一 ESI 学科最近两个月被引频次排在前 0.1% 的论文的最低被引频次。

（二）检索功能

　　ESI（网址为 https://esi.clarivate.com/）从数据指标（Indicators）、学科基准值（Field Baselines）、引用阈值（Citation Thresholds）三方面为用户提供信息。

　　1. 数据指标检索　ESI 主界面默认为数据指标检索（图 5-44），随着指标筛选、条件过滤及文献类型的选择，结果显示区显示相应的结果。

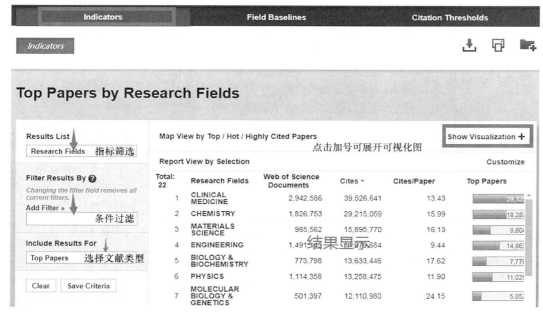

图 5-44 ESI 数据指标检索界面

可选筛选指标包括研究领域（Research Fields）、作者（Authors）、机构（Institutions）、期刊（Journals）、国家/地区（Countries/Regions）、研究前沿（Research Fronts）。条件过滤时可针对上述指标输入检索词进行过滤。可选择文献类型包括高被引论文、热点论文和高水平论文。结果显示区从左至右依次显示了研究领域、论文数、被引频次、篇均被引频次、高水平论文（随着文献类型选择的不同而变化），可点击"Customize"自定义该区显示的指标。点击高水平论文下方的蓝色方框即可查看相应学科的高水平论文情况。

通过数据筛选与显示可以查找某机构已经进入世界前 1% 的 ESI 学科；明确机构在 ESI 学科中的影响力排名；直接获取某机构在各 ESI 学科的高水平论文、高被引论文和热点论文。

例，查看清华大学有几个学科进入 ESI 世界前 1%，指标筛选选择"Research Fields"，在条件过滤部分点击"Add Filter"，选择"Insitutions"，输入"TSINGHUA UNIVERSITY"（输入机构部分英文名称时有全称提示），可以看到清华大学有 20 个学科进入 ESI 世界前 1%（图 5-45）。

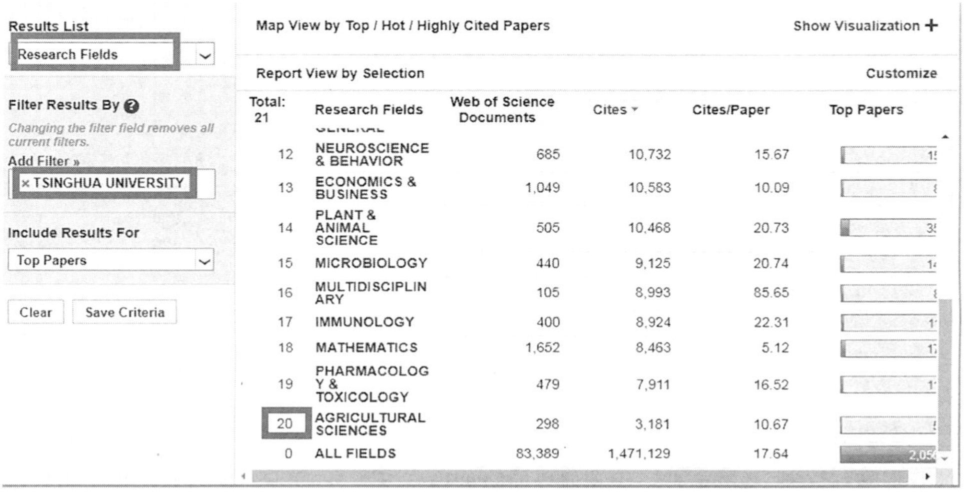

图 5-45 ESI 数据指标检索结果界面

2. 学科基准值 点击"Field Baselines"进入学科基准值页面，可选择篇均被引频次（Citation Rates）、百分位（Percentiles）和学科排名（Field Rankings）。图 5-46 显示了各学科在不同年份的篇均被引频次基准值。

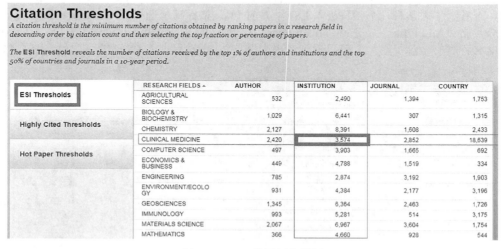

Field Baselines
Baselines are annualized expected citation rates for papers in a research field.

Citation Rates *are yearly averages of citations per paper.*

	RESEARCH FIELDS ▲	2010	2011	2012	2013	2014	2015	2016	2017
Citation Rates	ALL FIELDS	26.26	23.73	21.53	19.27	17.13	14.64	11.64	8.84
	AGRICULTURAL SCIENCES	19.89	17.93	16.29	14.82	13.39	11.53	9.30	6.79
Percentiles	BIOLOGY & BIOCHEMISTRY	35.60	31.49	28.88	25.18	21.83	17.88	13.98	10.56
	CHEMISTRY	27.92	26.51	25.23	22.43	20.82	18.18	14.54	11.34
Field Rankings	CLINICAL MEDICINE	26.84	23.99	21.76	19.33	16.99	14.58	11.38	8.47
	COMPUTER SCIENCE	14.92	15.18	12.61	12.13	11.49	10.49	8.60	7.35
	ECONOMICS & BUSINESS	21.51	19.10	16.12	14.31	12.22	10.01	7.73	5.54
	ENGINEERING	17.68	16.37	14.98	14.23	13.04	11.79	9.94	8.08
	ENVIRONMENT/ECOLOGY	32.13	28.57	26.00	22.49	19.38	16.45	12.77	9.63
	GEOSCIENCES	28.61	26.76	23.62	20.94	17.83	14.94	11.51	8.51
	IMMUNOLOGY	39.15	34.79	30.03	27.75	24.20	19.77	15.64	11.57

图 5-46　各学科在不同年份的篇均被引频次基准值

例，2015 年临床医学学科论文目前篇均被引频次为 14.58，说明某发表在 2015 年的临床医学论文截至目前的被引频次不低于 14.58 才能达到世界平均水平。

3. 引用阈值 点击"Citation Thresholds"进入引用阈值界面，可选择 ESI 学科阈值、高被引论文阈值和热点论文阈值。显示结果以 ESI 的 22 个学科为出发点，分别从作者、机构、期刊和国家等不同层面给出被引阈值。

如图 5-47 所示，ESI 临床医学学科机构引用阈值为 3 574，意味着某一机构的临床医学学科要进入世界前 1%，需其发表论文的最低总被引频次为 3 574 次。

Citation Thresholds
A citation threshold is the minimum number of citations obtained by ranking papers in a research field in descending order by citation count and then selecting the top fraction or percentage of papers.

*The **ESI Threshold** reveals the number of citations received by the top 1% of authors and institutions and the top 50% of countries and journals in a 10-year period.*

	RESEARCH FIELDS ▲	AUTHOR	INSTITUTION	JOURNAL	COUNTRY
ESI Thresholds	AGRICULTURAL SCIENCES	532	2,490	1,394	1,753
	BIOLOGY & BIOCHEMISTRY	1,029	6,441	307	1,315
Highly Cited Thresholds	CHEMISTRY	2,127	8,391	1,608	2,433
	CLINICAL MEDICINE	2,420	3,574	2,852	18,639
Hot Paper Thresholds	COMPUTER SCIENCE	497	3,903	1,665	692
	ECONOMICS & BUSINESS	449	4,788	1,519	334
	ENGINEERING	785	2,874	3,192	1,903
	ENVIRONMENT/ECOLOGY	931	4,384	2,177	3,196
	GEOSCIENCES	1,345	6,364	2,463	1,726
	IMMUNOLOGY	993	5,281	514	3,175
	MATERIALS SCIENCE	2,067	6,967	3,604	1,754
	MATHEMATICS	366	4,660	928	544

图 5-47　ESI 引用阈值界面

（三）结果处理

ESI 的数据指标、学科基准值及引用阈值界面数据均可下载、打印并查看编辑个性化报告（图5-48）。数据指标页面某个国家或机构某 ESI 学科的高水平论文、高被引论文或热点论文也可下载。

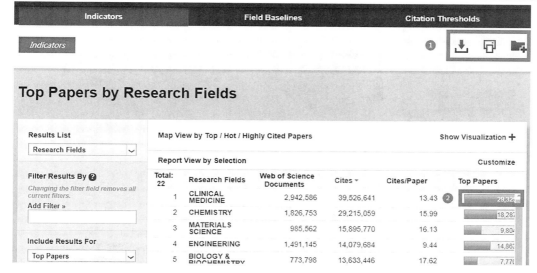

图 5-48 ESI 数据下载界面

①下载、打印当前页数据，查看编辑已保存的个性化报告。下载文件格式可选 PDF、CSV、XLS。②点击，打开高水平论文详情界面，在详情界面上方点击下载，以 CSV 或 XLS 格式导出高水平论文，一次性最多可以导出 20 000 篇

（四）检索案例

查看滨州医学院在 ESI 学科中的影响力排名。

步骤：第一，利用 ESI 数据库查找滨州医学院进入 ESI 世界前 1%的学科。如图 5-49 所示，2021 年 6 月 20 日数据显示滨州医学院有 1 个学科进入 ESI 世界前 1%。

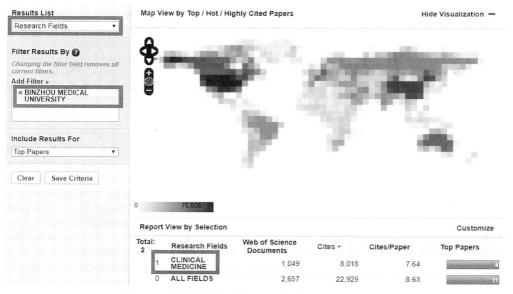

图 5-49 滨州医学院进入 ESI 世界前 1%的学科情况

第二，查看滨州医学院临床医学学科的排名（按总被引频次排名）。如图 5-50 所示，指标筛选选择 "Insitutions"，添加过滤条件选择 "Research Fields" 点击 "Clinical Medicine"，在右侧结果页面滑动滚动条找到 "BINZHOU MEDICAL UNIVERSITY"，可以看到滨州医学院临床医学排名，为 2 801/4 765。

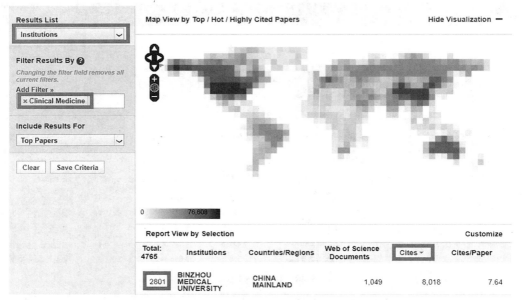

图 5-50　滨州医学院临床医学学科 ESI 影响力排名

三、InCites

（一）概述

InCites 基于 Web of Science 核心合集七大索引数据库的数据进行出版物计数和指标计算，每月更新 1 次。七大索引数据库包括科学引文索引扩展版（SCI-E）、社会科学引文索引（SSCI）、艺术人文引文索引（A&HCI）、科学会议论文引文索引（CPCI-S）、社会科学与人文会议论文引文索引（CPCI-SSH）、科学图书引文索引（BKCI-S）及社会科学与人文图书引文索引（BKCI-SSH）。目前 InCites 提供 1980 年至今的全部文献类型的出版物。

利用 InCites 可以实现：①定位重点学科/优势学科，发展潜力学科，优化学科布局；②跟踪和评估机构的科研绩效；③与同行机构开展对标分析，明确机构全球定位；④分析本机构的科研合作开展情况，识别高效的合作伙伴；⑤挖掘机构内高影响力和高潜力的研究人员，吸引外部优秀人才。

（二）检索功能

首次访问需要用邮箱注册后才能登录，打开 InCites（网址为 https://incites.clarivate.com/），选择中文显示界面（图 5-51）。

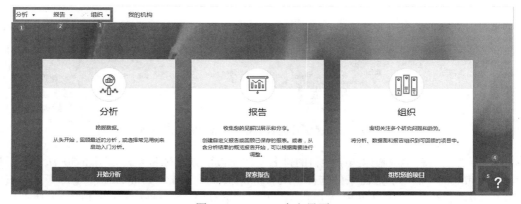

图 5-51　InCites 中文界面

主界面分为三个模块：分析、报告、组织，点击"？"可打开资源中心，内含使用帮助说明。

分析模块主要对研究人员、机构、区域、研究方向、出版物及基金资助机构等进行分析；报告模块主要包括机构报告和研究人员报告，帮助用户快速了解某机构或研究人员的表现；组织模块主要是个性化服务，将分析结果整理保存，以便随时获取所需信息，可与他人共享。

分析模块是 InCites 重点使用部分，本部分主要介绍分析模块的使用。用户可直接点击"分析"模块下的"开始分析"进入分析界面，也可点击左上角的"分析"选项，选择"研究人员""机构""区域""研究方向""出版物""基金资助机构"等具体分析选项进行分析。其中：①"研究人员"可分析各个机构所属科研人员和科研团体的产出和影响力等；②"机构"可分析全球各个机构的科研绩效和进行同行对比；③"区域"可分析各个机构的国际合作区域的分布；④"研究方向"可分析机构在不同学科分类体系中的学科布局；⑤"出版物"可分析文献所发表的期刊、图书和会议录分布；⑥"基金资助机构"可分析不同基金资助机构的论文资助情况。

以分析机构的科研绩效和合作机构为例，直接点击"分析"中的"机构"，进入机构分析页面（图 5-52）。

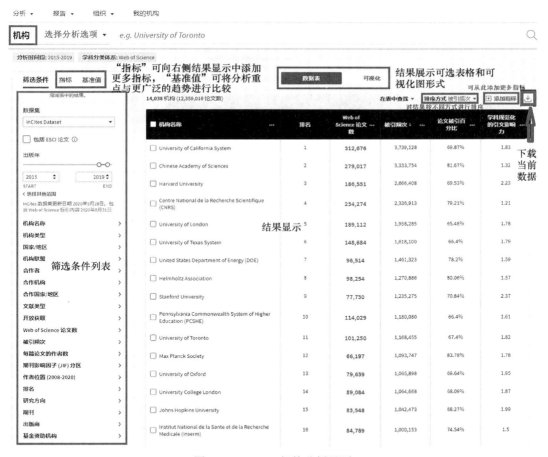

图 5-52 InCites 机构分析界面

筛选时间段之后，点击筛选条件区的"机构名称"，输入机构名字，点击"更新结果"，即可查看该机构的数据（图 5-53）；在结果下方可选择与该机构合作的机构重新聚焦，点击"转到"即可分析其合作机构（图 5-54）。

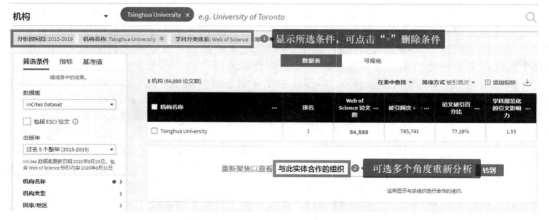

图 5-53　InCites 机构数据查看界面

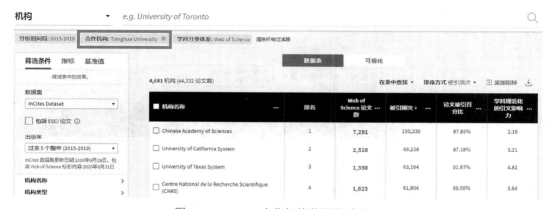

图 5-54　InCites 合作机构数据查看界面

（三）结果处理

在"数据表"界面可对结果按照不同形式进行排序，点击下载按钮将结果以 CSV 格式导出。

选择"可视化"将结果按不同维度通过气泡图、条形图、雷达图等形式展示，点击下载按钮，可以 PDF 或图像格式下载结果图，点击"添加到报告"可将结果图添加到"仪表板"中随时调用。"仪表板"可通过点击界面上方的"组织"找到。

（四）检索案例

例：查找近 5 年滨州医学院学者与美国学者合作研究情况，其中在临床医学领域（中国务院学位办科分类）有哪些合作成果？发表在哪些期刊上？

第一步：在 InCites 首页"分析"选项下选择"机构"，进入分析界面。

第二步：在分析界面左侧"筛选条件"下的出版年选择"2015—2020"；"机构名称"下根据输入提示选择"Binzhou Medical University"，点击"更新结果"；"合作国家/地区"下根据提示选择"USA"，点击"更新结果"；"研究方向"下学科分类体系选择"China SCADC Subject 97 Narrow"，研究方向选择"1002 Clinical Medicine"，点击"更新结果"，可以看到滨州医学院与美国学者合作在临床医学领域（中国务院学位办科分类）发表了 75 篇文献，点击"75"即可查看论文详细信息（包括作者、期刊、出版时间等）（图 5-55）。

查看 75 篇论文发表在哪些期刊上，可以在"重新聚焦以查看"里选择"此实体发表文献的出版物"，点击"转到"，结果如图 5-56 所示。

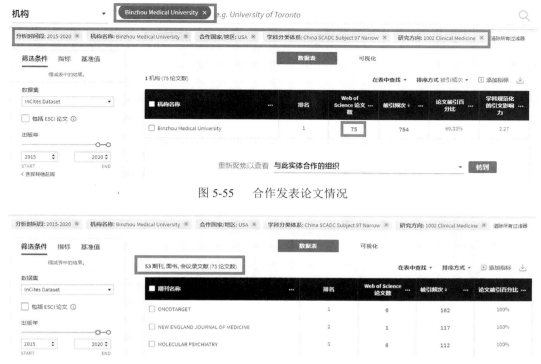

图 5-55　合作发表论文情况

图 5-56　合作论文所在期刊情况

复习思考题

1. 利用 JCR 查询肿瘤学领域的期刊，其中影响因子最高和最低的分别是哪种期刊？它们的影响因子分别是多少？

2. 利用 JCR 查询 2020 年被收录的中国期刊，并以影响因子最高的期刊为例介绍其各项指标情况。

3. 检索本机构在 ESI 学科中的影响力排名，并获取本机构各学科的高水平论文。

4. 利用 InCites 检索 ESI 分类体系下近 10 年清华大学计算机科学领域的论文情况，并分析其合作机构、基金支持情况。

第五节　其他引文数据库平台

一、中文社会科学引文索引数据库

（一）概况

中文社会科学引文索引（Chinese Social Sciences Citation Index，CSSCI）是由南京大学中国社会科学研究评价中心开发研制的数据库，用来检索中文社会科学领域的论文收录和文献被引用情况。CSSCI 是遵循文献计量学规律，采取定量与定性相结合的方法从中文人文社会科学学术性期刊中精选出学术性强、编辑规范的期刊作为来源期刊。目前收录包括法学、管理学、经济学、历史学、政治学等在内的 25 个大类的 500 多种学术期刊，利用 CSSCI 可以检索到所有 CSSCI 来源刊文献的收录和被引情况。

（二）检索功能

CSSCI（网址为 http://cssci.nju.edu.cn/）为付费数据库，用户或机构购买后可在 IP 限定范围内登录检索。数据库针对来源文献和被引文献提供简单检索和高级检索功能。

1. 简单检索 分为来源文献检索和被引文献检索，默认为来源文献检索。

（1）来源文献检索：提供篇名（词）、作者、作者（第一作者）、关键词、期刊名称、作者机构、中图类号、基金细节、所有字段、英文篇名等字段，可选择相应字段后在检索框内输入检索词进行检索（图 5-57）。检索词可选择逻辑"与"或逻辑"或"。

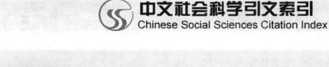

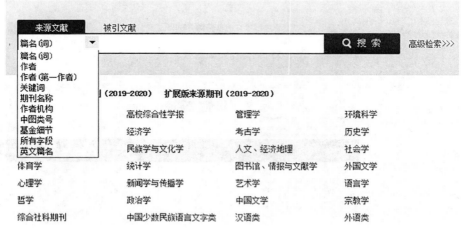

图 5-57　CSSCI 来源文献检索界面

（2）被引文献检索：提供被引篇名（词）、被引作者、被引作者（排除自引）、被引期刊名称、被引文献细节等字段（图 5-58），检索时选择字段输入检索词点击"搜索"即可。同样地，检索词可选择逻辑"与"或逻辑"或"。

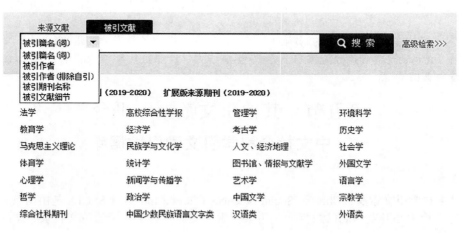

图 5-58　CSSCI 被引文献检索界面

2. 高级检索

（1）来源文献检索：提供多条件检索，可同时在多个字段中进行检索，各字段间可执行逻辑"与"和逻辑"或"运算，可选择是否勾选"精确"来确定对检索词进行精确或模糊检索。此外还可对年代、文献类型、学科类别、学位分类等进行限制，同时对检索结果的显示方式进行设置（图 5-59）。

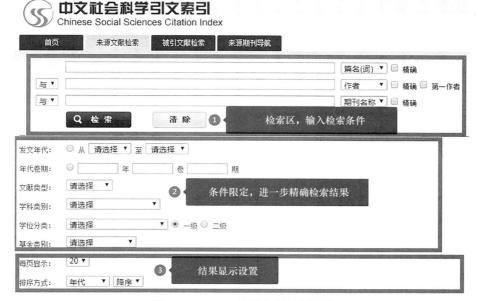

图 5-59　CSSCI 来源文献检索界面

（2）被引文献检索：可同时在多个字段中进行检索，各字段间可执行逻辑"与"运算，可选择是否勾选"精确"来确定对检索词进行精确或模糊检索。此外还可对被引年份、被引文献类型等进行限制，同时对检索结果的显示方式进行设置（图 5-60）。

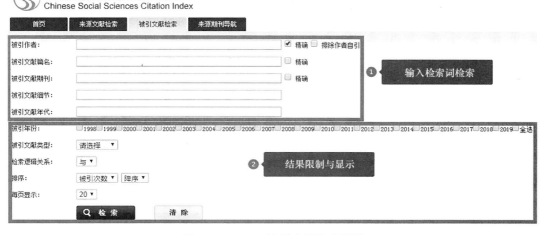

图 5-60　CSSCI 被引文献检索界面

（三）结果处理

1. 来源文献检索结果　可以以列表和视图的方式展示（图5-61），按年代、篇名（词）、作者进行排序，可查看选中文献的详细页，并对选中文献进行下载和收藏。

检索结果界面左侧可进行二次检索并对检索结果进一步精练，点击全文链接图标可查看全文。

2. 被引文献检索结果　来源文献检索结果可以以列表和视图方式展示，可以按被引次数、年代、篇名（词）或被引作者进行排序，可查看选中文献的详细页，并对选中文献进行下载和收藏。

检索结果界面左侧可进行二次检索并对检索结果进一步精练，点击全文链接图标可查看全文。

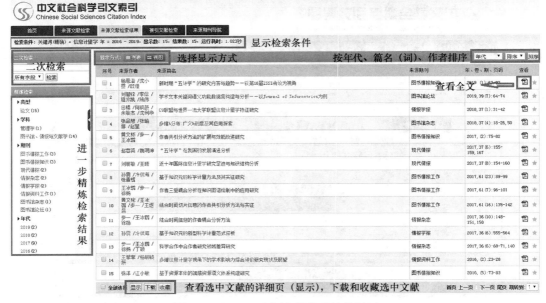

图 5-61　CSSCI 来源文献检索结果界面

（四）检索案例

在 CSSCI 中查找邱均平发表在《图书馆学研究》上的文章在 2015～2019 年的被引情况。

步骤：进入 CSSCI，选中首页的"被引文献"，点击"高级检索"，进入被引文献高级检索界面。在"被引作者"后输入"邱均平"，在"被引文献期刊"后输入"图书馆学研究""被引年代"勾选"2015-2019"，点击检索，可查看结果。如图 5-62 所示，邱均平发表在《图书馆学研究》上的文章在 2015 年以来产生被引有 1 篇，被引时间分布在 2015～2017 年。

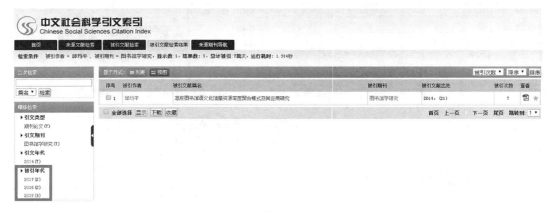

图 5-62　结果显示界面

二、中国引文数据库

（一）概况

中国引文数据库是依据 CNKI 收录数据库及增补部分重要期刊文献的文后参考文献和文献注释为信息对象建立的、具有特殊检索功能的文献数据库，通过揭示各种类型文献之间的相互引证关系，不仅可以为科学研究提供新的交流模式，而且也可以作为一种有效的科研管理及统计分析工具。提供了客观、准确、完整的引文索引数据。

中国引文数据库主要功能包括来源文献检索、被引文献检索、高被引排序及引文分析过程中的结果分析、作者引证报告、文献导出、数据分析器等模块。

（二）检索功能

中国引文数据库（网址为 http://ref.cnki.net）提供快速检索、高级检索及专业检索方式。其中高级检索包含学科类别、来源文献范围和检索条件三部分，专业检索根据需求编写检索表达式进行检索，检索方法同 CNKI 其他论文库。此外，该数据库还提供高被引排序浏览检索。

1. 被引文献检索　默认为"快速检索"（图 5-63），点击"高级检索"可进入被引文献检索模块的"高级检索"和"专业检索"（图 5-64）。

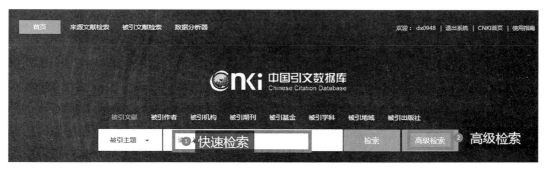

图 5-63　中国引文数据库被引文献检索的快速检索界面

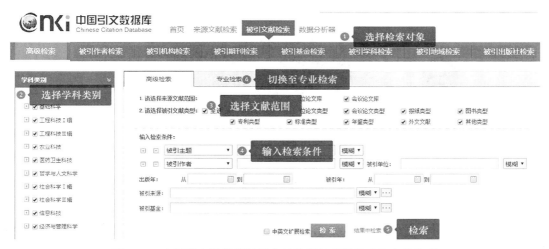

图 5-64　中国引文数据库被引文献检索的高级检索和专业检索

三种检索方式均可针对被引文献、被引作者、被引机构、被引期刊、被引基金、被引学科、被引地域及被引出版社进行检索。

2. 来源文献检索　分为高级检索和专业检索。高级检索包括学科类别、来源文献范围和检索条件三部分（图 5-65），专业检索根据需求编写检索表达式进行检索，检索方法同 CNKI 其他论文库。

3. 高被引排序浏览　首页最下方为高被引排序，包括高被引作者、高被引期刊、高被引院校、高被引医院、高被引文献、高被引学科 6 个高被引排序表，可选择相应对象浏览检索（图 5-66）。

各对象高被引排序可以选择发文量、被引频次、他引频次、他引率、h 指数等指标降序排列。

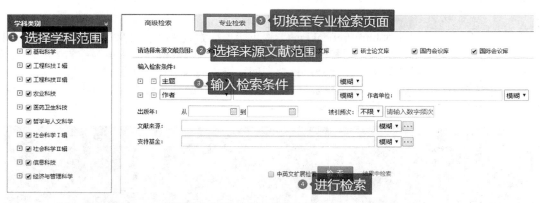

图 5-65 中国引文数据库来源文献高级检索和专业检索界面

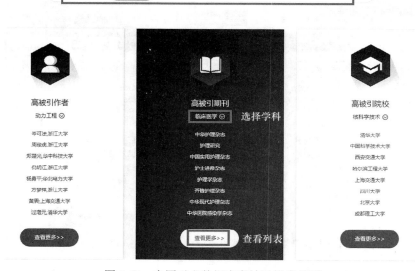

图 5-66 中国引文数据库高被引排序界面

（三）结果处理

中国引文数据库检索结果如图 5-67 所示。

1. 结果显示 分为列表显示和摘要显示，默认列表显示，显示被引题名、被引作者、被引来源、出版年（期）、被引、他引、下载。除下载不能实现超链接外，其他各点均可实现超链接。

2. 结果排序 默认按照相关度排序，也可按出版年、被引、他引、下载排序。

3. 结果筛选 可选当前页（50条记录），也可选根据需要选择几条记录，还可以全选。

4. 结果分组 分为被引文献类型分组、被重要期刊引用的文献分组及出版年分组。

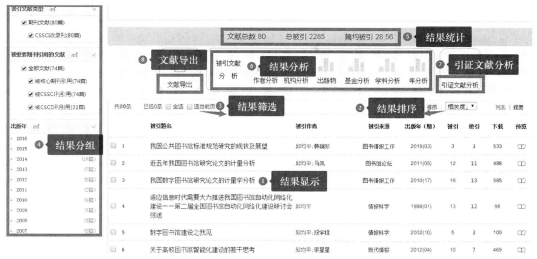

图 5-67 中国引文数据库检索结果界面

5. 结果统计 统计文献总数、总被引频次及篇均被引频次。检索结果集超过 3 万条记录，暂不支持统计。

6. 结果分析 可对被引文献检索结果进行作者、机构、出版物、基金、学科和出版年分析。

7. 引证文献分析 针对被引文献的检索结果，深层次分析其引证文献的分布情况，包括引证文献的作者、机构、出版物、基金、学科等详细情况。可以导出数据分析结果，也可在结果中选择记录查看详细题录信息。只限于对总被引频次 20 000 次以内的文献进行分析。

8. 文献导出 导出文件格式支持参考文献、CNKI E-Study、Refworks、Endnote、BIB 及自定义（文本、Excel 格式）格式。

9. 作者引证报告 被引作者检索时可点击结果界面的"引证报告"，得到该作者的引证报告，可将报告以 PDF 格式导出。

10. 数据分析器 针对作者、机构、期刊、基金、学科、地域、出版社等进行单对象指标分析和多对象指标比较分析，形象直观地显示各对象的发文、被引、下载、h 指数等指标统计信息。

（四）检索案例

例：在中国引文数据库中查找浙江大学李兰娟教授作为第一作者发表在核心期刊上的论文在 2020 年的被引情况。

步骤：点击中国引文数据库首页的"高级检索"，在被引文献高级检索界面选中"被引作者检索"，在下方检索区输入相应检索条件（图 5-68），点击"检索"，可查看相关文献被引情况（图 5-69）。

被引作者：	李兰娟	精确 ▼ ☑ 第一作者
作者单位：	浙江大学	模糊 ▼ ⊞ ⊟
曾经单位：	请输入曾经单位	
出版年：	从 📅 到 📅	
被引年：	从 2020 📅 到 📅	

被引文献类型： ○ 全部资源　○ 全部期刊　⦿ 核心期刊　○ SCI收录刊　○ EI收录刊

检索

图 5-68 中国引文数据库检索输入界面

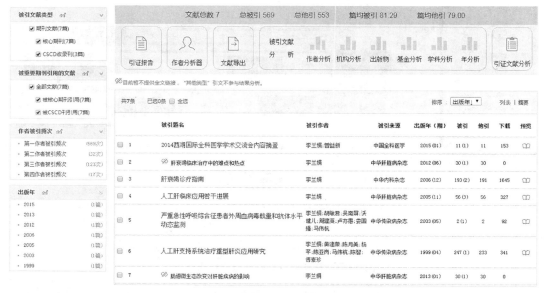

图 5-69　中国引文数据库检索结果界面

三、国际科学引文数据库

（一）概况

国际科学引文数据库（Database of International Science Citation，DISC）是国家科技图书文献中心（National Science and Technology Library，NSTL）历时 3 年投入建设的以科学引证关系为基础的外文文献数据服务系统，可免费使用。该数据库集成了 NSTL 外文期刊文献数据库（来自 17 000 多种外文期刊）和优选的理、工、农、医各学科领域的部分优秀西文期刊（来自 3 000 多种西文期刊）的引文数据，并提供了检索结果的可视化分析功能，帮助用户在大量的检索集合中根据文献间的相关关系找到自己需要的文献。同时系统也提供引文检索的功能，以发现一篇文献的被引用情况、一个作者的论文影响力、一种期刊、图书、专利等文献的影响力，从而获取在科学研究中产生重要影响的有价值的文献信息。系统与 NSTL 文献原文传递和代查代借系统无缝链接，支持用户快速获取文献全文。

用户可以自行选择以下 3 个文献集合中进行检索。①文献检索：检索结果集的范围为 NSTL 文献库的所有来源刊的文献；②引文库收录文献检索：检索结果集的范围为国际科学引文数据库中收录的来源期刊的文献；③参考文献检索：检索结果集的范围为国际科学引文数据库中收录的来源期刊的文献的参考文献。

（二）检索功能

国际科学引文数据库（网址为 http://disc.nstl.gov.cn/）提供快速检索、高级检索、专业检索及期刊浏览功能（图 5-70）。

1. 快速检索　最简单快捷的检索方式。用户只需输入检索词，点击快速检索按钮，系统将在默认的题名、刊名、摘要、ISSN、作者字段内进行检索，任意一项中与检索条件匹配者均为命中记录。

2. 高级检索　可支持的检索项包括作者、题名、ISSN、文摘、关键词、机构、出版时间、被引时间以及刊名，选择字段输入检索词后可对检索式进行逻辑组配（AND 或 OR）检索；默认显示 3 个检索式输入框，点击增加检索条件按钮可增加更多检索框。

3. 专业检索　提供可自定义复杂检索式的功能；为了方便用户构造检索式，系统提供了检索子条件的添加面板。逻辑运算符包括 AND、OR、NOT；是否选择"精确"表示对检索词进行精确或模糊检索。

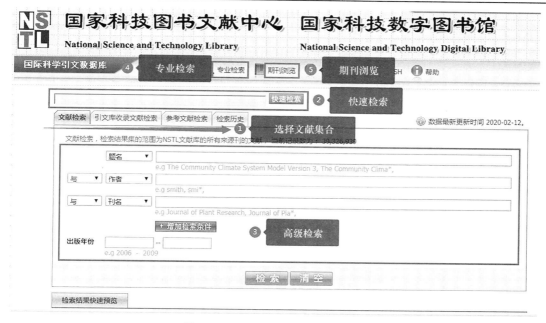

图 5-70　国际科学引文数据库首页

4. 期刊浏览　主要是提供国际科学引文数据库来源期刊浏览,界面左侧提供期刊名首字母的浏览检索和基于刊名、ISSN 的期刊检索功能,右侧显示期刊结果列表。点击某一期期刊可查看该期刊来源文献详细信息包括题名、作者、出处和被引次数。

（三）结果处理

检索结果页面可分为 3 个区,分别是结果列表区、可视化分析区及分组筛选区（图 5-71）。

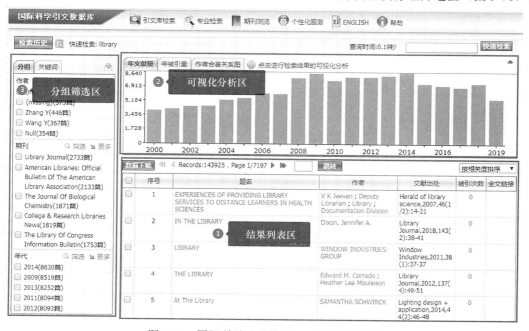

图 5-71　国际科学引文数据库检索结果界面

1. 结果列表区　显示文献题名、作者、出处以及被引次数和全文链接信息。可对检索结果按相关度、题名、第一作者、出版年和被引频次排序。可将数据下载到本地，需勾选所需记录点击表格左上角数据下载按钮即可下载保存数据。

2. 可视化分析区 提供年文献量、年被引量及作者合著关系图对检索结果集进行可视化分析。这三类图表默认收起，点击页面右上角的箭头按钮可将其收起或显示。

"年文献量"显示检索结果文献集在各年度的数量分布，"年被引量"显示检索结果文献集各年被引量分布图，均为柱状图。"作者合著关系图"显示检索结果集中出现频次 Top20 的作者之间的合作关系。字体大小代表作者本身的权重大小，发文量越多权重越大；连线上的数字代表作者之间的合作强度，用两者共同发表的论文篇数来衡量。

3. 分组筛选区 提供从作者、期刊、年代、关键词等角度对结果集进行限定和筛选。

作者、期刊和年代分组是对排名前 5 位的结果集进行分组，关键词分组是从检索结果的关键词集合中抽取权重符合一定标准的关键词，以提供结果限定及主题概览，字体越大则代表该关键词出现频次越高。

（四）检索案例

在引文库收录文献检索中检索天津中医药大学发表的文献，产生被引的文献有哪些？

步骤：在数据库首页选中"引文库收录文献检索"，选择"机构"字段输入"Tianjin University of Traditional Chinese Medicine"，点击"检索"，得到检索结果后按被引频次降序排列，被引次数＞1 次的文献都是产生被引的文献，有 7 篇（图 5-72）。

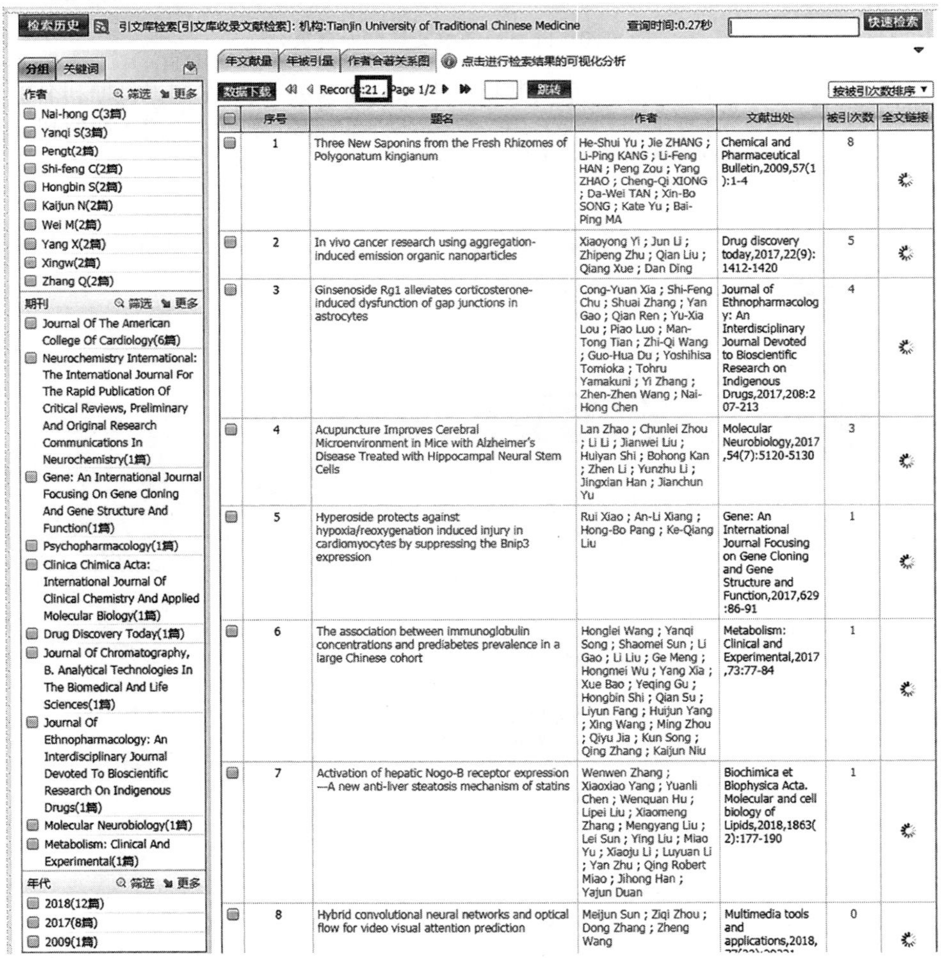

图 5-72 引文库收录文献检索的检索结果界面

复习思考题

1. 使用不同的中文引文数据库检索你所在学校的论文被引情况，比较检索结果，了解不同引文数据库的异同。

2. 使用 Web of Science 核心集检索阿尔茨海默病 tau PET 诊断的相关文献，并对结果进行简要分析。

3. 利用 JCR 查找临床医学领域 2019 年被收录的期刊，以其中某一期刊为例介绍其各项指标情况。

4. 利用 ESI 获取你所在学校的高水平论文（高被引论文、热点论文）。

（孙凤梅　李彩虹）

第六章　特种文献资源的检索

特种文献是指那些公开或内部发行、出版形式与收藏单位都比较特殊的科学资料，其特色鲜明、内容比较新颖、数量庞大、科技含量较高、类型复杂多样，能够从多个侧面反映当前科技发展的前沿动态和水平，因而具有较高的参考价值和学术利用价值。特种文献主要包括学位论文、专利文献、会议文献、标准文献、科技报告、政府出版物、产品说明书等。

第一节　学位论文检索
一、学位论文概述

（一）学位论文的含义

学位论文（dissertation）是高等院校和科研院所的毕业生为获得相应的学位，在导师的指导下撰写完成的、具有一定独创性、学术性的研究论文。

（二）学位论文的等级及特点

根据三级学位制度，学位论文分为学士论文、硕士论文和博士论文三个等级，检索层面上一般指硕士论文和博士论文。

学位论文具有独创性、科学性、专业性、学术性、逻辑性、规范性等特点，内容翔实、参考文献全面丰富，是非正式出版物，一般由学位授予单位指定收藏。

学位论文一般与导师的科研方向、承担的课题相关，在一定程度上能够反映学生的科研能力，提供相关科研进展情况，是一种重要的文献信息资源。目前，我国的学位论文主要由国家图书馆、中国科学技术信息研究所和学位授予单位授权收藏，检索时主要通过网络版数据库资源进行。

二、我国学位论文的检索

（一）CNKI学位论文库

1. 概况　CNKI 学位论文库包括中国博士学位论文全文数据库（China Doctoral Dissertations Full-text Database，CDFD）和中国优秀硕士学位论文全文数据库（China Master's Theses Full-text Database，CMFD），以全文数据库的形式连续、动态出版我国博士、硕士学位论文，论文主要来自全国 985、211 工程等重点高校，以及中国科学院、社会科学院等研究院所，内容按学科划分为十大专辑，168 个专题。目前收录全国 500 余家培养单位的优秀博士论文和 780 余家培养单位的优秀硕士论文，收录年限可回溯至 1984 年。

2. 检索方法　系统提供以下几种检索方法，分别为一框式检索与学位授予单位导航检索、高级检索及文献分类检索。

（1）一框式检索与学位授予单位导航检索：一框式检索界面如图 6-1 所示，检索时选择字段并在检索框中输入检索词，点击右侧的检索按钮即可获得检索结果。默认在主题字段中检索。

点击一框式检索界面的"学位授予单位导航"，即可进入出版物导航界面，对学位授予单位直接进行浏览检索。

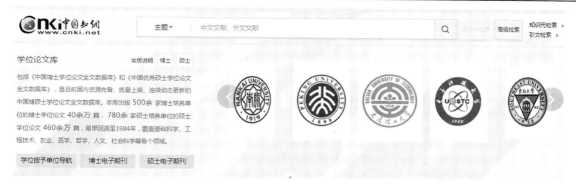

图 6-1　CNKI 学位论文库一框式检索界面

（2）高级检索：如图 6-2 所示，检索时选择字段输入检索词，构建完检索式后，设置好时间范围及优秀论文级别（"硕士"或"博士"），点击"检索"，即可获得结果。

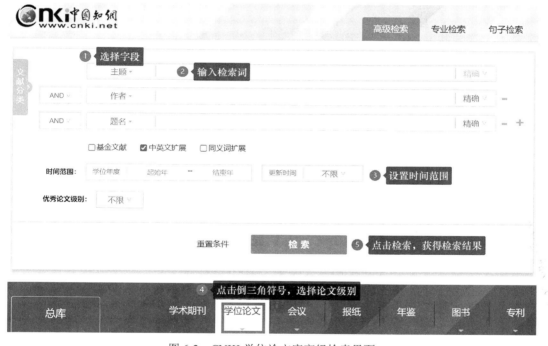

图 6-2　CNKI 学位论文库高级检索界面

（3）文献分类检索：利用学科领域的分类进行检索。点击高级检索界面左侧的"文献分类"（图 6-3），然后逐层点击专辑、专题、目录，直到找到与检索需求最相关的类目，直接点击类目即可获得某一类的全部相关论文。

3. 检索结果管理　检索结果可以按详情和列表两种格式显示。可按主题、学位授予年度、学位授予单位、学科、导师、基金、学科专业等进行筛选、分组浏览检索结果，还可按相关度、出版时间、被引频次、下载频次、学位授予年度进行排序，可对检索结果进行批量下载、导出和可视化分析。

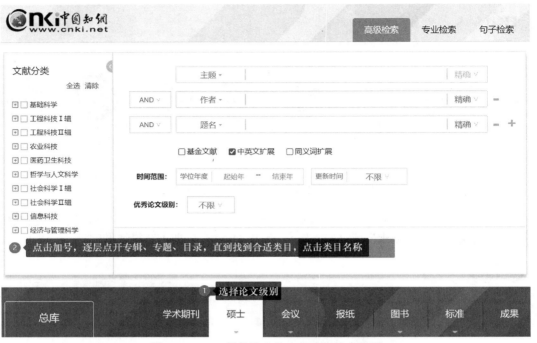

图 6-3　CNKI 学位论文的文献分类检索界面

（二）中国学位论文全文数据库

1. 概况　中国学位论文全文数据库（China Dissertations Database，网址为 https://c.wanfangdata.com.cn/thesis）由万方数据知识服务平台提供检索服务。数据库收录了 1980 年以来我国学位授予单位提供的博士、硕士学位论文，内容涵盖基础科学、理学、工业技术、人文科学、社会科学、医药卫生等 22 个学科领域，包括哲学、经济学、法学、教育学、文学、工学、农学等 12 个学科专业。

2. 检索方法　系统提供高级检索、专业检索、作者发文检索、学科目录浏览检索、专业目录浏览检索、授予单位浏览检索等方法。

（1）高级检索：根据课题需求，检索时选择检索字段、输入检索词并利用逻辑"与"、逻辑"或"和逻辑"非"关系构造检索表达式，也可以直接在输入框内使用括号及运算符构建检索式，设定论文发表时间，点击"检索"（图 6-4）。

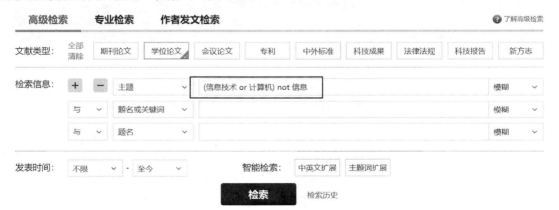

图 6-4　中国学位论文全文数据库高级检索界面

（2）专业检索：使用带检索字段的检索词和布尔逻辑运算符构建检索表达式进行检索（图 6-5）。

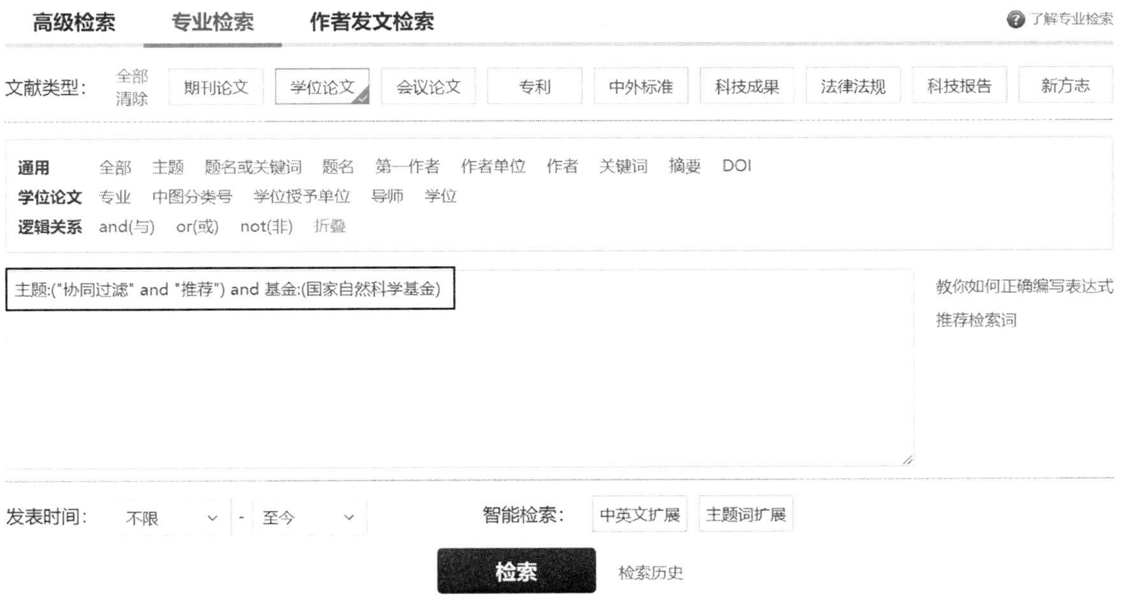

高级检索　专业检索　作者发文检索　　　　　　　❓了解专业检索

文献类型：　全部清除　期刊论文　学位论文　会议论文　专利　中外标准　科技成果　法律法规　科技报告　新方志

通用　　　全部　主题　题名或关键词　题名　第一作者　作者单位　作者　关键词　摘要　DOI
学位论文　专业　中图分类号　学位授予单位　导师　学位
逻辑关系　and(与)　or(或)　not(非)　折叠

主题:("协同过滤" and "推荐") and 基金:(国家自然科学基金)　　　　　　教你如何正确编写表达式
　　　　　　　　　　　　　　　　　　　　　　　　　　　　　　推荐检索词

发表时间：　不限　∨　-　至今　∨　　　　智能检索：　中英文扩展　主题词扩展

检索　　检索历史

图 6-5　中国学位论文全文数据库专业检索界面

（3）作者发文检索：输入作者名称和作者单位查找相关作者的学术成果，系统默认精确匹配，可自行选择精确还是模糊匹配（图 6-6）。

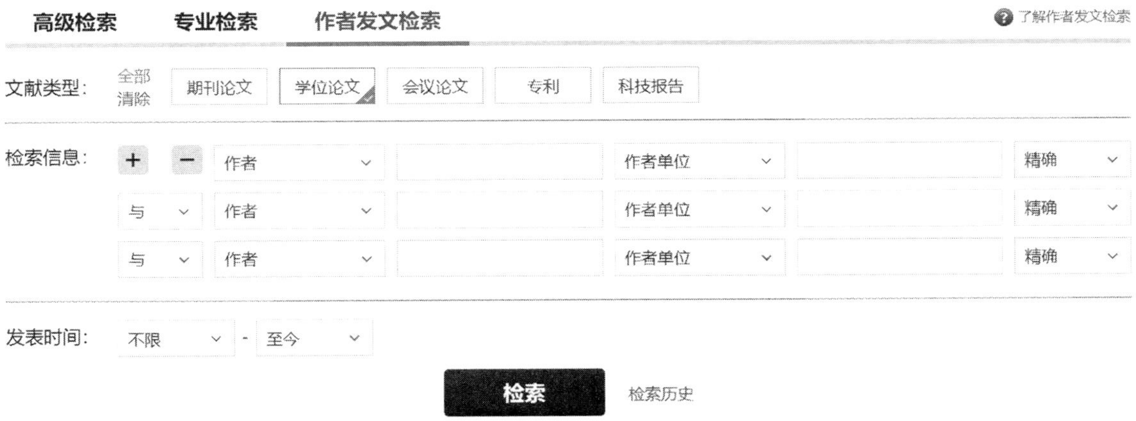

高级检索　专业检索　作者发文检索　　　　　　　❓了解作者发文检索

文献类型：　全部清除　期刊论文　学位论文　会议论文　专利　科技报告

检索信息：　＋　－　作者　∨　　　　作者单位　∨　　　　精确　∨
　　　　　与　∨　作者　∨　　　　作者单位　∨　　　　精确　∨
　　　　　与　∨　作者　∨　　　　作者单位　∨　　　　精确　∨

发表时间：　不限　∨　-　至今　∨

检索　　检索历史

图 6-6　中国学位论文全文数据库作者发文检索界面

（4）学科目录浏览检索、专业目录浏览检索、授予单位浏览检索：在学位导航页，通过学科、专业、授予单位的选择，逐级缩小范围浏览相关论文（图 6-7）。

3. 检索结果管理　检索结果默认每页显示 20 条记录。可按照论文的学位授予时间、学科分类、授予学位、学位授予单位、导师等分组浏览结果。可按照相关度、学位授予时间、被引频次及下载量进行排序。可对检索结果进行导出，在检索结果中选择记录，点击"导出"即可。

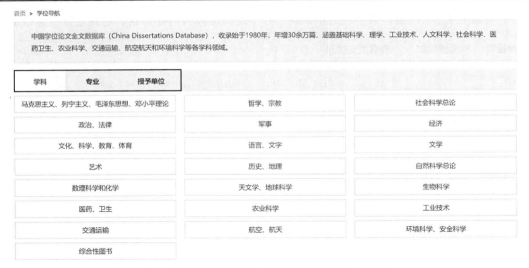

图 6-7　中国学位论文全文数据库浏览检索界面

三、国外学位论文的检索

（一）ProQuest博硕士论文数据库

1. 概况　ProQuest 博硕士论文数据库（ProQuest Digital Dissertations&Theses，PQDT，网址为 http://www.pqdtcn.com/）由美国 ProQuest 公司出版，提供国外高质量学位论文全文，主要收录了欧美国家 2 000 余所高等院校提交的优秀博硕士论文，学科涉及理、工、医、农、人文、社会科学等领域。我国教育部 CALIS 中心组织国内部分高校、科研单位以及公共图书馆联合采购了 PQDT 的部分学位论文全文，成员馆可通过 CALIS 全国文理中心（北京大学图书馆）、中国科学技术信息研究所、上海交通大学图书馆三个镜像站共享订购的资源，使用时需在机构 IP 内登录。

2. 检索方法　在系统的中文检索界面提供基本检索、高级检索和分类导航检索功能（图 6-8）。

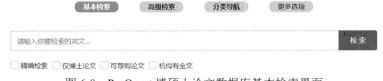

图 6-8　ProQuest 博硕士论文数据库基本检索界面

（1）基本检索：直接输入检索词检索，可勾选"精确检索"锁定专业词汇，同时可以筛选可获得的论文种类。

（2）分类导航检索：包括按主题分类和按学校分类检索，可逐级浏览检索。

（3）高级检索：如图 6-9 所示，检索时根据课题要求，选择检索字段、输入相应的检索词进行逻辑组配，点击"检索"即可。

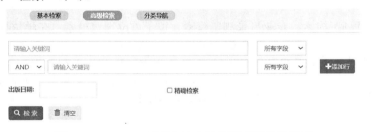

图 6-9　ProQuest 博硕士论文数据库高级检索界面

3. 检索结果管理 可对检索结果按照相关性、发表年度及全文上传时间进行排序，可将检索结果导出或发送到邮箱，同时可对检索结果进行筛选。筛选的维度包括有无全文、发表年度、学科、学校/机构及语言。

（二）美国网络学位论文数字图书馆

美国网络学位论文数字图书馆（Networked Digital Library of Theses and Dissertations，NDLTD，网址为 http://ndltd.org）是由美国国家自然科学基金支持的一个网上学位论文共建、共享联盟，为用户提供免费的学位论文题录和摘要，部分可获取论文全文。目前全球有 200 多家图书馆及研究机构成为成员单位，收录来自德国、丹麦等欧洲国家，以及中国香港、中国台湾等地的学位论文。

检索界面如图 6-10 所示，输入检索词检索即可获得结果。

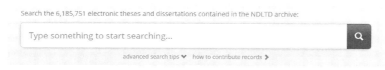

图 6-10 NDLTD 检索界面

（三）欧洲学位论文存储库

欧洲学位论文存储库（DART-Europe，网址为 https://www.dart-europe.org/basic-search.php）是由致力于提高全球获取欧洲研究论文的研究性图书馆和图书馆联盟建立的合作组织，提供来自 29 个欧洲国家的 570 所大学的开放存取研究论文。

该数据库提供基本检索和分类浏览（Browse）（图 6-11）。基本检索是直接在检索框中输入检索词检索；分类浏览则可通过学校、来源集、国家、时间分组浏览查看。

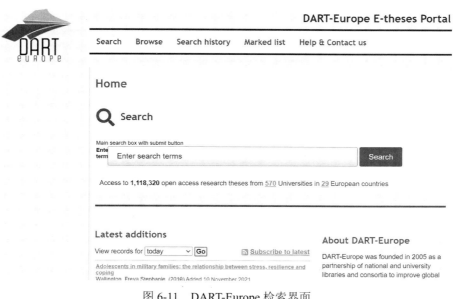

图 6-11 DART-Europe 检索界面

四、学位论文检索案例

某免疫学专业的学生想查询近 2 年国内外本专业的学位论文，怎么查找？

分析：利用学位论文数据库的分类查询检索，时间设为2019～2021年。

我国学位论文选择万方中国学位论文全文数据库，在学位导航界面选择"专业"→"医学"→"基础医学"→"免疫学"，在检索结果界面的"起始年"输入"2019"，"结束年"输入"2021"，点击"结果中检索"，即可查看近2年来的中文学位论文（图6-12）。

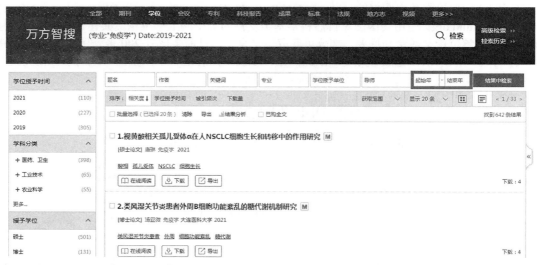

图6-12　近2年免疫学中文学位论文

国外学位论文选择 ProQuest 博硕士论文数据库，点击界面首页的"分类导航"，在"按主题分类"下点开"Health and Medical Sciences"前方的加号，点击"Immunology"，在上方点击"检索"，将检索结果界面左侧的发表年度设为2019～2021，即可查看近2年的外文学位论文（图6-13）。

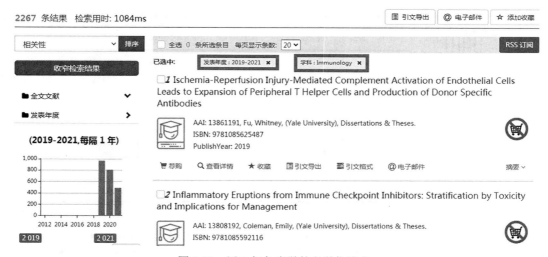

图6-13　近2年免疫学外文学位论文

复习思考题
1. 检索近2年有关阿尔茨海默病治疗的学位论文，检索其中某一导师指导的其他学位论文。
2. 检索近2年北京中医药大学方剂学专业的博士学位论文。
3. 检索临床专业中外文学位论文，分析学校的区域分布情况。

第二节 会议文献检索

一、会议文献概述

（一）会议文献的含义

会议文献（conference literature）是指各类学术会议的资料和出版物，一般包括学术报告、会议录、论文集等。会议信息是指会议组织者或学会、协会在会议前后发布的有关会议的消息，如会议主题，参会人员，会议召开的时间、地点等。

会议文献是了解各国科技水平动态、跟踪和预测科技发展趋势、进行信息分析和信息研究的重要参考资料，是传递科技信息、交流科技成果与经验的重要科技信息源之一，对于医学工作者来说，医学会议文献是获取最新医学信息、掌握学科前沿动态的重要信息源。

（二）会议文献的类型和特点

根据时间把会议文献分为会前文献、会中文献及会后文献。

会前文献指会议召开前出版的会议论文预印本或会议论文摘要，也包括会议预告、征文启事和会议通知书及会议日程表等。有的会议不会出版会议录，此时预印本就成为唯一的会议资料。

会中文献包括开幕词、讲话、讨论记录、会议简报、会议决议、闭幕词等行政事务性资料，许多内容价值性不高。

会后文献是指会议结束后正式发表的会议论文，是最具价值性的文献，包括会议录、会议论文集、会议论文汇编、会议出版物等。

由于重要的会议都会有一些国内外的行业领军人物、主要专家学者参加并作大会主题报告，会议文献往往包含了许多新问题、新观点、新成果，具有专业性和针对性强、内容新颖、传递情报迅速等特点，此外会议文献出版和发行方式灵活多样，是重要的情报源。

二、国内会议文献的检索

（一）中国重要会议论文全文数据库

1. 概况 中国重要会议论文全文数据库（网址为 https://kns.cnki.net/kns8?dbcode=CIPD）重点收录 1999 年以来，中国科协、社科联系统及省级以上的学会、协会，高校、科研机构，政府机关等举办的重要会议上发表的文献。部分连续召开的重要会议论文回溯至 1953 年。产品分为十大专辑，168 个专题。

2. 检索方法 系统提供以下几种检索方法，分别为一框式检索、高级检索、专业检索、作者发文检索、句子检索、会议导航检索以及文献分类浏览检索。

一框式检索界面（图 6-14）可从该界面进入导航检索、高级检索及其他检索界面，检索方法与 CNKI 学位论文库检索类似，可参考本章第一节相关内容。

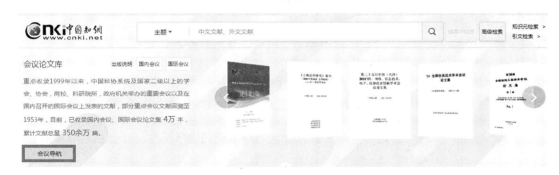

图 6-14 中国重要会议论文全文数据库一框式检索界面

3. 检索结果管理　检索结果可以按详情和列表两种格式显示。可按研究层次、主题、发表年度、主办单位、学科、会议论文集、作者、单位、基金等进行筛选、分组浏览检索结果。还可按相关度、时间、被引频次、下载频次进行排序。可对检索结果进行批量下载、导出和可视化分析。

（二）中国学术会议文献数据库

1. 概况　中国学术会议文献数据库（网址为 https://c.wanfangdata.com.cn/conference）由万方数据知识服务平台提供服务，包括中文会议和外文会议，中文会议收录始于 1982 年，每月更新。外文会议主要来源于 NSTL 外文文献数据库，收录了 1985 年以来世界各主要学协会、出版机构出版的学术会议论文，每月更新。

2. 检索方法　系统提供简单检索、会议导航浏览检索、高级检索、专业检索、作者发文检索等方式。

（1）简单检索：直接输入检索词，可检索相关会议论文（"搜论文"）或会议（"搜会议"）（图 6-15）。

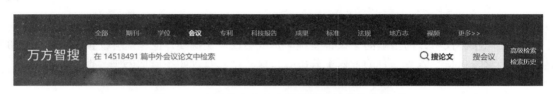

图 6-15　中国学术会议文献数据库简单检索界面

（2）会议导航浏览检索：包括按学科分类浏览、按会议名称首字母筛选、按主办单位、主办地及会议级别浏览查看。

高级检索、专业检索和作者发文检索方法参见本章"中国学位论文全文库"相关内容。

3. 检索结果管理　会议论文的检索结果默认每页显示 20 条记录。可按照论文的年份、学科分类、会议级别、语种、会议名称、作者、机构、会议主办单位等分组浏览结果；也可按照相关度、出版时间、被引频次及下载量进行排序；还可对检索结果进行导出，在检索结果中选择记录，点击"导出"即可。

三、国外会议文献的检索

（一）会议录索引数据库

会议录索引数据库（Conference Proceedings Citation Index，CPCI）由科学技术会议录引文索引（Conference Proceedings Citation Index-Science，CPCI-S）和社会科学及人文科学会议录引文索引（Conference Proceedings Citation Index-Social Science&Humanities，CPCI-SSH）2 个数据库组成，收录了自 1990 年以来超过 11 万个重要的国际会议，内容覆盖 256 个学科。CPCI 整合到了 Web of Science™ 平台的 Web of Science 核心合集中，汇集了世界上最新出版的会议录资料，包括以专著、丛书、期刊、预印本、来源于期刊的会议论文等形式出版的国际会议论文文摘及参考文献索引信息，提供综合全面、多学科的会议论文资料，是目前查找世界上权威会议文献最主要的检索工具。

CPCI 提供基本检索、作者检索、被引参考文献检索及高级检索 4 种检索途径，使用方法参见 Web of Science 核心合集的相关检索方法。

（二）IEEE 会议文献

IEEE 会议文献（网址为 https://ieeexplore.ieee.org/Xplore/home.jsp）收录了自 1988 年以来的美国电气电子工程师学会（IEEE）和英国工程技术学会（IET）出版的 1 700 多种前沿会议论文集，获得了学术界和工业界的广泛认可，是全世界公认的最重要的电气工程、计算机科学综合出版论文集。

数据库提供基本检索、分类浏览检索、高级检索、命令检索和引文检索。

分类浏览可按照题名和主题浏览会议出版物，高级检索界面如图 6-16 所示，检索时选择字段输入检索词构造检索表达式，设置时间范围点击“Search”。

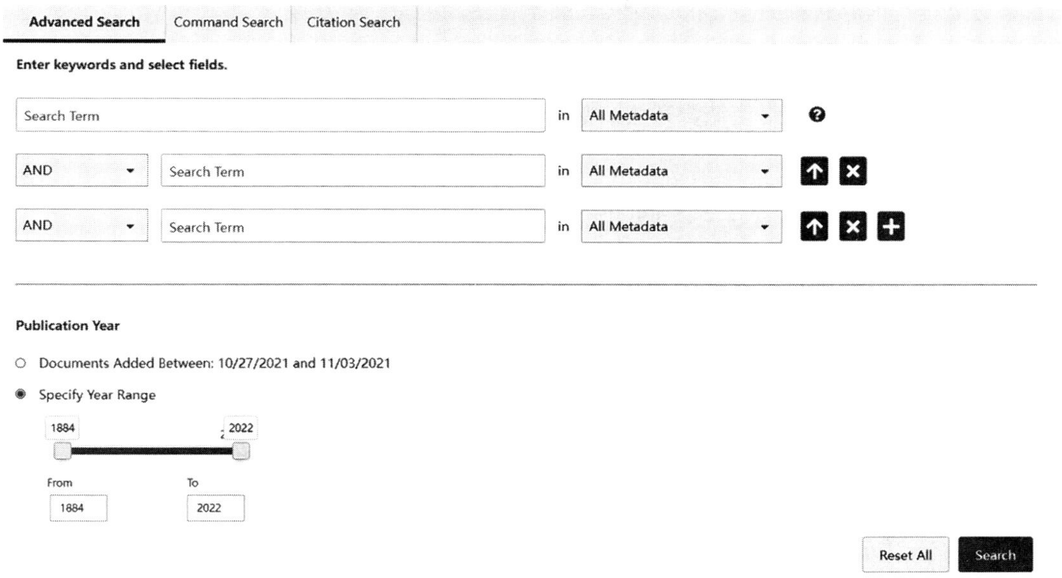

图 6-16　IEEE 高级检索界面

复习思考题

1. 检索有关亨廷顿舞蹈病的会议论文，并列出其会议名称、时间和地点。
2. 检索有关青蒿素的国外会议论文。
3. 利用会议论文数据库检索 2022 年护理学学科的会议情况，列出会议名称、时间、地点及相关论文。

第三节　专利文献的检索

一、专利文献概述

（一）专利和专利文献

专利（patent）是指获得专利权的发明创造。专利权是国家专利主管机关授予申请人在一定时间内享有的不准他人任意制造、使用或销售其专利产品或使用其专利方法的权利。授予专利权的发明和实用新型应当具备新颖性、创造性和实用性。

专利文献（patent document）是指记录有关发明创造信息的文件，是实行专利制度的国家或组织在审批专利过程中产生的官方文件及其出版物的总称，包括专利说明书、专利公报、专利索引、专利文摘、专利分类表、专利数据库等。专利说明书是专利文献的核心内容，上面记载着发明的实质性内容及付诸实施的具体方案，并提出专利权范围。专利检索的最终目标是获取专利说明书。

（二）专利文献的类型

不同国家对专利的种类有不同的规定，我国专利有发明专利、实用新型专利和外观设计专利。

现代专利文献可分为三类：一次专利文献（各种形式的专利说明书）、二次专利文献（主要指专利公报和专利索引）、专利分类资料（专利分类表、分类表索引等）。

（三）专利文献的特点

专利具有排他性、区域性和时间性。

专利文献具有内容新颖完整、报道翔实、技术含量高的特点，在医学及新药的开发研制方面具有重要的意义。

专利文献增长速度非常快，95%以上的最新技术首先在专利文献中报道。目前，世界许多知识产权组织将专利数据库在网络上免费开放，专利文献检索更加便捷，用户能够迅速获取相关的核心技术。

二、国内专利文献的检索

（一）中国国家知识产权局专利检索及分析系统

1. 概况 中国国家知识产权局专利及检索分析系统（网址为 http://pss-system.cnipa.gov.cn）是集专利检索与专利分析于一身的综合性专利服务系统。本系统依托于丰富的数据资源，提供了简单、方便、快捷、丰富的专利检索与分析功能，丰富的接口服务和工具性功能也为检索和分析业务提供了强有力的支撑。支持多种语言检索。

2. 检索方法 专利检索及分析系统提供常规检索、高级检索、导航检索等方法。用户注册后即可直接登录访问。

（1）常规检索：检索字段包括自动识别、检索要素、申请号、公开（公告）号、申请（专利权）人、发明人及发明名称。检索时可选择数据范围和检索字段进行检索（图6-17）。

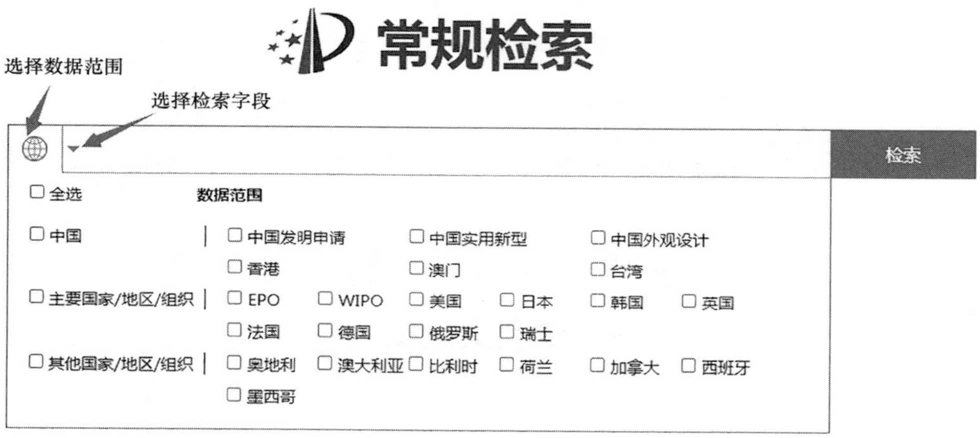

图6-17 中国国家知识产权局专利检索及分析系统常规检索界面

（2）高级检索：主要根据收录数据范围提供了丰富的检索入口以及智能辅助的检索功能。可以根据自身的检索需求，在相应的检索表格项中输入相关的检索要素，并确定这些检索项目之间的逻辑运算，进而拼成检索式进行检索。如果希望获取更加全面的专利信息，或对技术关键词掌握得不够全面，可以利用系统提供的"智能扩展"功能辅助扩展检索要素信息。高级检索界面主要包含4个区域：检索历史区、范围筛选区、高级检索区和检索式编辑区（图6-18），高级检索区根据专利可检索字段设置了表格检索功能，提供了不同的检索表格项，系统默认各检索字段之间为逻辑"与"的关系。

（3）导航检索：提供国际专利分类（international patent classification，IPC）分类号信息查询（图6-19），可查询IPC分类表和按IPC分类表浏览、检索专利文献。

IPC于1968年诞生于欧洲。目前使用的是第8版，结合了功能分类原则及应用分类原则，共8个部，128个大类，640个小类，小类之下还分有大组和小组，类目总数约达6万个，适用面较广。

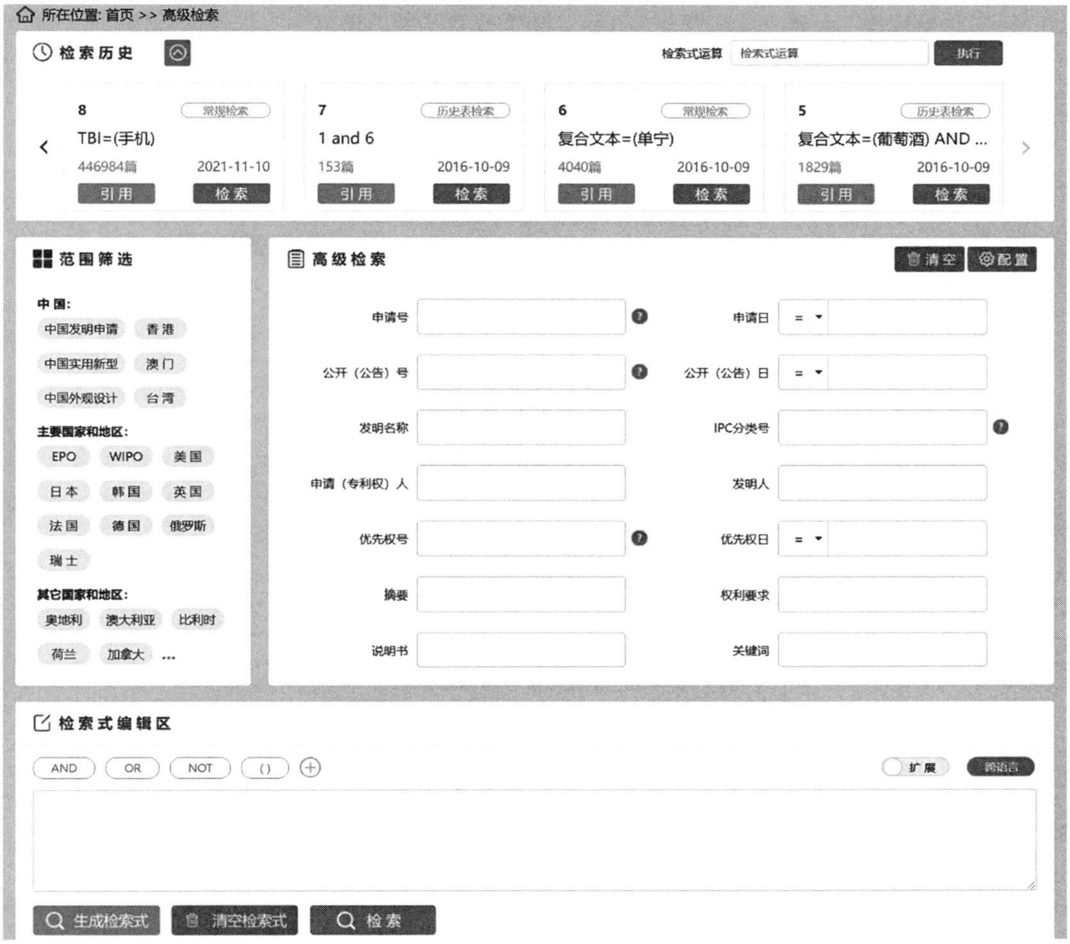

图 6-18　中国国家知识产权局专利检索及分析系统高级检索界面

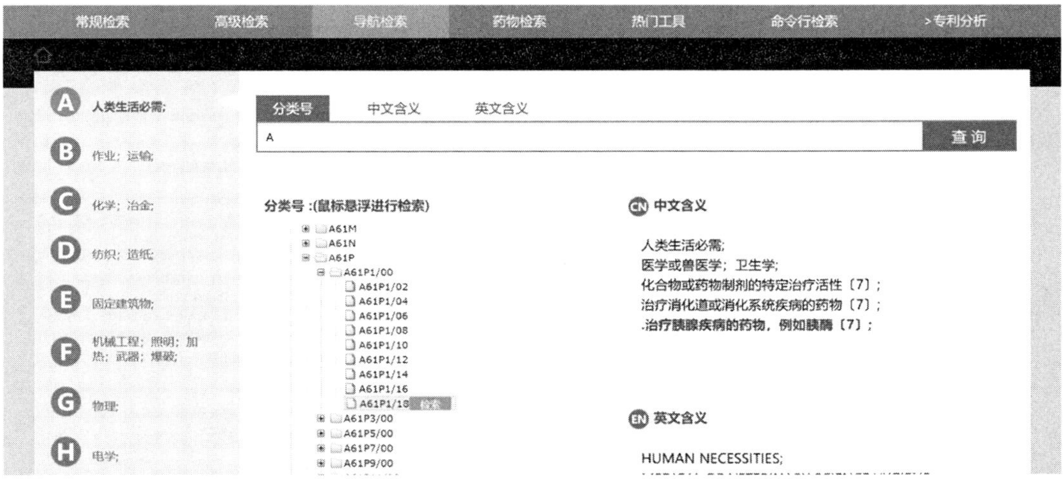

图 6-19　中国国家知识产权局专利检索及分析系统导航检索界面

3. 检索结果管理 如图 6-20 所示，可免费浏览检索结果，还可进一步点击链接详览，查看法律状态及申请人基本信息。可对检索结果按照申请日或公开日进行排序，以搜索式、列表式、多图式进行显示。可对检索结果进行过滤和统计，统计维度包括申请人、发明人、技术领域、申请日和公开日。

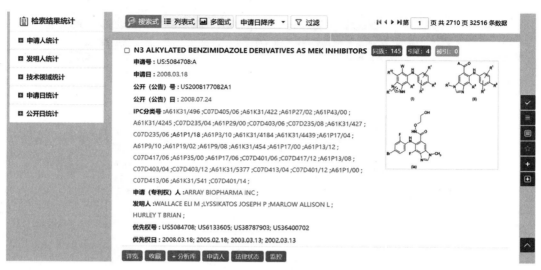

图 6-20 中国国家知识产权局专利检索及分析系统检索结果显示

（二）CNKI专利库

1. 概况 CNKI 专利库（网址为 https://kns.cnki.net/kns8?dbcode=SCOD）包括中国专利和海外专利。中国专利收录了自 1985 年以来在中国大陆申请的发明专利、外观设计专利、实用新型专利，共 3 650 余万项，每年新增专利约 250 万项；海外专利包含美国、日本、英国、德国、法国、瑞士、俄罗斯、韩国、加拿大、澳大利亚等地区和世界知识产权组织、欧洲专利局等组织的专利，共计收录 1970 年至今专利 1 亿多项，每年新增专利约 200 万项。

2. 检索方法 系统提供了一框式检索、高级检索、专业检索和文献分类检索。

高级检索如图 6-21 所示，该界面可切换至专业检索和文献分类检索。检索方法参见 CNKI 学位论文、会议论文的检索方法。

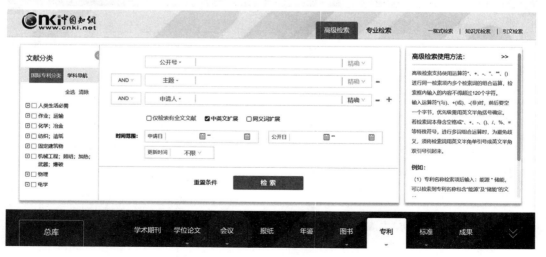

图 6-21 CNKI 专利库高级检索界面

其中文献分类检索包括了国际专利分类检索和学科导航检索。

3. 检索结果管理 可对检索结果按照相关度、公开日和申请日进行排序；按照主题、专利类别、年度、学科分组浏览查看检索结果；对结果进行导出和分析。

三、国外专利文献的检索

（一）Espacenet专利数据库

1. 概 况 欧洲专利组织（European Patent Organisation）通过 Espacenet 网站（网址为 http://worldwide. espacenet.com/）免费提供专利检索服务，提供了自 1836 年至今 90 多个国家和地区的 1.3 亿余条专利文献记录。

2. 检索方法 系统主要提供简单检索、高级检索、分类检索 3 种检索方式。

（1）简单检索：如图 6-22 所示，在检索框中输入任意检索词，点击检索按钮即可。可从该界面转到高级检索和分类检索界面。

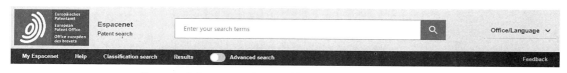

图 6-22 Espacenet 专利数据库简单检索界面

（2）高级检索（advanced search）：如图 6-23 所示，有包括英语在内的 3 种检索语言供选择。提供的检索字段有题名（Title）、题名/摘要（Title or abstract）、申请号（Application number）、优先权号（Priority number）、申请人（Applicants）、发明人（Inventors）、IPC 号等。

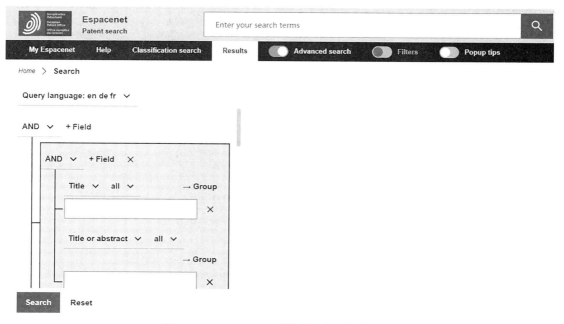

图 6-23 Espacenet 专利数据库高级检索界面

（3）分类检索（Classification search）：如图 6-24 所示，利用合作专利分类系统 CPC 号进行检索。直接输入相应的分类号检索，或先输入关键词查找相应的分类号后再检索相关专利，或通过分类浏览找到相应的分类号后进行检索。

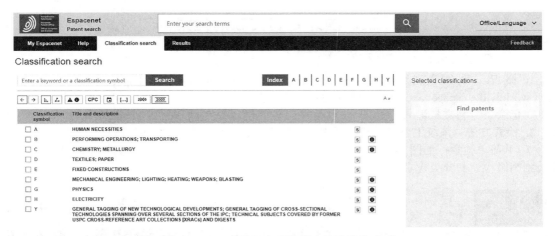

图 6-24　Espacenet 专利数据库分类检索界面

3. 检索结果管理　如图 6-25 所示，打开"Filters"，可以对检索结果进行筛选和分组查看。检索结果包括著录项目（专利基本信息）、文本式说明书、利权要求、专利附图、专利说明书全文、法律状态信息等，点击某一条记录可在右侧显示该记录的详细信息。

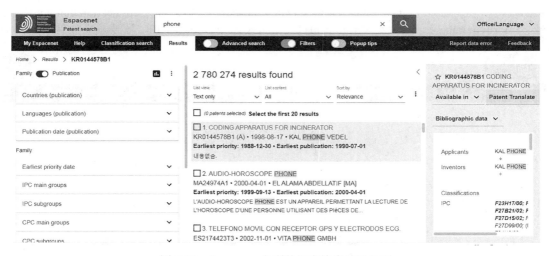

图 6-25　Espacenet 专利数据库检索结果界面

（二）美国专利商标局专利数据库

1. 概况　美国专利商标局专利数据库（网址为 http://patft.uspto.gov）由美国专利商标局（United States Patent and Trademark Office，USPTO）提供，包括专利授权数据库（Issued Patents）和专利申请数据库（Patent Applications）两部分，可提供自 1790 年至今的全文图像说明书及自 1976 年至今的全文文本说明书，数据库每周更新 1 次。

2. 检索方法　系统提供 3 种检索方式：快速检索（Quick Search）、高级检索（Advanced Search）、专利号检索（Number Search）（图 6-26）。可检索专利首页的内容，包括著录项、文摘、专利权项。专利说明书的下载需付费。

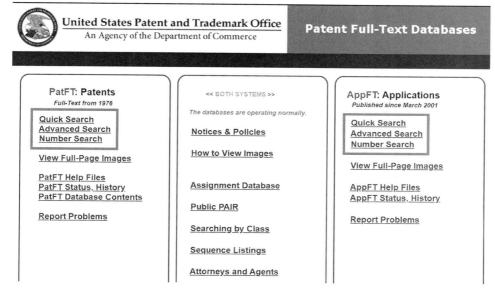

图 6-26　美国专利商标局专利数据库专利号检索界面

该数据库提供的相关资源包括专利分类检索（Searching by Class）、专利法律状态检索（Public PAIR）、专利权转让检索（Assignment Database）、专利律师和代理人检索（Attorneys and Agents）、生物序列检索（Sequence Listings）。

（三）世界知识产权数字图书馆国际专利数据库

1. 概况　世界知识产权组织（World Intellectual Property Organization，WIPO）于 1998 年组织建立了国际专利数据库（PATENT SCOPE，网址为 http://patentscope.wipo.int/search），其目的是为政府机构和个人用户提供电子化知识产权信息服务，目前收录 9900 余万条专利记录。检索界面提供多种语言格式。

2. 检索方法　提供简单检索、高级检索、字段组合检索。

（1）简单检索：检索时选择相应字段输入检索词检索即可，中文检索界面如图 6-27 所示。

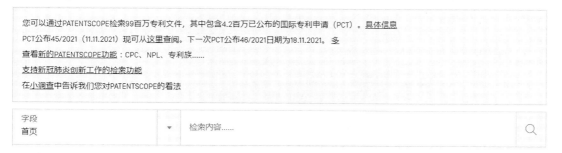

图 6-27　PATENT SCOPE 简单检索界面

（2）字段组合检索：如图 6-28 所示，检索时在相应字段的检索框中输入检索词，选择逻辑运算符构建检索表达式进行检索。

3. 检索结果管理　如图 6-29 所示，可对检索结果进行可视化分析、排序及详情查看。

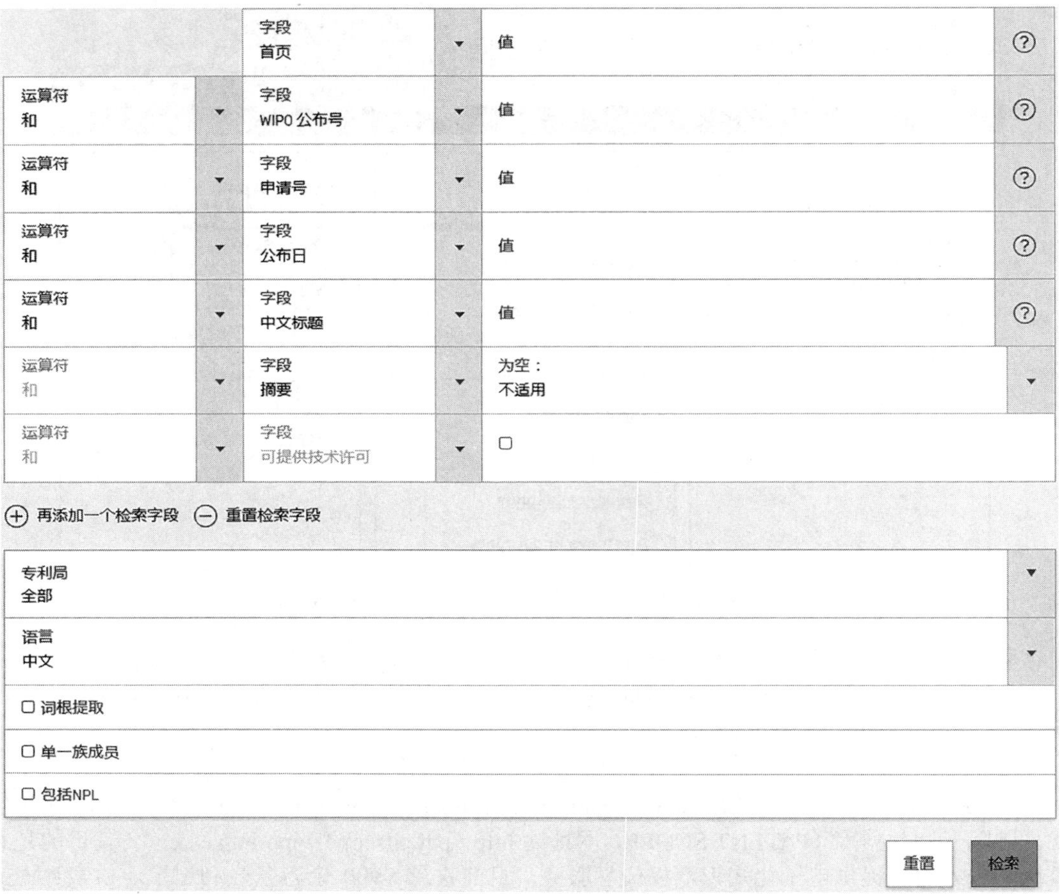

		字段 首页	▼	值		⑦
运算符 和	▼	字段 WIPO 公布号	▼	值		⑦
运算符 和	▼	字段 申请号	▼	值		⑦
运算符 和	▼	字段 公布日	▼	值		⑦
运算符 和	▼	字段 中文标题	▼	值		⑦
运算符 和	▼	字段 摘要	▼	为空： 不适用		▼
运算符 和	▼	字段 可提供技术许可	▼	☐		

⊕ 再添加一个检索字段　⊖ 重置检索字段

专利局 全部	▼
语言 中文	▼
☐ 词根提取	
☐ 单一族成员	
☐ 包括NPL	

重置　检索

图 6-28　PATENT SCOPE 字段组合检索界面

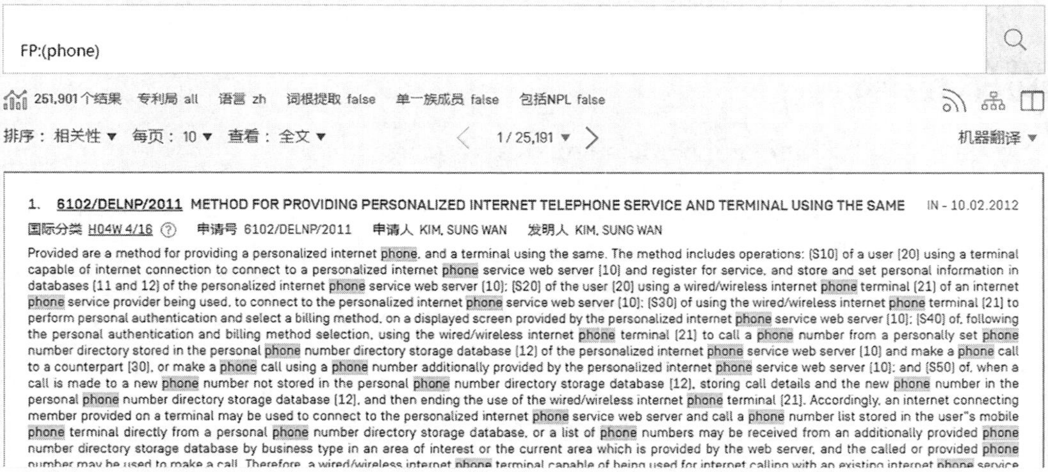

FP:(phone)　🔍

📊 251,901 个结果　专利局 all　语言 zh　词根提取 false　单一族成员 false　包括NPL false

排序：相关性 ▼　每页：10 ▼　查看：全文 ▼　　⟨　1 / 25,191 ▼　⟩　　机器翻译 ▼

1. **6102/DELNP/2011** METHOD FOR PROVIDING PERSONALIZED INTERNET TELEPHONE SERVICE AND TERMINAL USING THE SAME　IN - 10.02.2012

国际分类 H04W 4/16 ⑦　申请号 6102/DELNP/2011　申请人 KIM, SUNG WAN　发明人 KIM, SUNG WAN

Provided are a method for providing a personalized internet phone, and a terminal using the same. The method includes operations: [S10] of a user [20] using a terminal capable of internet connection to connect to a personalized internet phone service web server [10] and register for service, and store and set personal information in databases [11 and 12] of the personalized internet phone service web server [10]; [S20] of the user [20] using a wired/wireless internet phone terminal [21] of an internet phone service provider being used, to connect to the personalized internet phone service web server [10]; [S30] of using the wired/wireless internet phone terminal [21] to perform personal authentication and select a billing method, on a displayed screen provided by the personalized internet phone service web server [10]; [S40] of, following the personal authentication and billing method selection, using the wired/wireless internet phone terminal [21] to call a phone number from a personally set phone number directory stored in the personal phone number directory storage database [12] of the personalized internet phone service web server [10] and make a phone call to a counterpart [30], or make a phone call using a phone number additionally provided by the personalized internet phone service web server [10]; and [S50] of, when a call is made to a new phone number not stored in the personal phone number directory storage database [12], storing call details and the new phone number in the personal phone number directory storage database [12], and then ending the use of the wired/wireless internet phone terminal [21]. Accordingly, an internet connecting member provided on a terminal may be used to connect to the personalized internet phone service web server and call a phone number list stored in the user"s mobile phone terminal directly from a personal phone number directory storage database, or a list of phone numbers may be received from an additionally provided phone number directory storage database by business type in an area of interest or the current area which is provided by the web server, and the called or provided phone number may be used to make a call. Therefore, a wired/wireless internet phone terminal capable of being used for internet calling with an existing internet phone service

图 6-29　PATENT SCOPE 检索结果界面

复习思考题
1. 检索有关青蒿素制备方法的专利，了解专利的相关内容。
2. 利用中国国家知识产权局专利检索及分析系统检索有关胰岛素注射器的专利，并对检索结果进行简单统计，任选一件浏览其说明书全文。
3. 检索 2022 年公开的有关血糖监测的专利，查看专利类别。
4. 检索北京协和医学院在国内外申请的专利情况。

第四节　标准文献的检索

一、标准文献概述

（一）标准的含义

标准（standard）是公认的权威机构批准的标准化工作成果，是科研、生产、交换和使用的技术规定，也是质量管理和质量保证的依据。

（二）标准的分类

标准按其性质可分为技术标准、工作标准和管理标准，其中技术标准（technical standard）是标准文献的主体，是具有法律效力的文件。根据使用范围可分为国际标准、区域标准、国家标准、地方标准和行业标准及企业标准。根据内容可分为基础标准、产品标准、零部件标准、原材料标准和方法标准。按标准状态可分为现行标准、即将实施标准、被替代标准、废除标准等。根据成熟度分为法定标准、推荐标准和试行标准。根据国家标准化管理条例，我国标准分为国家标准、行业标准和企业标准三级。

（三）标准文献的特点

标准文献具有较强的权威性、规范性、法律性和时效性等特点，也包括国家颁布的消费品安全法、药典、政府标准化管理机构的有关文件等，需要定期修订。

二、国内标准文献数据库

（一）CNKI标准数据总库

CNKI 标准数据总库是我国数据量最大、收录最完整的标准数据库，包括国家标准全文、行业标准全文、职业标准全文及国内外标准题录数据库，共计 60 余万项。用户可根据各级分类导航系统进行浏览或检索，免费下载题录和摘要。

1. CNKI 国家标准全文数据库　收录了自 1950 年至今由中国标准出版社出版的，国家标准化管理委员会发布的国家标准，共计标准约 6 万余条。CNKI 国家标准全文数据库设置了中国标准分类导航、国际标准分类导航、学科导航 3 种浏览方式（图 6-30）。

2. CNKI 中国行业标准全文数据库　收录了现行、废止、被代替及即将实施的行业标准，全部标准均获得权利人的合法授权。收录了自 1950 年以来的电子、轻工、黑色冶金、有色金属、稀土、中医药、卫生、医药、纺织、林业、煤炭、烟草等近 40 个行业标准的约 3 万项数据。可以通过全文、标准号、中文标准名称、起草单位、起草人、出版单位、发布日期、中国标准分类号、国际标准分类号等检索项进行检索。

3. CNKI 职业标准全文数据库　收录了自 1999 年以来由人力资源和社会保障部职业能力建设司编制，由中国劳动社会保障出版社出版的国家职业标准汇编本，为各级职业技能鉴定机构及职业教育培训机构、职业院校等开展职业教育培训和职业技能鉴定工作提供了重要依据。采用高职专业分类和 CNKI 168 学科分类法。用户可以根据各级分类导航浏览。

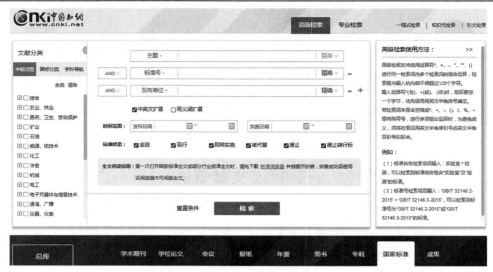

图 6-30　CNKI 国家标准全文数据库首页

4. CNKI 国内外标准题录数据库　是我国数据最大、收录最完整的标准数据库，分为中国标准题录数据库（SCSD）和国外标准题录数据库（SOSD）。中国标准题录数据库收录了所有的中国国家标准（GB）、国家建设标准（GBJ）、中国行业标准的题录摘要数据，共计标准 10 余万条；国外标准题录数据库收录了世界范围内重要标准，如国际标准（ISO）、国际电工标准（IEC）、欧洲标准（EN）、德国标准（DIN）、英国标准（BS）、法国标准（NF）、日本工业标准（JIS）、美国标准（ANSI）、美国部分学协会标准（如 ASTM、IEEE、UL、ASME）等 18 种标准题录摘要数据，共计标准 30 余万条。可以通过标准号、标准名称、关键词、发布单位、起草单位、发布日期等检索项进行检索。

（二）全国标准信息公共服务平台

全国标准信息公共服务平台（网址为 http://std.samr.gov.cn/）是国家标准化管理委员会标准信息中心具体承担建设的公益类标准信息公共服务平台，面向政府机构、国内企事业单位和社会公众提供国家标准、国际标准、国外标准、行业标准、地方标准、企业标准和团体标准等标准化信息，为用户提供资源统一入口的"一站式"服务（图 6-31）。该平台可以查询国家标准相关信息，如已经发布的国家标准的全文信息；制修订中的国家标准过程信息；国家标准意见反馈信息；技术委员会及委员信息；还可以查询国内、国外、行业、地方、企业、团体标准的目录信息和详细信息链接。

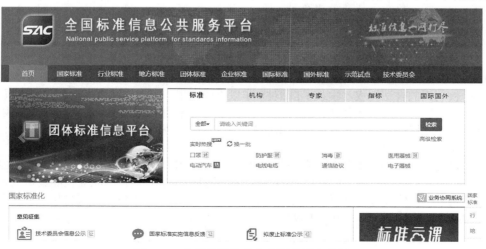

图 6-31　全国标准信息公共服务平台首页

三、国外标准文献数据库

（一）ISO国际标准化组织

国际标准化组织（International Organization for Standardization，ISO，网址为 http://www.iso.org/）是国际上最权威的标准制定单位，也是世界上最大的非政府性标准化专门机构，其主要活动是制定国际标准，协调世界范围内的标准化工作。ISO 在线网址可查询国际标准信息，网站提供简单检索、高级检索、分类浏览检索等方式。

高级检索界面如图 6-32 所示，可选择的检索范围有颁布标准（Published）、即将实施标准（Under development）、撤销标准（Withdrawn）、废除标准[Deleted（last 12 months）]等。检索字段包括关键词或短语（Keyword or phrase）、ISO 标准号码（ISO number）、文档类型（Document type）、语种（Language）、标准委员会（Committee）等。

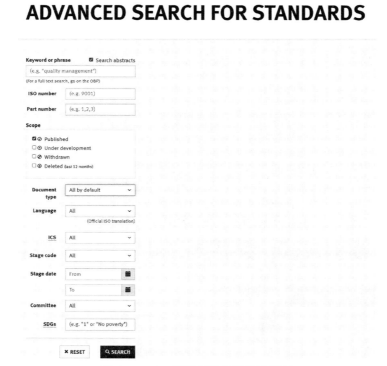

图 6-32　ISO 国际标准高级检索界面

（二）Techstreet国际标准数据库

Techstreet 国际标准数据库（网址为 https://www.techstreet.com）整合了全球 150 多个标准发布组织的标准，拥有超过 55 万件标准相关文档，涵盖各个行业。

数据库提供简单检索（图 6-33），在检索框中输入检索词进行检索即可。

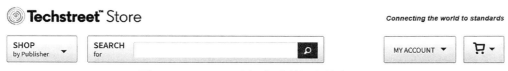

图 6-33　Techstreet 国际标准数据库检索界面

复习思考题
1. 检索中医临床诊疗术语的国家标准，了解相关标准的具体内容。
2. 检索一次性使用医用口罩、医用外科口罩和医用防护口罩的相关标准，比较标准的异同。
3. 检索国家药品监督管理局发布的中国标准分类号为 C43 的标准。

第五节　其他特种文献的检索

一、科技报告的检索

科技报告是记录科技研究工作成果或进展情况的报告。按内容分，有报告书（report）、札记（note）、论文（paper）、备忘录（memorandum）、通报（bulletin）、技术译文（technical translation）、特种出版物（special publication）等；按科研进度分，有初步报告（primary report）、进展报告（progress report）、中间报告（interim report）、终结报告（final report）；就保密程度而言，有保密、解密和公开 3 种。

科技报告出版形式较特殊，每份报告自成一册，有机构名称，有统一编号。发表较及时，报道新成果的速度一般快于期刊及其他文献，注重报道进行中的科研工作。大多数科技报告都与政府的研究活动、国防及尖端科学技术领域有关，所报道的研究成果一般必须经过主管部门组织有关单位审查鉴定，故所反映的技术内容具有较好的成熟性、可靠性和新颖性，是一种非常重要的情报来源。

（一）国家科技报告服务系统

国家科技报告服务系统（网址为 https://www.nstrs.cn）主要针对社会公众、专业人员和管理人员三类用户。向社会公众无偿提供科技报告摘要浏览服务，不需要注册。向专业人员提供在线全文浏览服务，专业人员需要实名注册，通过身份认证即可检索并在线浏览科技报告全文，不能下载保存全文。向各级科研管理人员提供面向科研管理的统计分析服务，管理人员通过科研管理部门批准注册，免费享有批准范围内的检索、查询、浏览、全文推送以及相应统计分析等服务。

以"社会公众"用户为例，在首页点击"社会公众"，进入社会公众首页，大致分为四部分：导航栏、分类导引、报告检索和报告样例。可通过分类导航或输入检索词检索（图 6-34）。

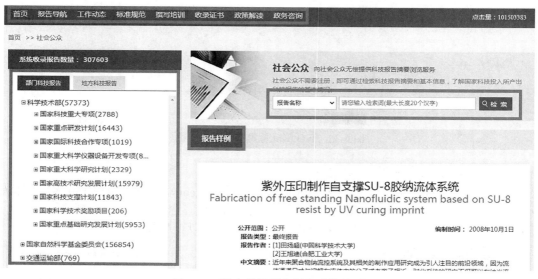

图 6-34　国家科技报告服务系统首页

（二）科技报告数据库

万方中外科技报告数据库（网址为 https://c.wanfangdata.com.cn/nstr）包括中文科技报告数据库和外文科技报告数据库。中文科技报告收录始于 1966 年，源于中华人民共和国科学技术部，共计 2.6 万余份。外文科技报告收录始于 1958 年，涵盖美国政府四大科技报告（AD、DE、NASA、PB），共计 110 万余份。

数据库提供简单检索、分类导航、高级检索、专业检索及作者发文检索。图 6-35 为简单检索和分类导航检索界面，可输入检索词或按来源、学科、地域、类型及字序分类浏览检索。高级检索、专业检索及作者发文检索方法参见本章第一节"中国学位论文全文数据库"相关内容。

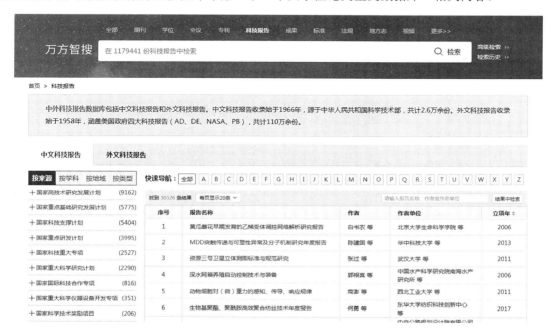

图 6-35　中外科技报告数据库简单检索和分类导航检索界面

二、政府出版物的检索

政府出版物又称官方出版物，是各国政府部门及其所属机构出版的文献。其内容广泛，涉及基础科学、应用科学和社会科学各个领域。按性质可分为行政性文献和科技文献两大类。前者包括国会记录、司法资料、方针政策、规章制度、决议、指示及调查统计资料等；后者包括各部门的研究报告、科普资料、技术政策文件等。它们对于了解各国政治、经济、法制、文化、教育、科技发展情况、方针政策及组织规划，有重要的参考价值。许多国家政府都设有专门的文献出版机构，组织专家学者编辑出版政府文献，并指定一些图书馆作为"寄存图书馆"或"文献保存中心"，全面系统地收藏政府出版物，以供考查。政府出版物中最主要的是美国政府出版物，每年公开的科技文献有四五千篇。英国、加拿大、法国、德国、日本等国也有一定数量出版。政府出版物在出版前后，往往用其他形式发表，故重复率较高。一些国家的政府出版物有专门编辑的检索工具，查寻比较方便。

（一）政府门户网站

政府出版物可在各官方政府门户网站上查到，如可以通过中国政府网的国务院政策文件库查询已经公开发布的行政法规、规章和行政规范性文件（图 6-36）。

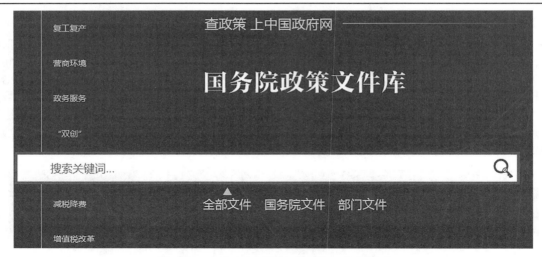

图 6-36　中国政府网-国务院政策文件库首页

（二）专业数据库

CNKI 政府文件检索（图 6-37）可按照发布机关或文种分类浏览检索，也可在高级检索的检索框中输入检索词构建检索表达式进行检索。

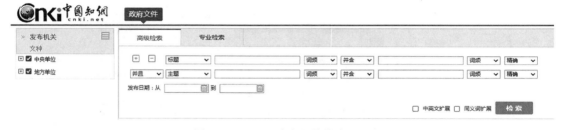

图 6-37　CNKI 政府文件检索界面

三、产品资料的检索

产品资料又称产品说明书或产品目录。厂商为介绍、推销其产品而印发的商业宣传品，包括具体介绍一种或若干种产品的产品样本、罗列某一类或某一厂商产品的产品目录及产品说明书、厂商介绍、厂刊或外贸刊物、技术座谈资料等，以国内外工业产品样本和目录为多。所载内容为定型产品的性能、特点、用途、规格等，技术成熟，数据可靠，图文并茂，形象直观；出版发行迅速，多数由厂商赠送。这类资料对于技术人员在产品造型、设计、试制、改造及引进国外技术与设备等方面都有参考价值。各国厂商为了掌握竞争对手的活动情况，加快新产品的试制和推销，加速产品的更新换代，提高本企业产品的市场竞争能力，都很重视产品资料的搜集和利用。全世界产品资料的出版发行量很大，据不完全统计，每年有 50 万～60 万种。

（一）中国商品信息服务平台

中国商品信息服务平台（网址为 http://www.gds.org.cn/）是基于计算机网络技术、全球统一标识系统而构建的标准化信息交换平台。平台以权威准确、翔实全面的高质量商品信息为基础，广泛应用于零售消费、物品流通、资源计划、电子采购和品类管理等领域，为商品的制造商、零售商、批发商及咨询机构提供优质的信息服务（图 6-38）。

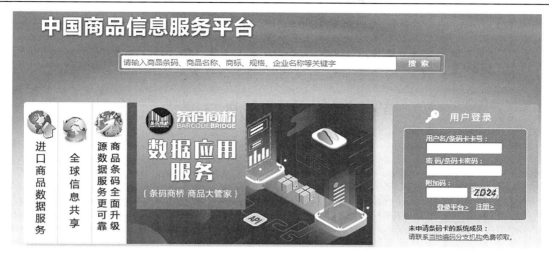

图 6-38 中国商品信息服务平台首页

（二）中国医疗器械信息网

中国医疗器械信息网（网址为 https://www.cmdi.org.cn/）始建于 1998 年 10 月，由国家药品监督管理局信息中心主办，网站内容涵盖了医疗器械及周边行业的信息资讯、政策法规、监管动态、数据查询、专题服务等内容（图 6-39），为广大医疗器械生产和经营企业、医疗机构提供权威、专业、及时、准确、翔实的资讯信息及专业数据，同时促进医疗器械生产企业、经营企业和医疗机构的商务交流合作。

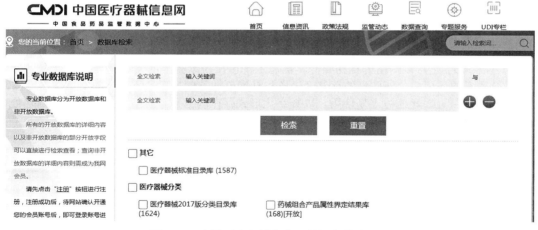

图 6-39 中国医疗器械信息网数据库检索界面

复习思考题
1. 检索有关传染病病原体检测技术的科技报告，分析学科分类和地域分布。
2. 检索中央机构发布的关于医养结合的相关文件。
3. 检索 2020 年上市的罗麻丹商品规格与企业。

（李彩虹 安园园 张雪艳）

第七章　医学网络信息资源的检索

第一节　网络信息资源与搜索引擎

一、网络信息资源

（一）网络信息资源的概述

随着互联网的快速发展，特别是移动互联网的快速兴起，网络在人们生活和工作中发挥着越来越重要的作用，通过互联网获取信息已经成为人们生活和工作不可或缺的一部分。互联网上的信息资源非常丰富，特别是其提供的大量免费学术信息可以帮助用户便利地获取信息。对于科研人员来说，互联网是了解科技动态、获取新信息和进行学术交流的重要工具。其主要特征是信息的数字化和网络存取。通过网络这个巨大的平台，将原本互相独立，分布于世界各地的信息连接到一起，形成一个内容与结构全新的信息整体。

1. 网络信息资源的定义　网络信息资源（network information resources）是指通过计算机网络可以利用的各种信息资源的总和。具体来说，网络信息资源是指所有以电子数据形式把文字、图像、声音、动画等多种形式的信息存储在光、磁等非纸介质的载体中，并通过网络通信、计算机或终端等方式再现的资源。

网络信息资源极其丰富，包罗万象，其内容几乎涉及所有领域，是知识、信息的巨大集合，是人类的资源宝库。网络学术信息资源是指与学术研究相关的互联网中的资源，主要包括政府信息、科研信息、教育信息和文化信息。生物医学领域的网络信息资源主要包括生物学、医学、药学等学科资源。

2. 网络信息资源的特点　随着网络技术的发展和网络浏览工具的开发，网络资源发展越来越快，网络信息资源数量大、表现形式多样化等特点越发明显。

（1）存储数字化，以网络为传播媒介。信息资源由传统纸张上的文字变为磁性介质上的电磁信号或光介质上的光信息，使信息的存储、传递和查询更加方便，而且所存储的信息密度更高，容量更大，甚至可以无损耗地被重复使用。以数字化形式存在的信息，既可以在计算机内高速处理，又可以通过信息网络进行远距离传送。

（2）使用方便，共享性强。不同国家区域的人都可以利用网络传播信息，超级链接使查找信息灵活方便，组织形式多样，信息获取快捷。网络信息资源还具有很强的交互性和共享性，读者可以自由交流和讨论或共享个人研究成果。

（3）数量巨大，增长迅速。仅从中国的互联网发展就能充分体现互联网的快速发展。中国互联网信息中心（China Internet Network Information Center, CNNIC）每年发布 2 次中国互联网发展情况统计报告，全面反映和分析中国互联网发展状况，截至 2020 年 6 月，我国网民规模达 9.40 亿人，较 2020 年 3 月增长 3 625 万，互联网普及率达 67.0%，较 2020 年 3 月提升 2.5 个百分点。网络信息资源呈指数增长，数量庞大。

（4）传播方式的动态性和时效性。网络环境下，信息的传递和反馈快速灵敏，具有动态性和实时性等特点。信息在网络中的流动非常迅速，电子流取代了纸张和邮政的物流，加上无线电和卫星通信技术的充分运用，上传到网上的任何信息资源，都只需要短短的数秒钟就能传递到世界各地的每一个角落。

正是这些特点使得网络信息资源在信息时代中占有很重要的地位，无所不在的网络信息资源的充分利用进一步促进了信息时代的发展，但是它在带给人们充分的信息价值的同时也产生了一系列的问题，人们在利用网络信息时应该注意信息的来源是否可靠，确保信息的准确性。

3. 网络信息资源的种类　通过网络可以利用的信息资源是多种多样的，并没有统一的分类标准，因此可以从不同的角度，根据不同的分类标准，将网络信息资源分为不同的类型。

（1）网络信息按照信息加工层次和发布形式分类

1）参考数据库：指为用户提供信息线索的数据库，可以指引用户获取原始信息，即反映各种数据、信息或知识的原始来源和属性的网络数据库。

2）全文数据库：即收录有原始文献全文的网络数据库，包括期刊论文、会议论文、专利文献、学位论文、政府出版物、研究报告、法律条文和案例、商业信息等，如中文科技论文在线等资源。

3）事实数据库：指包含大量数据、事实，直接提供原始资料的数据库，又分为数值数据库、指南数据库、术语数据库等，相当于印刷型文献中的字典、辞典、手册、年鉴、百科全书、组织机构指南、公式与数表等，如电子版百科全书、网络辞典等。

4）电子期刊：又名数字化期刊，是具有连续出版物的一般特征，以数字化形式存在，并且仅能通过电子媒介获取的连续出版物，如 *Free Medical Journals*、*PubMed Central* 电子期刊等。

5）电子图书：相对于传统的纸质图书而言，电子图书是数字化的，以电子文件形式存储在各种磁盘或网络平台中的图书。它是直接在网络上以数字形式出版的图书，如 AMEDEO 提供的"FreeBooks4Doctors！"，为全文免费电子医学图书等。

6）电子报纸：是多媒体技术、网络技术和通信技术的产物。它将电子技术应用到出版、发行、利用的全过程。

7）搜索引擎/分类指南：是指根据一定的策略，运用特定的计算机程序从互联网上搜集信息，在对信息进行组织和处理后，为用户提供检索服务，并将用户检索的相关信息展示给用户的系统。搜索引擎包括全文索引、目录索引、元搜索引擎、垂直搜索引擎，集合式搜索引擎，门户搜索引擎与免费链接列表等。在经过复杂的算法进行排序后，这些结果将按照与搜索关键词的相关度高低依次排列。现在的搜索引擎已普遍使用超链分析技术，除了分析索引网页本身的内容，还分析索引所有指向该网页的链接的 URL，甚至链接周围的文字。常用的搜索引擎有百度、Google 等。分类指南是将搜索到的网页按照主题内容或学科范围组织成等级结构（主题树），用户按照这个目录逐层深入，直到找到所需信息。通常搜索引擎与分类指南是结合在一起的。

8）网络学术资源学科导航：是对互联网上的开放信息加以甄别、筛选和科学整理，按学科组织起来，构成的一个完整的学科导航系统，为教学、科研、技术人员提供各类学术信息。

（2）按照网络资源的生产途径和发布范围分类

1）商用网络电子资源：由正式的出版机构或出版商、数据库运营商出版发行，如电子期刊、全文数据库、参考数据库和电子图书等正式电子出版物。其学术信息含量高，具备检索系统，出版成本高，以商业运作模式向社会公众开放。

2）网络公开学术资源：包括各种学术团体、行业协会、政府机构和相关商业部门等在网上正式发布的网页及其信息。使用这部分信息主要依靠搜索引擎及学科资源导航等，面向公众免费开放。

3）特色资源：主要基于各教育机构、政府机关、图书馆的一些特色收藏制作，又称为灰色资源，如古籍特藏、学位论文、教学课件等。

4）其他：如文件传输协议（file transfer protocol，FTP）资源、微信等社交媒体信息（博客、微信个人用户或公众号、Facebook 等社交媒体）。

（3）从对网络信息资源的可使用程度及网络信息资源的安全级别划分可以将它分为三类。

1）完全公开的信息资源：每个用户均可使用，如各类网站发布的新闻和可以通过免费注册而获得的信息等。

2）半公开的信息资源：可以有条件地获得，如注册以后通过缴纳一定的费用才可以获得的较有价值的符合你自己需要的信息资源等。

3）不对外公开的信息资源：只免费提供给有限范围内的具有一定使用权限的用户使用，如某些机构会给本专业有资质的人员提供免费使用，某些资源仅限于高校用户访问等。

以上三类网络信息资源均面临着不同的安全问题，都需要通过一定的措施来保证信息的准确性、完整性和实时性。

　　由于网络资源的开放性及来源广泛，信息发布比较随意自由的特点，用户在利用网络上的生物医学相关信息时，要特别注意信息来源的可靠性与可信度，特别是要注意网站主办者的学术背景、专业信誉度，既要充分利用网络获取全面的新进展信息，也要注意鉴别信息的准确性与可靠性。

（二）常用医学网络信息资源网站

　　1. 美国国立卫生研究院（National Institutes of Health，NIH，网址为 https://www.nih.gov/ ）　创建于 1887 年，隶属美国卫生部，是著名的生物医学科研机构，有 27 个研究所和研究中心。NIH 主要支持生物医学领域的基础性研究和临床研究，NIH 除大力开展院内科研外，还支持国内外各大学、医学院校、医院、研究机构和企业的科研活动，为研究人员提供培训服务和基金。NIH 的研究课题是由科学家根据科学的发展提出申请和立项，由 NIH 组织评审来确定的。各国科学家均可申请 NIH 的研究课题，申请成功即可获得 NIH 的资金支持。

　　NIH 网站上资源丰富，主页导航栏目包括健康咨询（Health Information）、捐款和资金（Grants & Funding）、新闻与事件（News & Events）、研究与培训（Research & Training）、美国国立卫生研究院（Institutes at NIH）、NIH 介绍（About NIH）。右上侧有一个关键词检索框（Search NIH），可实现对网页信息的检索（图 7-1）。

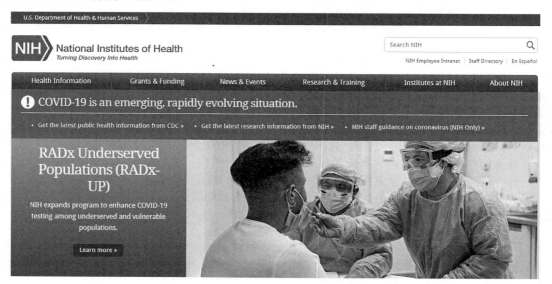

图 7-1　美国国立卫生研究院主页

　　2. 美国国立医学图书馆（National Library of Medicine，NLM，网址为 https://www.nlm.nih.gov/ ）隶属美国国立卫生研究院，是世界上最著名、最大的生物医学图书馆。其主页有新闻、站内检索等，左侧有多个数据库导航（图 7-2）。全站有丰富的卫生医疗信息，其中 MedlinePlus 数据信息来源于美国国立卫生研究院等，信息源可靠，内容丰富。

　　3. 世界卫生组织（World Health Organization，WHO，网址为 http://www.who.int/zh/home ）是联合国系统内卫生问题的指导和协调机构，是国际上最大的政府间卫生组织，总部设在瑞士的日内瓦，于 1948 年 4 月 7 日成立，有 194 个成员国。其主要工作领域包括卫生系统、生命全程促进健康、非传染性疾病、传染病、全组织范围服务、防范检测和应对。

　　WHO 网站提供多语言页面，有阿拉伯文、中文、英文、法文、俄文、西班牙文等语言版本。

　　WHO 网站主页提供世界各地有关卫生情况的新闻提要、特写、问答、紧急情况、视频、出版物和讲话等版块。导航栏目主要有健康主题、国家、媒体中心、突发卫生事件、数据和关于世卫组织。

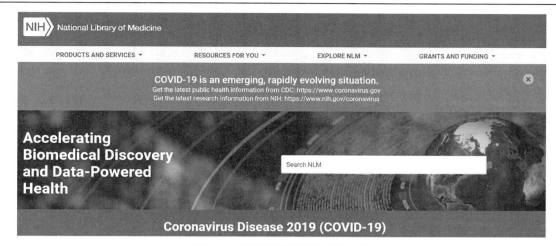

图 7-2　美国国立医学图书馆主页

4. 其他资源

（1）爱唯医学网（网址为 http://www.elseviemed.cn/）：是爱思唯尔医学网站的简称，由世界领先的科学、技术和医学信息产品和服务提供商创建。该公司基于与全球科技和医学界的合作，每年出版超过 2 000 种期刊，包括 *The Lancet*、*Cell* 等世界著名期刊，还出版近 2 万种图书，包括 *Mosby*、*Saunders* 等著名出版品牌的参考工具书。

（2）中国中医药数据库检索系统（网址为 http://www.cintem.com/）：是中国中医科学院中医药信息研究所研发的多库融合检索平台，汇集了多个数字化中医药参考工具构成的事实型数据库及期刊文献数据库。该检索系统需要购买才能使用，不提供免费检索。目前数据库总数 40 个，数据总量约 110 万条。

（3）公共卫生科学数据中心（网址为 https://www.phsciencedata.cn/Share/index.jsp）：由中国疾病预防控制中心开发，提供公卫数据库和公卫百科在线检索及下载。公卫数据库有传染性疾病、慢性非传染性疾病、健康危险因素、生命登记、基本信息等 60 多个数据库。公卫百科是开放的网络公共卫生平台，包含丰富的健康知识，提供搜索词条和按词条字序浏览等功能。

二、搜　索　引　擎

（一）搜索引擎概述

1. 搜索引擎定义　搜索引擎来自英文 "search engine"。其定义有广义和狭义之分。广义上是指一种基于网络的信息查询系统，包括信息存取、信息组织和文献检索；狭义上是指一种为搜索网络上的界面而设计的检索软件（系统），如 Robot、Spiders 等对互联网资源进行搜索，组织并提供检索的信息服务系统。

2. 搜索引擎的类型　随着网络技术的飞速发展，搜索技术的日臻完善，搜索引擎的种类越来越多，不同的搜索技术产生不同的检索结果，从早期的目录型检索到页面链接等级搜索，直至互动式个性化搜索，搜索引擎正从用户需求角度出发，不断朝着智能化、人性化的方向发展。

（1）目录型搜索引擎：被认为是一种传统的搜索引擎。这种搜索引擎以人工方式或半自动方式搜集信息，将信息系统加以归类，利用传统的信息分类方式来组织信息，并分门别类地存放在相应的目录中，建立分类导航目录，提供浏览查询为目的的搜索引擎，类似于图书馆的分类主题目录。这种搜索引擎有人工的介入，所以信息准确、导航质量高，但也因为人工的介入导致查全率低、搜索范围较窄、信息更新不及时等缺点。目录型搜索引擎的典型代表有雅虎和搜狐。

（2）全文搜索引擎：是指能够对网站页面文字内容进行全面搜索，并提取各网页中的信息建立数据库，为用户提供以关键词方式进行全文检索的引擎。全文检索提供了强大的检索功能，可以直接根据文献资料的内容进行检索，支持多方位、多角度、多层次地综合利用信息资源。当用户以关键词查找信息时，搜索引擎会在数据库中进行搜寻，如果找到与用户要求内容相符的网站，便采用特殊的算法（通常根据网页中关键词的匹配程度，出现的位置、频次，链接质量）计算出各网页的相关度及排名等级，然后根据关联度高低，按顺序将这些网页链接返回给用户。

全文搜索引擎的特点是信息量大、更新及时、无须人工干预，不足之处是返回信息过多、查准率低。典型的全文搜索引擎代表是 Google 和百度。

（3）元搜索引擎：又称为搜索引擎的搜索引擎，它没有自己的索引数据库，而是提供统一界面（或进一步地提供统一检索方式和结果整理），形成一个由多个分布的、具有独立功能的搜索引擎构成的虚拟逻辑整体。用户只需递交一次检索请求，由元搜索引擎负责转换处理后提交给多个预先选定的成员搜索引擎，并将所有查询结果集中起来以整体统一的格式呈现给用户。

元搜索引擎的运作和作用是建立在以各种独立的搜索引擎为基础和数据源上的，其优势是可以同时获得多个搜索源的结果，但同时也存在难以发挥成员搜索引擎特色的缺点。

（4）垂直搜索引擎：是一种专业的搜索引擎，针对某一特定领域、某一特定人群或某一特定需求，提供有价值的信息和相关服务。

垂直搜索引擎首先依靠网络蜘蛛在互联网中抓取某一特定领域中的所有相关网页；然后对这些网页中所包含的信息根据对象进行区分，如要分辨出一个网页的内容是学术论文、博客界面还是商品广告界面；再分门别类地将内容信息集成到对象信息库中。在网络抓取、对象分类和内容集成之后，垂直搜索引擎就可以利用这些结构化的对象信息为用户的特定需求提供全面、专业、有深度的服务。

垂直搜索引擎专注具体、深入的纵向服务，致力于特定的搜索领域和搜索需求（如机票搜索、旅游搜索、生活搜索、小说搜索、视频搜索等），在其特定的搜索领域有更好的用户体验。相比通用搜索动辄数千台检索服务器，垂直搜索需要的硬件成本低、用户需求特定、查询的方式多样。

（5）知识搜索引擎：随着网络信息爆炸式的增长，传统的第一代和第二代搜索引擎反馈给用户的结果信息往往数以万计，给用户浏览和查找有用信息带来很大的困难，因此用户希望能够拥有一种新的搜索引擎提高检索效率，来帮助他们准确地获取所需信息，帮助他们发现未知的信息或知识，并将简单的检索变成与用户之间的互动，当用户提出一个问题时，便能给出最准确的答案。因此，知识搜索引擎便应运而生。

知识搜索引擎是将各方面的知识资源整合在一起，一方面可以利用先进的自然语言智能查询技术，通过对输入的简单疑问词句的分析直接搜索得出答案；另一方面也可以在没有满意搜索结果的情况下，用户自己创建问题，等待他人回答并对答案进行评价，并且这些问题的答案又会进一步作为搜索结果，提供给其他有类似疑问的用户，从而达到分享知识的效果。知识搜索引擎为用户创建了一个强大的信息交流平台，用户既是搜索引擎的使用者，同时又是搜索引擎的创造者，通过提出问题、回答问题和搜索问题来满足用户的知识需求。利用知识搜索引擎获取知识的这一过程，有助于将用户的"隐性知识"引导、挖掘和固化为"显性知识"，并且实现了知识的挖掘、传播、利用、共享和评价。

知识搜索引擎采取以综合知识库为基础的语义分析，在进行检索过程中，采用的不是关键词全文检索，而是基于概念的检索，因此使得知识检索和导航服务变得更加智能，从而保证了检索结果的准确性、综合性和智能性。

尽管搜索引擎在不断地发展和完善，但也有其不足之处，且都有各自的使用规则和方法，因此用户必须在掌握搜索引擎基本原理和检索方法的基础上，同时了解各个搜索引擎的特色和检索方法，才能在日益膨胀的网络信息中快速、准确地找到自己所需的信息。

3. 搜索引擎工作原理　搜索引擎利用网络自动快速索引技术、动态缓存技术、分布计算技术、内容评价技术等多种技术手段，对互联网各种资源进行有效的组织、标引，并为检索者提供检索。搜索引擎主要通过 3 种途径取得资源和网址：利用网上机器人程序对互联网自动搜索，读者向搜索引擎推荐网址，手工搜集网上资源。

搜索引擎一般由 4 部分组成，即资源采集系统、数据标引和组织系统、索引数据库和数据检索平台、用户检索界面。

（二）常用搜索引擎

1. 百度（网址为 http://www.baidu.com）　为致力于向人们提供"简单，可依赖"的信息获取方式，李彦宏和徐勇于 1999 年底在美国硅谷创建百度搜索引擎。2000 年 1 月，百度公司在中国成立了全资子公司——百度在线网络技术（北京）有限公司，是目前我国最大的商业化全文搜索引擎，有超过 10 亿的中文网页数据库。

百度的搜索界面十分简洁（图 7-3）。百度 Logo 上方列出了新闻、贴吧、视频、地图等用户最常用的几个产品，点击"更多产品"，还可以发现其他更多产品。系统默认的是进行网页搜索。用户只需要在搜索框内输入需要查询的内容，点击回车键，或鼠标点击搜索框右侧的"百度一下"按钮，就可以得到符合查询需求的网页内容。

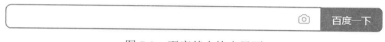

图 7-3　百度基本检索界面

例：用百度基本检索功能检索"糖尿病的中医药治疗方法"。

检索步骤：在检索框中输入关键词"糖尿病"、"中医药"和"治疗"，点击"百度一下"，查看检索结果（图 7-4）。

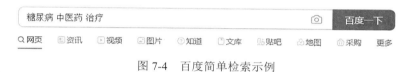

图 7-4　百度简单检索示例

2. Medscape

（1）概述：Medscape（网址为 http://www.medscape.com/）目前属于 WebMD Health Professional Network 的一个部分，由美国 Medscape 公司于 1994 年研制，1995 年 6 月投入使用，由功能强大的通用搜索引擎 Altavista 支持。Medscape 是全球领先的医学在线全文式站内搜索引擎，目的是为医生和医疗保健专业人员在全球范围内提供最新的医学及相关信息。

目前该搜索引擎有英语、德语、西班牙语、法语、葡萄牙语 5 个语言版本，Medscape 网站可提供四大类服务栏目，分别为新闻与观点、药物与疾病、继续教育、学院教育。并根据用户的 4 种不同身份（医学生、护士、药剂师、住院医师）提供不同的主题界面及不同的资源与服务。

（2）检索方法：Medscape 提供关键词和分类主题检索 2 种检索途径。

1）关键词检索：在检索框中直接输入检索词即可，结果界面可选择新闻与观点、药物与疾病、继续教育、Medline 4 个栏目进行分库浏览结果，默认是 ALL（全部）。还可根据设定按相关度或出版日期排序，以及根据主题及信息类型进行再精练。

2）分类主题检索：为新闻与观点、药物与疾病、继续教育 3 个栏目提供了主题检索，每一个栏目的主页设有分主题项目导航栏，网站根据疾病名称、所属学科和内容性质等设定主题检索，以英文首字母顺序排列，称为"specialties"，点击主题实现检索，每一个主题界面又可再细分。根据不同栏目提供不同的站内信息的结果界面，如新闻、期刊、CME 资源等的浏览。

3. 其他常用搜索引擎

（1）国搜（网址为 http://www.chinaso.com）：是由中国七大新闻单位——人民日报社、新华社、中央电视台、光明日报社、经济日报社、中国日报社、中国新闻社联合推出的搜索引擎。搜索界面和功能类似百度，提供新闻、网页、图片、报刊、导航等多种搜索服务，主要体现信息资源检索结果的权威性、公正性、互动性、精准性，传播正面的新信息资源。

（2）搜狗（网址为 http://www.sogou.com）：是由搜狐公司 2004 年推出的搜索引擎，既可进行网页目录搜索也可进行全文搜索。全文搜索的检索入口有网页、新闻、音乐、微信、问问、图片、购物、地图搜索等，提供网页高级检索功能，可限定字词位置、逻辑运算和文献类型；还开展一些特色服务功能，如查询 IP、查询股票、查询天气、查询英文单词翻译、查询汉字、查询成语等。

（3）有道（网址为 http://www.youdao.com）：是由网易公司推出的搜索引擎，提供网页、图片、新闻、视频等传统搜索服务，同时推出海量词典、阅读、购物等在线服务。其词典和翻译功能比较方便。

（4）必应（Bing，网址为 http://www.bing.com）：是由微软公司于 2009 年推出的搜索引擎，是北美地区第二大搜索引擎。检索入口有网页搜索、图片、视频、词典、资讯、地图等。其支持布尔逻辑运算和精确检索，运算符同谷歌。

（5）爱问（网址为 http://iask.sina.com.cn）：是由新浪公司研发的一个独有的互动问答平台，既保留了传统算法技术在常规网页搜索的强大功能，同时又弥补了传统算法技术在搜索界面上智慧性和互动性的不足。这种新的检索方式非常适合不熟悉检索技术的普通用户使用，通过调动网民参与提问和问答，让用户彼此分享知识和经验。其推出后在百度等多个平台上迅速被模仿，该方式也随之得到普及。

> 复习思考题
> 1. 网络信息资源的特点和种类有哪些？
> 2. 什么是搜索引擎？
> 3. 网络搜索引擎的特点和常见类型有哪些？
> 4. 试比较搜索引擎各自的特点。

第二节 常用基础医学信息资源检索

一、基础医学信息资源概述

基础医学属于基础学科，是研究人的生命和疾病现象的本质及其规律的自然科学。其所研究的关于人体的健康与疾病的本质及其规律为其他所有应用医学所遵循，是作为临床医学的理论基础。基础医学信息资源随着医学科学的不断发展而剧增，基础医学研究出现了既高度分化，又高度综合的局面。学科分支逐渐增多，且各分支之间相互交叉渗透，造成边缘学科和新兴学科不断涌现。基础医学信息资源已成为医学工作者学习、科研、创新等的有力工具和重要法宝。基础医学信息资源是医学的重要组成部分、活力之源。网络基础医学信息资源的分类和分布与其他医学信息资源的一样，既包括数据库，也包括网站、论坛等。

二、常用基础医学信息资源

（一）常用的基础医学信息资源网站

1. 综合性的基础医学资源网站

（1）基础医学科学数据共享网：为国家科技基础条件平台建设下医药卫生共享项目的子项目，其主要目的是实现我国网络环境下的基础医学资源整合。基础医学科学数据共享网（网址为 http://www.bmicc.cn 或 http://www.bmice.cn/web/share/home，以下简称"共享网"）自 2004 年正式投入建设，共整合了来自清华大学、北京大学、中科院生物物理所、中国医学科学院、军事医学科学院等 10 多家单位的 25 个数据库资源。根据数据内容的不同，共享网将整合的 25 个数据库分为以下 4 类：①人群调查及人体数据资源；②分子机制类数据资源；③模式生物类数据资源；④实验材料数据资源。

（2）基础医学教学资源网：网址为 http://www.basicmed.com/bindex.aspx。

（3）基础医学网址大全——金叶天盛医学导航：网址为 http://www.meddir.cn/cate/135.html。

（4）基础医学——医学论坛网：网址为 http://www.cmt.com.cn/slist/124.html。

（5）医学全在线下载：网址为 http://qikan.med126.com。

（6）中国健康网：网址为 http://www.69jk.cn/jcyx/。

（7）基础医学——首席医学网：网址为 http://www.9med.net/literature/list.php?catid=251。

2. 国外基础医学各学科网站

（1）美国解剖学家协会（The American Association Anatomists，AAA）网站（网址为 http://www.anatomy.org）：美国解剖学家协会是美国最大的解剖协会，1888 年始建于美国华盛顿，初始目的在于促进解剖科学的发展。其成员来自世界各国的相关专业，包括医学基础教育、医学图像工作、细胞生物学、遗传学、分子发育学、内分泌学、组织学、神经科学、法医学、显微镜、自然人类学等。如今它已成为那些致力于解剖学形态、功能的研究及教育人员的家园。其主页的"Anatomy links"内容，列出重要消息，如与解剖学相关的最新学术进展，各有关协会即将召开的会议摘要，相关机构最新动态，最新推荐的免费论文全文，最新研究课题及资助项目信息等。

主页左侧菜单栏中有"关于美国解剖学会""奖励和基金""会议""会员""出版物""公共政策""资源""教育与教学工具"等。其中"资源"比较有情报检索价值，包括工资和培训调查、求职中心、资源链接和 Web 档案等内容。

（2）美国生理学会（American Physiological Society，APS）网站（网址为 http://www.physiology.org）：美国生理学会创建于 1887 年，是一个致力于提升生理学领域教育、科研和推广的非营利性组织，现拥有超过 10 500 名会员。绝大多数会员都拥有生理学、医学或其他卫生领域的博士学位。APS 出版 14 种专业期刊和学会通讯，以及生理学系列丛书和手册，涵盖生理学领域所有研究主题。

（3）美国病理医师学会（College of American Pathologists，CAP）网站（网址为 http://www.cap.org/apps/cap.portal）：CAP 是世界上最大的由病理医师组成的联合会，包括世界各国 1 500 多个会员及实验室团体。学会致力于临床实验室步骤的标准化和改进，所产生的影响超过了其他任何一个组织，因此被公认为是实验室质量保证的领导者。

（4）美国药理学与实验治疗学学会（American Society for Pharmacology and Experimental Therapeutics，ASPET）网站（网址为 https://www.aspet.org/）：ASPET 成立于 1908 年，目前有 4 800 名成员，其中包括药学研究领域、医药工业和政府代表，以对抗疾病、致力开发新药与治剂为宗旨。该网站内容主要包括会议与产品、出版物、药理学教育资源、药学资源链接、培勘计划、政府与公共事务等，其中出版物包括该学会的 5 种期刊。

（5）美国生物化学与分子生物学会（American Society for Biochemistry and Molecular Biology，ASBMB）网站（网址为 https://www.asbmb.org/）：ASBMB 成立于 1906 年，是一个非营利性的科学与教育组织，拥有来自学院、大学政府研究室及研究机构的会员 10 000 多人。学会的目标是通过出版物、学术会议和人才培养促进生物化学与分子生物学的发展。该网站的内容主要包括"成员信息""出版物""会议""公共事务""教育""少数民族事务"。

（6）美国实验生物学联合会（Federation of American Societies for Experimental Biology，FASEB）网站（网址为 https://www.faseb.org/）：FASEB 成立于 1912 年。FASEB 的主要使命是通过研究人类的健康状况、思想及工作能力来促进生物医学和生命科学的发展。FASEB 是一个独立的学会成员联盟，包括美国生理学会（APS）、美国生物化学与分子生物学会（ASEMB）、美国药理学与实验治疗学会（ASPET）、美国研究病理学会（ASIP）、美国营养科学学会（ASNS）、美国免疫学家协会（ASD）、美国解剖学家协会（AAA）、美国人类遗传学会（ASHG）、生物物理学会（BS）、蛋白质学会（PS）、美国骨与无机物研究学会（ASBMR）、美国临床研究学会（ASCI）、内分泌学会（ES）、发育生物学学会（SDB）等 20 余个主要成员学会。通过 FASEB 网站也可以链接到上述学会的网站。

FASEB 网站的内容主要包括"每周新闻""成员学会""公共事务""职业"等。

3. 中国基础医学各学科网站

（1）解剖学类：举例如下。①中国解剖网（网址为 http://www.china anatomy.com/）；②中国数字化可视人体数据库（网址为 http://cvh.bmicc.cn/）；③骨外在线（网址为 http://www.orthonline.com.cn/）。

（2）病理学类：举例如下。①中国病理生理学会(网址为 http://www.caop.ac.cn/)；②华夏病理（网址为 http://www.ipathology.cn/）；③病理学园地（网址为 http://www.binglixue.com/）；④中华病理技术网（网址为 http://www.zhbljs.com/）。

（3）微生物学类：举例如下。①中国科学院微生物研究所（网址为 https://www.im.cas.cn/）；②中国典型培养物保藏中心（网址为 http://cctcc.whu.edu.cn/）；③中国科普博览微生物馆（网址为 http://www.kepu.net.cn/vmuseum/ lives/microbe/index.html）。

（二）药学相关资源

1. 药学资源概述　药学信息包括药学领域所有知识数据，既包括药物信息，也包括与药物简介相关的信息，如疾病变化、耐药性等，还包括药品流通信息、药政信息等，涉及药学科研、生产、临床、教育、管理等诸多方面的有关信息。按信息资源表现形式划分，网络药学信息资源有数据库、网站、电子出版物、动态信息、电子论坛等。

网站是互联网在各领域应用的重要载体，集中体现了互联网所具有的大多数功能。随着互联网的影响日益广泛和深入，互联网药学网站的发展如雨后春笋，极大地促进了药学信息的交流。药学网站按创建者大体可分为以下五类。

（1）学术研究型药学网站：是由药学院校、研究院所、图书馆等相关机构设立的专业网站，主要为学术、科学研究及教育服务，提供一些药学科学研究和药学发展方面的信息，有的还设有相关的数据库。此类网站数量不多，但学术性强，对药学学科的发展起指导和促进作用。

（2）公司企业型药学网站：是由制药或医药经营企业设立的商业网站。由于互联网商业化功能的驱动，几乎所有较大的制药和医药公司都设立了自己的网站。此类网站数量较多，除世界著名制药公司的网站内容较为丰富外，其他网站的内容都局限于本企业介绍、产品介绍及药品和物资供求信息等，侧重于广告宣传和药品营销，实用性强，但药学科学研究的信息不多。

（3）政府机构型药学网站：是由政府部门设立的与药学相关的官方网站。随着我国政府对互联网的高度重视，政府有关部门也充分利用互联网的功能建立了药学官方网站，为社会提供相关政策法规、通知公告、新药信息、药品商情等信息。

（4）商业服务型药学网站：是由网络服务公司与药学机构联合设立的专业网站。此类网站将网络服务公司的网络技术与药学机构的丰富信息资源结合起来，提供大量新颖、实用的药学信息。此类网站信息更新速度快，商业性强，是目前国内提供网络药学信息资源的主力军。

（5）个人网站：是由药学人员建立的个人网站。此类网站比较活跃，网站内容一般是经过编辑加工再现的医药信息，内容虽有重复，但更新速度快，注重表现个人风格。由于个人能力、财力、精力有限，后续发展受限制，有的与网络服务公司合作，转变为商业网站。

2. 药学信息资源检索　互联网是一个数量大、更新快的信息资源网络。通过对互联网上各种搜索引擎、数据库和网站等的检索，能获取丰富的信息资料。现着重介绍化学与药学部分信息资源检索方法、重要网站及资源库的检索和应用。

（1）通用搜索引擎：通用搜索引擎是一类综合性的信息搜索引擎。常用的这类搜索引擎有雅虎、搜狐、百度等。检索方法包括分类途径和关键词途径。

1）分类浏览：是通过门户网站（如雅虎、网易、新浪等），顺着网站的树枝状索引所提供的链接，按搜索者的兴趣，一层一层地寻找目标网站。再如搜狐（网址为 https://www.sohu.com/），进入搜狐主页后，点击其分类目录下的"健康"，进入搜狐健康（网址为 https://health news.sohu.com/），单击"药品常识"，就可以查询药品。

2）关键词检索：在 Google 或百度中输入"药学网站"，可检索到国内外医药学网站大全之类的文档或网站介绍。输入"医学搜索引擎"或"intitle:医学搜索引擎"就会找到医学专业的中外文搜索引擎。

（2）医药专业搜索引擎

1）医学专业搜索引擎：由于这类搜索引擎对医学专业进行优化，因此信息比较集中具体，获得有价值的专业信息较多。

2）化学与药学搜索引擎：这类引擎收录的多为医药学组织杂志、政府机构等的网页信息，检索结果相关性好、可靠性高。常用的化学与药学搜索引擎主要有以下几个。①药学专业搜索引擎 Pharm Web（网址为 https://www.pharmweb.net/）。Pharm Web 是世界著名的大型药学综合性网站，创建于 1994

年，基本涵盖了互联网上各种药学信息资源，有人也称之为药学专业搜索引擎。Pharm Web 将所有信息按不同类别进行分类，在"Site Contents"列出各类的链接。其主要内容包括"会议""世界各地的药学院校名单""PharmWeb 论坛""PharmWeb 虚拟图书馆""患者信息""继续教育""PharmWeb 索引"等。②中国医药网医药搜索（网址为 http://www.pharmnet.com.cn/search/medicine/）。③中国化工搜索（网址为 http://www.chem.cn/）。④化学工业搜索引擎（网址为 http://www.chemindustry.com/）。

这方面类似的网站很多，可在实践中收集选择。

（3）学术搜索引擎：科研常用的搜索引擎，以下列举几个常用的搜索引擎。①爱思唯尔搜索（网址为 https://www.elsevier.com/zh-cn/）；②GFsoso（网址为 https://xs.scqylaw.com/）；③CiteSeerX（网址为 http://citeseer.ist.psu.edu/）；④SciSeek（网址为 http://www.sciseek.com/）。

此外，随着时代的进步，还不断出现一些其他的学术搜索引擎，可供用户在科研工作和日常生活中使用。

（4）学科信息门户（subject based information gate way）：是针对学科的网络信息的深层组织模式，是图书情报界为解决搜索引擎检准率低的局限性而开发的一种学科网络资源指南。学科信息门户网站对特定学科领域网络资源提供权威可靠的导航，为科研人员、工程技术人员，高等院校的师生提供大型专业数据库、经过筛选的网络上各种类型的高质量信息资源等全面的学科信息和多样化的一站式服务。它兼有目录式检索工具和搜索引擎的特点并具有优于以上 2 种的检索性能。正因为如此，新的学科信息门户在国外不断地涌现。2001 年年底正式启动的中国科学院国家数字图书馆已建立起数理、化学、环境、生命科学、图书情报系统等学科信息门户。

3. 药学信息数据库

（1）药学相关的题录文摘型数据库：主要有中国生物医学文献数据库（CBM）、中文生物医学期刊文献数据库（CMCC）、中国中医药文献数据库、PubMed 数据库、NLM Gateway 系统、科学引文索引（Web of Science）、美国生物学数据库（BIOSIS Preview）、ISI Chemistry、SciFinder 等。

（2）药学相关的全文型数据库：主要有中国期刊全文数据库、万方数据资源系统的数字化期刊、SDOS 全文数据库、SpringerLink 全文数据库、Blackwell Synergy 全文数据库、SwetsWise 全文数据库、EBSCO host 全文数据库、ProQuest Medical、Library 全文数据库、cnpLINKer 在线数据库检索系统和联机计算机图书中心 OCLC、FirstSearch 等。另外，通过一些免费期刊，读者也可以获得部分全文，最常用的免费期刊是美国 *Science*（《科学》）杂志（网址为 https://www.science.org/）、High Wire Press（网址为 https://www.highwirepress.com/）和 Free Medical Journals（网址为 http://www.freemedicaljournals.com/）。除此之外，国家科技图书文献中心（网址为 http://www.nstl.gov.cn/）的 Current Issue 列出了最新出版物，每月更新 1 次，可供读者免费浏览全文、免费打印、发送给其他人及发表评论。

（3）专门的药学专业数据库：除了前面介绍的综合性和医学专业数据库以外，还有专门的药学专业数据库。

1）Rxlist 数据库

A. Rxlist 数据库简介：Rxlist 数据库（网址为 https://www.rxlist.com）是美国处方药物索引网上数据库，含有 5 000 种以上药物。它的一大特点是列出了美国处方药市场每年度前 200 种高频使药。占美国处方中处方药出现次数的 2/3。对其品种的分析，可以给我国医药工业科技人员带来很多启发。同时，该网站对具体药物有极为详细的介绍，为医院药师快速了解新药市场提供了便利。

B. 检索方法：Rxlist 数据库站点内容无须登录，对每一个品种的访问目前均是免费的。进入 Rxlist 数据库主页后，可在快速检索框中输入药物名称检索相关的药物信息。如药物的商品名和常用名，其中大部分的常用名和商品名可以链接到该药物的详细资料，包括"描述""临床药理""适应证""剂量和用法""包装""警告""禁忌""注意事项""副作用""药物相互作用""过量""患者信息"等方面。在每一部分的介绍文字中嵌有大量的链接点，对文中涉及的名词术语加以解释。

此外，Rxlist 数据库还提供高级检索功能，可以输入药品的商品名、常用名、疾病症状、副作用、在版代码、药物代码（NDC），甚至药名片断（词尾模糊部分可用*代替，但*不可用于词头）进行检索，并支持布尔逻辑算符 AND、OR、NOT。例如，ampi*; headache and bleed; capsule or inject。

C. 其他内容：①TOP200。这是该网站最具特色的部分。TOP200 基于美国 30 亿张处方统计得出，有一定代表性。②Rxlist Alternatives。通过检索或浏览目录查找相关问题，目录包括 WESTERN HERBS、CHINESE HERBALREMEDIES、HOMEOPATHICS。

2）TOXNET 数据库（网址为 https://www.nlm.nih.gov）由美国国立医学图书馆（NLM）开发建立，是一个化合物毒性相关数据库系列，目前主要包括毒理学、有害化学物质及其相关领域的 9 个数据库。

A. TOXNET 数据库主页：有 3 个组成部分。左栏为各数据库列表，中间栏为检索所有数据库区域，右栏为其他 NLM 资源及帮助信息。

B. TOXNET 数据库的子库简介

a. HSDB（Hazardous Substances Data Bank）：主要内容是具有潜在危险化学药品的毒理学研究、工业卫生、急救处理程序、环境发展及相关领域。所有数据均来源于核心权威图书、政府公文、技术报告及主要期刊。

b. IRIS（Integrated Risk Information System）：包含人类健康危险评价数据，由美国环境保护局（EPA）编辑，主要侧重于危险物质鉴定和剂量依赖性评价，EPA 致癌剂分类、个体危险、口服参考剂量和吸入参考浓度，并经 EPA 科学家审评一致通过。

c. ITER（International Toxicity Estimates for Risk）：提供化学风险评价数据，这些信息来源于美国环境保护局（EPA）、美国毒物与疾病登记局（ATSDR）、加拿大卫生部、荷兰公共卫生与环境研究所等世界权威机构。

d. GENE-TOX：由美国 EPA 创建，内容包含由专家审核的 3 000 余种药品的基因毒理学文献数据。

e. CCRIS（Chemical Carcinogenesis Research Information System）：由 NCI 发展至今，包含 8 000 余种有关化学药品的致癌性、诱变性、肿瘤生成、肿瘤抑制等数据信息。数据来源于主要期刊、NCI 报告并由精通致癌作用及诱变作用的专家审核。

f. TOXLINE：收集了美国国立医学图书馆在线书目信息的扩展部分，涉及药物及其他化学药品的生物化学、药理学、生理学及毒理学作用，引用了 300 多万条书目信息，包含了文摘、检索关键词及 CAS 登录号。TOXLINECORE 数据库收录许多毒理学期刊文献，是生物医学文献数据库 Medline 的较大分支。

g. DART/ETIC（Developmental and Reproductive Toxicology/Environmental Teratology Information Center）：是有关毒理学的书目数据库。它涉及畸胎学及毒理学，包含 1965 年至今的 10 万余条参考文献。由美国环境保护组织国家环境健康科学组织毒理学研究中心及 NLM 提供资金。

h. TRI（EPA's Toxic Chemical Release Inventory，1995～2000）：内容包括每年排放到环境中的有毒化学药品量。此数据由 EPA 收集提供。数据包括空气，水和土地，而且包括废弃物的转移处理方法及资源减少及再利用。

i. ChemlDplus：包含 368 000 余条化学物质记录，其中 206 000 余种有化学结构式，并提供许多相关数据库的链接。

C. TOXNET 检索方法：TOXNET 数据库有多种检索方式，可以检索单个、若干个或所有数据库。检索所有数据库时，显示每一个 TOXNET 数据库命中记录数并可单击浏览每一条检索结果。而且此数据库具有很好的交互性，是链接到其他具多用途检索特征专业数据库和 NLM 资源的起点。不论何种检索方式，用户均可在检索框中输入化学物质名称、数字、CAS 登记号、词（组）等检索词。除基本检索外，系统还支持截词检索，利用双引号（""）实施短语的精确检索及支持逻辑组配检索功能。

3）CancerLit 数据库（Cancer Literature，癌症文献数据库）

A. CancerLit 数据库简介：CancerLit 数据库（网址为 https://www.cancer.gov/research/resources/search）始创于 20 世纪 60 年代，由美国国立癌症研究所（National Cancer Institute，NCI）国际癌症信息中心负责制作，是世界上重要的癌症医学文献题录型数据库。其收录范围主要包括 1963 年至今的实验与临床癌症的治疗信息，化学、病毒等与癌症病因相关因素信息及致癌物质运行机制和与癌症有关的生物化学、免疫学、生理学、诱导有机体突变的物质、生长素的研究等信息。其数据主要来源于 4 000 余种生物医学期刊、图书、政府工作报告、会议论文、学位论文及研究报告等相关资料。

B. CancerLit 数据库检索方法

a. NCI Publications：主要提供 NCI 出版物的浏览和检索。CancerLit 数据库将其出版物按一的类别进行了分类，如肿瘤类型，治疗方式，临床试验、营养、遗传、肿瘤处理、危险因素、吸烟等。此外，还可通过输入检索词的方式检索其出版物中有关内容。

b. Cancer Literature in PubMed：点击 "Cancer Literature in PubMed" 链接，系统进入 PubMed 癌症相关文献检索页面。该页面主要提供 2 种检索范围，一种是将检索范围限制在 PubMed 癌症相关文献中，另一种是限制在 PubMed 收录的全部文献中。点 "Cancer Topic Searches" 链接，系统进入癌症主题检索界面。CancerLit 数据库对癌症进行了分类，目前共分为 17 个大类，即艾滋病相关肿瘤、乳腺肿瘤、肿瘤遗传学、心血管肿瘤、内分泌肿瘤、胃肠肿瘤、妇科肿瘤、头颈肿瘤、白血病/淋巴癌、男性生殖系统肿瘤、转移癌、神经系统肿瘤、肉瘤、皮肤癌/黑色素瘤、胸部肿瘤、烟草及泌尿系统肿瘤。点击选定类别，即可实现对某种或某些癌症相关文献的检索。

c. Other Resources：PDQ（Physician Data Query），主要提供临床试验方面的资料，检索时可对肿瘤类型、试验类型（治疗、筛选、遗传、支持性护理、预防及诊断等）进行限定，并可输入邮政编码，将试验数据限制在该地区某一范围内，并提供其他重要癌症文献相关网站链接。

4）MedlinePlus Drug Information：MedlinePlus（网址为 https://www.medlineplus.gov/ druginformation.html）是美国 NLM 开发的文献检索系统，包括 Health Topics、Drug Information、Encyclopedia、Dictionary、News、Directories、Other Resources 7 个部分，其中 Drug Information 是一个药品信息数据库，数据来源于《美国药典药物信息分册》（USPDI），有 9 000 多种处方药和 OTC 药的详细资料。按照药品的通用名或商品名的首字母浏览，可查到药品的商品名、类别、一般介绍、药物作用、应用范围、适应证、用药前后注意事项及药物副作用等内容。

5）其他药学数据库

A. MicroMedex 医药信息系统：MicroMedex 公司主要提供药品、毒理学、药理学、急诊医学、临床用药等方面的电子信息产品。MicroMedex 医药信息系统（网址为 http://www.micromedexsolutions.com）由来自 20 多个国家的 450 名临床专家编辑，其信息来源于世界 3 000 多种医学期刊及多个著名临床医学专家、药品制造商、药剂咨询中心、有毒物质控制中心等。每条信息均由临床医师、临床毒物专家、药剂师、护士等专业人员经过严格的评价、整理、编译而成，准确性高，时效性强。目前，该系统已成为全世界医务人员广泛使用的信息资源系统。

B. Bentham Science 数据库（网址为 https://benthamscience.com/）：Bentham Science 出版公司作为全球范围内主要的科技和医学出版商之一，出版 106 种期刊和 200 多种开放式阅读期刊及相关纸本和在线图书，为从事药物学、生物医学及医学研究的人员提供最新的信息。

目前，Bentham 通过 "BENTHAM OPEN" 推出 200 多种开放式阅读期刊，这些免费阅读期刊涵盖科学、技术和医学的所有主要学科。其他的化学和药学数据库还有 Chemical Information of the NLM Specialized Information Services、美国 FDA 系列数据库、在线 PDR、Beilstein 化合物数值与事实数据库、NAPRALERT、国际药学文摘数据库、中国医药信息网系列数据库、中国中医研究院开发的多库融合事实型数据库系统、中国国家中药保护品种数据库、上海化学化工数据中心的数据库群等。

复习思考题
1. 如何快速找到需要的基础医学网站资源？
2. 网络基础医学信息资源包含几种？
3. 请列举几个熟悉的医药专业搜索引擎。
4. 如何确定 Rxlist 数据库的检索策略？

第三节　常用临床医学信息资源检索

一、临床医学信息资源概述

临床医学是研究疾病的病因、诊断、治疗和预后，提高临床治疗水平，促进人体健康的科学。它根据患者的临床表现，从整体出发，结合研究疾病的病因、发病机制和病理过程，进而确定诊断，通过预防和治疗以最大限度减轻患者痛苦，恢复患者健康，保护劳动力。临床医学是直接面对疾病、患者，对患者直接实施治疗的科学。随着基础医学的发展，现代临床医学不断进步。基础医学的众多学科日益深入地阐明了疾病的病因、发病机制和病理生理改变，推动了临床医学的进一步发展和提高。经过多年的拓展，逐渐形成了临床专业的许多分支学科。

临床医学信息资源也随着医学活动而产生、积累、传递、利用和发展。临床医学信息资源是医学科学中研究临床疾病的各专业学科的依据。临床医学信息资源为医学工作者求知、实践、科研、开拓新的科学领域提供了强有力的保障。

二、常用临床医学信息资源

（一）内科学相关资源

互联网上的临床医学信息站点很多，很多网站有高校和协会的支持，并提供非常丰富的医学继续教育（continuing medical education，CME）资源，能够为临床医学工作者提供高质量、内容丰富、及时更新的相关专业信息。本部分针对临床医生的实际需要，主要选取一些重要的国内外临床医学网站进行介绍。

1. Internal MDLinx　　MDLinx（网址为 http://www.mdlinx.com/）是国际医学领域的知名网站，于 1999 年建立，多次获得专业奖项。网站信息主要选自可信度高、有影响力的医药学专业期刊，由医学专家定期推荐优秀的文章，以反映各学科领域的最新研究成果和进展。MDLinx 通过医学知识连接医学专家和患者，以快捷的速度和方式把最新的、可靠的医学出版物上的最新的和最优的文章、报告按专业分类提供给临床医生，是临床医生获得医学信息资源的首选网站之一。

MDLinx 提供不同学科领域的专题信息，MDLinx 目前有 39 个面向医生的不同医学专业网站，为临床各学科从 2 000 多种同行评审期刊中选取结论性摘要，并提供全文链接。MDLinx 在主页默认的学科显示为 "Internal Medicine"，点击后即可显示 39 个不同专业方向供用户选择。在主页的各个专栏下都提供专业选择，可以快速切换到所需专业，点击主页顶部的 "Menu" 和底部的 "Site Map" 后都显示全部专业板块的链接。MDLinx 内科学部分是非常知名的内科学网站。该网站由内科临床医师自发组织创建，其主要读者对象为临床医师、护士，免费注册后即可使用。其目的是为内科医生提供各种内科疾病的诊断、治疗等信息。该网站包括以下主要内容。

（1）Now on MDLinx：由 Top News、Journal Articles、Last 30 days、Full Text 等部分组成，每日提供全世界范围内的相关学科的行业、学术动态重要新闻和经过专家推荐的最新医学文献报道，最近 30 日内的热门学术论文。文献可以免费阅读文摘，部分全文免费。该部分信息可以通过 EMAIL 的方式发送给注册（免费）用户，网页列出的期刊全文提供免费下载。

（2）Smartest Doc Quiz and Review：由 Today's Quiz、Quiz、Bank、Board Exam Prep、CME 等专栏组成。内容包含 5 个与专业有关的特定主题的临床问题测试，针对用户的专业知识，临床的相关重要技能，促使用户关注和了解新文献和热门话题，并提供针对 Board Exam 考试和继续医学教育的相关资料。

（3）Disease Resources：是 MDLinx 提供的一个直观且范围广泛的各种疾病信息的专栏。疾病专题内容包括各个相关领域最新发现的新闻报道、科研信息、期刊文献内容摘要、期刊全文、教育工具和会议信息等。肺炎、老年痴呆、注意缺陷多动障碍、抗生素耐药性、癌症等各个专题除有基本名称和简要介绍外，还提供了详情链接，进入后会提供针对该疾病的期刊论文摘要，疾病相关测试，临床试验、会议和专业资源的信息。

（4）Physician and Healthcare Career Center：该职业中心的栏目设计了简单易用的数据库，帮助时间紧张的医护人员寻找新的就业机会。界面提供了按照专业、医院、雇主和招聘者 3 种检索途径，易于使用的搜索功能可以帮助用户找到理想的工作。申请者可以网上申请 MDLinx，添加或上传简历。网站还提供就业指导中心通讯，注册后可以接收不断更新的个性化工作的建议。

（5）Clinical Trials 栏目：是一个搜索各个学科临床试验和医学研究与临床试验的导航系统，能够帮助医生更容易、更快地为他们的患者找到当地的临床试验项目和地点等信息。提供按照医学学科、关键词、地点、相距的距离、所处阶段、名额、评级等途径来检索相关的项目。为了更直观地让使用者获得信息，在页面的下半部分列出了与使用者距离比较近的全部临床试验的项目名称、所处阶段、名额、评级等。

（6）Highlights：提供来自 *New England Journal of Medicine*、*The Lancet*、*Archives of Internal Medicine* 等知名期刊的热门文章。

（7）Medical Conferences：提供搜索世界会议和继续医学教育课程的数据库，能够根据举办的国家和国际会议名称、CME 的项目、发言者和新闻，快速地找到相关会议和信息。检索结果提供会议列表，按照专业组织分类，提供会议 CME、标题、日期、地点，点击后可显示会议的详细内容，如地址、电子邮件，描述等。

2. 美国内科医师学会（American College of Physicians，ACP，网址为 https://www.acponline.org/） 成立于 1915 年，是国际影响最大的内科学团体，也是美国第二大的国家级医师组织，目前拥有 148 万成员，包括内科医生与研究人员，其使命是通过分享最新的医学知识，提供一流的教育资源，通过提供优质的、专业的内科学临床诊疗服务来提高医疗水平，通过这些信息来支持内科医生成长为卓越的医生。美国内科医师学会历来有制定各种内科疾病诊疗指南的传统。国际上第一个慢性稳定型心绞痛诊疗指南便是由美国内科医师学会发起的。该网站的主要读者对象为内科医生和内科各专业的医务人员，包括心血管学、胃肠病学、肾病学、肺病学、内分泌学、血液学、风湿病学、神经学、肿瘤学、传染病学、变态反应和免疫病学、老年病学等学科。该网站提供的服务很多，内容涉及临床、科研和教育各方面，有以下主要栏目。

（1）Clinical information：提供资料检索、临床指南等服务，如临床指南、针对患者的资源、专题和倡议，以及相关的书、刊、音像材料，会议教学资料等。其中的 Journals & Publications 部分包括 ACP 的 4 种机关刊物。

1）*Annals of internal Medicine*：该年鉴发表临床相关的文章，目的是促进医学向卓越发展，并关注患者护理等。它是世界上被广泛引用的同行评审的医学期刊之一。该刊的主要目的是促进内科及其密切相关学科的临床实践，主要刊登原始论文、综述、评论和讨论来指导临床医师、临床研究人员、管理人员及其他相关人员的临床实践并为他们提供医学信息。

用户可在"LATEST"、"ITSSUES"及"ARCHIVE5"栏目下查找相应的文献进行浏览，也可以利用网站提供的强大检索功能来检索信息。提供快速检索和高级检索两种方式，高级检索提供关键词检索及限制性检索，限制性检索主要包括输入著者姓名、刊名中的某一个或几个词，发表时间等来进行检索。

2）*ACP Journal Club*：1991 年创刊，为双月刊，其宗旨是为关注内科学最新进展的内科医师搜集报告原始研究的论文和系统性综述文献。该刊的文章选自 100 多种期刊，所有文献都有严格的选择标准，一般由临床专家推荐。网上提供 1991 年以来的文献，读者可免费阅读文摘及专家对该文章的评论。此外，还可输入关键词进行检索。

3）*ACP Hospitalist*：针对住院患者服务，发表有关内科疾病的研究和临床实践方面的原始论文和病例报告，特别侧重临床工作实践，关注最新趋势。网上提供 2007 年至今的文献，可免费阅读全文和获取 PDF 格式的文件。

4）*ACP Internist*：发表与内科有关的医学实践，政策、产品和活动的 ACP 新闻和信息。关注内科的新护理模式、新展望、实践管理，传染病及医疗技术等。其为月刊，网上提供 1995 年以来的文献，可免费阅读全文。

（2）Practice-resources：医学实习资源，包括商业资源、监管资源，质量改进，患者教育资源与工具等。在患者教育部分，患者教育相关资源能够为更好地维护和加强医患关系提供指导。资源是按相关条件进行组织的，可按照多种格式提供输出。

（3）CME & MOC：包括 CME、MOC、Certification preparation 等信息，获得继续教育学分等资源。从 ACP 这一窗口，可以了解关于继续医学教育的有关内容，获得继续教育学分、美国内科学会研究生教育计划与课程摘要、ACP 的教育服务项目和开发的产品，如医学知识自我测试程序、临床技巧训练等。

（4）Performance Measures：该绩效评估栏目由两部分组成，即各个疾病的具体绩效评估建议与 ACP 绩效考核委员会的论文。评估提供了必要的医疗实践管理领域内的最新信息，ACP 正积极开展绩效评估领域工作，让人们认识到它在不断变化的医疗保健环境中的重要性，并希望对医疗产生影响。

（5）Clinical Guidelines & Recommendations：在临床循证医学的基础上，ACP 指南旨在实现国家医学院和国际准则指南规定的发展标准，提供标准报告表，以提高其指导方针的透明度和可信度。ACP 的目标是为临床医生提供建立在最佳可用证据基础上的建议，在临床医生没有临床循证证据的时候提供指导和建议，以帮助临床医生提供尽可能最好的医疗服务。通过提供出版物、教育项目，以及相关的书、刊、音像材料、讨论组等，帮助医师达到最佳医疗效果的服务。在此栏目可以了解到 ACP 发表的关于各种内科疾病的官方诊疗指南，如 ACP 关于正确使用抗炎药的原则等。所有诊疗指南均可免费阅读全文和获取 PDF 格式的文件。

3. 美国心脏协会（American Heart Association，AHA，网址为 https://www. heart.org/ ） 是心脏病学领域的重要学会之一，于 1924 年成立，是美国历史最悠久同时也是最大的志愿组织，有 2250 万多名志愿者和支持者，是具有较大国际学术影响的心血管学术团体，后又创立了其下属的美国脑卒中协会（American Stoke Association，ASA）。美国心脏协会致力于心脏病和卒中的预防与治疗，提供相关继续教育、流行病学年度报告。每年举办学术年会报道中的临床试验结果等，有官方杂志《美国心脏协会杂志》，提供心血管疾病和卒中相关的指南及专家共识，资助创新研究，争取更强有力的公共卫生政策，并提供关键工具和信息，改善生活质量。网站提供了丰富的科研、医疗、教学资源和信息，更新得比较快。包括以下信息服务。

（1）HEALTHY LIVING：健康生活栏目介绍保持健康需要关注的各个方面知识，激励用户在健康和生活中创造持续的进步。提出的原则很简单：吃得明智并且多运动来保持健康。本栏目提供了健康的饮食、体育锻炼、儿童健康、体重控制、压力管理、戒烟和职业健康等相关内容。

（2）Conditions：提供更多的对心脏或心脏疾病有影响的其他疾病和症状的专题信息，如心律失常、胆固醇、儿童和成人先天缺陷、心脏病发作、心脏衰竭、高血压、脑血管健康、儿童心血管疾病、脑卒中、代谢综合征、外周动脉疾病等，并提供心脏和脑卒中方面的新闻和专题文章，使群众更好地了解自己的疾病症状，确定是否需要治疗，以帮助民众制定治疗措施，降低心脏病发作的风险。

（3）Professional：提供面向心血管方面专家和脑卒中专家的专用内容，由 Professional Heart Daily 和 AHA/ASA 两个协会的专栏组成，前者提供了最新的学科内容，聚合临床医生和研究者的观点，内容来自期刊、科学新闻和医学继续教育信息，组织成 28 个心血管和脑卒中疾病的交流社区。访问这里还可以访问 AHA/ASA 指南、期刊、教育和会议、专业会员和研究计划等。后者链接到美国卒中协会网站，提供来自顶尖科研人员的最新观点，并帮助将患者与预防、治疗和康复的教育联系起来。提供包括卒中治疗指南等信息。

Professional 部分提供了下列信息丰富的子栏目。

1）Statements Guidelines：提供 AHA/ASA 发布的关于各种心血管疾病和脑卒中领域的医疗科学的报告和指导。发表 AHA/ASA 的科学家志愿者和医疗保健专业人士写的声明。以科学研究工作为支撑的报告可以在得到协会认可的期刊上发表，并有严格的审查和批准过程。科学的报告一般包括在一个特定的主题的数据综述，它关系到整个心血管疾病的科学的评价，该评价往往是建立在 AHA/ASA 的评估的基础上。

2）Journals：美国心脏协会和美国脑卒中协会的科学期刊学术质量很高，如 *Circulation Research*、*Hypertension* 和 *Stroke* 等期刊，还包括下列杂志。①*Circulation：Arrhythmia and Electrophysiology*；②*Circulation：Cardiovascular Genetics*；③*Circulation：Cardiovascular Imaging*；④*Circulation：Cardiovascular Interventions*；⑤*Circulation：Cardiovascular Quality and Outcomes*；⑥*Circulation：Heart Failure*；⑦*JAHA：Journal of the American Heart Association*。

3）RESEARCH PROGRAMS：本栏目为专业人员提供了研究计划、应用信息、战略重点研究计划、研究合作伙伴、精密心血管医学研究所、科技加速器、同行评审、奖励政策、研究成果、助学金等相关信息。

（4）CPR& ECC（Cardiopulmonary Resuscitation & Emergency Cardiac Care）：介绍心肺复苏的基本情况和心血管急诊急救计划的教育和培训课程，专家情况等。

4. 《默克诊疗手册》(*The Merck Manual of Diagnosis and Therapy*，网址为 https://www.merckmanuals.cn/)　是世界上最为广泛使用的医学参考书，是著名的疾病诊断和治疗手册，距今已有 100 多年的历史。1899 年，美国药品制造商默克公司第一次出版了《默克手册》，当时是服务于社区医生和药剂师的一本小参考书，随着手册的发展，它的规模和范围不断扩大，同时不断扩大其提供的范围和深度，是世界上使用最广泛的医学信息资源之一。后来它被称为《默克诊疗手册》，成为医疗界深受喜爱的医学参考工具。在美国加拿大地区被称作《默克诊疗手册》，在世界其余地区被称作《默沙东诊疗手册》。

《默克诊疗手册》作为美国默沙东公司（在美国称为默克公司）对医疗界提供的非营利性服务，目前网站提供中、英、法、德等 9 种语言的界面，提供专业版与大众版 2 种版本。专业版《默克诊疗手册》的使用对象为医生与医学生，提供浏览用户检索功能，查找为卫生保健专业人员撰写的医学专题、症状、药物、手术、新闻等信息，是目前在全世界使用最广泛的医学教科书，已经提供中文版本。该书涵盖了各科疾病，如内科、外科、小儿科、妇产科、精神科、眼科、耳鼻喉科、皮肤科和口腔科。一些特殊病症，如烧伤、高温损害、放射反应及损伤、运动损伤等在书中也有所述及。

由于《默克诊疗手册》具有权威性，在国外，一直是作为临床医学工作指南，是临床医务人员的必备参考书。由于内科学在该书所占篇幅非常大，而且内容权威，因此放在内科学部分介绍。

该手册共分 24 部分，308 章，内容包括营养疾病、内分泌（代谢）疾病、胃肠疾病、肝胆疾病、肌肉骨骼结缔组织疾病、呼吸疾病、耳鼻喉疾病、眼疾病、口腔疾病、皮肤病、血液病和肿瘤、免疫学疾病、特殊疾病、中毒等。其中，急性支气管炎、支气管扩张等多章内容读者可以免费阅读全文。该网站提供对手册内容进行关键词检索。例如，呼吸疾病，该手册介绍各种呼吸疾病的诊断治疗方法，包括肺功能检查、呼吸衰竭、急性支气管炎、支气管扩张等多章内容，读者可以免费阅读全文。该网站提供对手册内容进行关键词检索，供专业人员来获取疾病的医疗主题、症状、药物、操作规程等信息。

《默克诊疗手册》不仅是服务于医务工作者的临床工作指南，也向广大患者和大众提供医学知识，其大众版能够使读者及时了解国际医学界主流观点和可靠治疗方法，能有助于同医生进行更有效的交流，能够更完全地了解他们的情况和医生的治疗过程，在我国目前情况下，客观上有利于减少医患纠纷的发生，建立良好的医患关系。《默克诊疗手册大众版》目前已经在其官方网站已经提供简体中文的版本，供免费在线浏览。

（二）外科学相关资源

外科的网站中提供的临床资料常常大量运用多媒体技术，资料易学易用。外科专业网站中，以心胸外科网较为突出，许多重要网站与之互为链接。

1. 心胸外科网（CTSNet，网址为 http://www.ctsnet.org ）　由心胸外科专业的 3 个主要学会，即胸外科医师学会（the Society of Thoracic Surgeons）、美国胸外科协会（American Association for Thoracic Surgery）、欧洲胸心外科协会（the European Association for Cardio-thoracic Surgery）主办，其他多个胸心外科组织协办，是世界上最大的心胸外科网站。该网站的主要用户为临床心外科医师及其相关专业人员，同时也向患者及家属介绍心、肺、食管等疾病的诊治信息。

CTSNet 是一个开放的综合性的网络知识库，蕴涵了丰富的临床医学资源，包括相关的学术机构、会议消息、期刊及图书出版物、病例影像资料、产品信息、求职信息等。因其为用户提供全方位的服务，是心胸外科重要网站。

该网站主要包括以下几个重要栏目。

（1）Videos：提供临床实践的影像、图片以及医学美术资料，包括外科手术录像、病例照片、教学图谱等，特别是心脏外科、先天性心脏病、胸椎外科、巨大心胸外科手术、外科创新等类别的视频。各种视频资源有三种排序方式，分别是按照时间的顺序、按照视频名称的字母顺序、按照主题排列，资料多采用 Flash 格式。网站还提供 Video app，方便读者利用移动设备来运用本网站的影像资料，随时学习交流。

（2）Journals & Books：收集了该专业的 16 种期刊、4 本图书和 4 种特色书评。期刊包括 *The Annals of Thoracic Surgery*（《胸外科纪事》）、*European Journal of Cardo-Thoracic Surgery*（《欧洲胸心外科杂志》）、*The Journal of Thoracic and Cardiovascular Surgery*（《胸外科与心血管外科杂志》）、*Annals of Cardiothoracic Surgery*（心胸外科纪事）、*AORTA Journal*（主动脉杂志）、*Asian Cardiovascular and Thoracic Annals*（亚洲心血管和胸科纪事）、*Interactive Cardiovascular and Thoracic Surgery*（《心血管和胸外科互动》）等。该栏目下的 Journal and News Scan 提供新闻和期刊的最新信息浏览，可以直接了解相关的新动态，方便、快捷，堪称其主要特色。

在线电子图书有 4 本，分别是 *Lung Cancer*（《肺癌》）、*Perspectives in Cardiovascular Surgery*（《心胸外科视角》）、*The Pericardial Heart Vale*（《心包心瓣膜》）、*State of the Heart*（《心脏的状态》），用户可免费浏览上述图书的全文内容。心胸外科的这些图书都具有很高的学术质量，其作者都是该领域的专家，书中以内容丰富的视频和图画来描述和说明文章中的重要问题。

（3）Techniques：是心胸外科专家的专业技能介绍，有关成人心外和一般胸外科方面的手术步骤演示等，并可链接到相关的重要文献。配有彩色插图，有些文献还附有影像片段。本栏目提供分类检索，读者可以选择下拉检索框中的词来选择相关术语，如麻醉、主动脉、分子生物、冠心病等，系统即可提供分类检索，并且可以在界面右侧限制学科领域，限定检索结果在心脏、胸、血管、重症监护等方面，来提供更加精练的信息。

（4）Search：可以通过界面上方的检索框对 CTSNet 的录像、期刊等进行检索，同时还可以利用 Google Search Feature 对本网站信息进行检索。

（5）RESIDENTS：为住院医师提供心胸外科相关的学习资料，还提供精选的病历及相关手术等资料供用户浏览。本栏目提供按分类检索功能，可以根据限定的学科范围及选择的名词进行方便地分类检索。

心胸外科网最大的优势在于它的临床专业服务，在向专业人员传送临床信息的过程中，该网站充分发挥了多媒体的优势，在临床资料中使用了各种具体的病历信息和大量的视频和声频资料，形象，全面地为心胸外科人员提供专业信息。

2. 胸外科医师学会（The Society of Thoracic Surgeons，STS，网址为 http://www.sts.org） 是胸外科专业领域里的老牌学会，在促进学科发展上起着举足轻重的作用。其主要栏目如下。

（1）STS National Database：成立于 1989 年，是以心胸外科医生的质量改进和患者安全为出发点的数据库。STS 按专题收集其相关数据，如手术成功率、辅助检查指标等，并进行分析、汇总，建立成各种数据库。分别侧重于不同区域的心胸外科领域，包括成人心脏外科、先天性心脏病外科、普通胸外科等，在成人心脏外科和先天性心脏病手术这两部分，数据库中还有相关麻醉科参与的工作的内容。

（2）Quality，Research & Patient Safety：本栏目提供关于提升质量，科研与患者安全性的资源和网站的链接和介绍，以帮助其外科医生成员给做了心胸外科手术的患者提供最高质量的医疗，质量、技术和患者安全的措施被认为是高质量医疗的最重要组成部分。STS 数据库有超过 580 多万例的手术记录，在此基础上做质量评估，并大力推进国家认可的质量措施及质量改进措施。建立在 STS 数据库数据的基础上的科研工作的成果，发表在 100 多种同行评审的出版物中，在心胸外科领域有着明显的先进性。

（3）Publications & Resources：提供期刊、图书及临床实践指南、影像资料等相关资源的链接，还包括当前 STS 的新闻和信息发布。其中 the Annals of Thoracic Surgery（《胸外科年鉴》）是胸外科领域 2 个最大协会合办的官方期刊，创立于 1965 年，学术质量很高，被 SCI 收录。该期刊提供的最新进展，突出胸部和心血管外科及相关领域的原始报道。

（4）Search：用户通过该检索可实现对特色图片、病例、手术报告、录像、医院及工作群组的检索，提供普通检索和高级检索两种方式，并嵌入 Google 搜索。

3. 创伤网（The Trauma Network，网址为 http://www.trauma.org）　是由国际创伤麻醉与急救协会、英国创伤学会及澳大利亚创伤学会于 1995 年联合创办的国际性创伤外科专业网站，其宗旨是为该领域的临床医生、研究学者、护理及相关从业人员及时、准确地提供创伤外科最新信息。该网站拥有浓厚的学术背景，重视教育和社会服务功能，为医务人员提供了丰富的学习资源，主要栏目如下。

（1）Library：包括 Articles、Images、Moulages 和 Case Presentations 4 个部分。提供创伤相关的文章和病例报道，按照创伤的院前处理、神经创伤、脊柱创伤、胸腔创伤等提供文章和资料。Images 收录了高质量的、实用的创伤图像供专业人员免费使用。图像资料按创伤部位进行分类，用户可通过选择创伤部位进行浏览。这些资源有 2 种使用方式，一是通过界面右侧的目录来浏览，二是通过检索框进行关键词检索。

特色的栏目"Moulages"是一个临床实践的角色表演软件。在程序中预设好患者，让读者按步骤对其进行判断和处置。通过采取交互式学习的策略，提高临床医生和护士的专业技能。

（2）Resource：包括会议（Conferences）、高级创伤生命保障（Advanced trauma life support）、训练（Training），以及数据库（Elective）、链接（Links）、研究生课程等内容，其中 Elective 是创伤网独有的医院数据库，为医学生提供创伤医疗领域护理的经验。

（3）Community：由全球 2 700 多名会员建立的一个基于 E-mail 论坛，成立于 1995 年，同时提供创伤案例（Trauma List Archives），提供创伤及相关学科的信息交流。它旨在汇集医生、护士、护理人员、研究人员、政策制定者和所有与创伤管理直接或间接相关的群体的知识和经验，连接到彼此，互相学习，提高创伤护理的实践。

（4）Categories：由损伤预防（Injury Prevention）、院前照护（Prehospital Care）、复苏（Resuscitation）、神经外伤（Neurotrauma）、脊柱创伤（Spinal Trauma）、胸部创伤（Thoracic Trauma）、腹部创伤（Abdominal Trauma）、血管创伤（Vascular Trauma）等 14 个主题组成。这些主题下面既有专家撰写的文章，也有其他网站的链接。

4. 美国整容整形外科学会（The American Society for Aesthetic Plastic Surgery，ASAPS，网址为 http://www.surgery.org/）　目前在美国、加拿大等地区拥有很多会员，均为擅长美容整形外科，并获得美国整形外科委员会（ABPS）或加拿大皇家医师学会认证的专业医师。ABPS 在其专业领域内占有重要的地位，该学会是一个以教育为主的研究机构，同时又非常重视科学研究。该网站与新闻媒体合作，向网络用户提供及时、准确的信息。网站根据普通用户与专业人员的需求，分为不同版本，其主要栏目如下。

（1）Newsroom：提供最新的科研尖端信息、大事纪要等，有推荐新闻的链接，部分还有视频资料。

（2）Statistics：ASAPS 自 1997 年以来，通过与相关公司合作，提供大量的统计图、表、会议消息及患者病历信息，如提供吸脂、眼睑整形等项目的实施数量排名等，数据来源于会员，数据包括完整的图表，以及全国总数、变化百分比、性别分布、年龄分布、国家平均费用、经济区域和族裔信息。

（3）Photo Gallery：该栏目存放大量的真实图片，有的是手术前后对比图，有的是单纯的术后效果图。可以根据手术名称或器官部位的类目来浏览。

（4）Cosmetic Procedures：按照身体不同部位的手术的名称排列，概述其治疗方法、手术技巧等。在躯体、头颈部、乳腺、皮肤四个大的类别之下再分别列出相关的美容手术方式，供读者浏览。

（5）Medical Professional：为本专业及相关专业人员提供继续教育与从事科研的机会，并且提

供 *Aesthetic Surgery Journal* 的链接。学会的刊物 *Aesthetic Surgery Journal* 是本专业最重要的期刊之一，是以美容外科的科学发展和临床技术为重点的国际医学期刊，也是加拿大美容整形外科协会和鼻整形学会的官方杂志，该期刊被 PubMed 和 SCI 收录。

我国目前较少有学（协）会支持的临床医学方向的学术网站，互联网上出现的诸多医学网站维持时间较短，仅有丁香园和生物谷等综合性医学网站发展比较稳定，这些网站大多内容丰富，栏目众多，一般都有医学专业人员可利用的资源和大众医疗保健的相关内容，同时还可以对医学信息进行搜索，因此兼备医学搜索引擎的功能。

（三）其他

专业数据库有历史悠久、专业性强、学科内影响力大、检索功能弱化等特点，多数被该领域用户持续关注并频繁使用。

1. Karger（网址为 http://www.karger.cn）　是 S.Karger 出版社推出的生物医学文献数据库。S.Karger 出版社是世界上为数不多的完全关注生物医学的出版社，1890 年创建于德国柏林，出版内容涵盖传统医学和现代医学的最新发展，包括肿瘤学、内分泌学、肾脏学、细胞生物学、神经系统科学、血液学、遗传学等学科，Karger 每年出版 90 余种期刊和 40 余种丛书，期刊质量较高，大部分丛书也都被收录于 MEDLine 数据库里。

2. Annual Revie（网址为 http://www.annualreviews.org）　是 Annual Reviews 出版社提供的综述型期刊数据库。Annual Reviews 是 Annual Reviews 出版社提供的综述型期刊数据库。Annual Reviews 出版社成立于 1932 年，是一家致力于向全球科学家提供高度概括、实用信息的非营利性组织，专注于出版权威综述型期刊。与普通期刊接收研究者投稿为主并发布原始研究成果的出版方式不同，Annual Reviews 的论文均采用约稿的方式，邀请各学科领域最权威、顶尖的科学家撰写综述，回顾本学科最前沿的进展，为科学研究提供方向性指导。Annual Reviews 出版的论文半衰期明显长于一般文献，且引证率非常高，根据 2022 年 JCR 报告显示，其目前出版的 34 种期刊在领域内排名前三位。其中的生物医学顶级期刊有《临床心理学》（*Clinical Psychology*）、《免疫学》（*Immunology*）、《药理学与毒理学》（*Pharmacology and Toxicology*）、《生理学》（*Physiology*）、《心理学》（*Psychology*）等。

3. Thieme Connec（网址为 http://www.thieme-connect.com）　是访问 Thieme 出版社期刊、图书资源的数据平台。Thieme 是德国最大的医学出版社之一，1886 年成立于德国，致力于为临床医师、科研人员和学生等专业人士提供高品质的图书、期刊产品。其出版的主要领域包括神经外科学、医学影像学、耳鼻咽喉科学、整形外科学、眼科学、听力学、听力与语言学、药学、互补医学和化学。

Thieme 出版 130 余种高品质医学期刊和 6 种化学、药学期刊，其中医学期刊涵盖了外科学、内科学、神经科学，运动医学、内分泌学和药理学等领域。医学期刊包括著名的 10 种 Thieme 专题研讨会（Seminar）期刊，用户可以检索和发现相关医学领域诊断与治疗的最新专题会议内容及最新发展动向。化学与药学期刊也都是学术界认可的权威的期刊，包括 Thieme 最重要的 2 种化学期刊 *Synthesis* 和 *Synlett*，这 2 种期刊在化学合成领域有重大影响，是从事相关领域工作的科研人员必备的期刊。

Thieme E-Book Library 是专门为医科学生、临床医师和健康学教授设计的基础研究的内容。数据库内包括 Thieme 出版社出版的 81 种附精美彩图的医学电子丛书。

复习思考题

1. 从哪些心胸外科网站可获得心脏手术的视频资料？
2. 请找出几个国外有关内科学的医学网站。
3. 查找我国有关临床医学的网站有哪些？

第四节　网络免费资源检索

随着网络技术的发展及科学技术的广泛开展，许多政府机构、国际组织、出版发行机构、图书馆、数字图书馆、学会及协会、各类教育科研机构网站、数据库网站、个人等越来越多的组织机构通过网络为用户提供免费信息资源。互联网上免费信息资源的类型丰富多样，种类繁多，大致可分为书目信息，各种工具书，联网数据库，以及电子或电子化的图书、报纸、期刊等。本节主要介绍网络上免费医学相关期刊资源。网上期刊包括 2 种类型，一种是印刷型杂志的电子版；另一种是全新的网上电子杂志。网络免费信息资源成倍增长，与商业学术资源形成共存互补的局面。免费学术信息资源在互联网上的比例并不大，但互联网容量大，因而互联网上学术资源的绝对数量并不少。较商业数据库而言，这些资源信息量大，可谓无所不包，且界面简洁明了、使用方法简单易学，最重要的是不收费，因而受到广大用户的普遍欢迎。

一、网络免费学术资源概述

（一）网络免费学术资源概念

网络免费学术资源是指在互联网上可以免费获得的具有学术研究价值的社会科学或自然科学领域的电子资源，可以是数据库、电子图书、电子期刊、电子公告栏、电子论坛、电子预印本系统，也可以是网上书店和政府、高校、信息中心、协会或组织网站，还可以是专家学者个人主页、博客等。

（二）网络免费学术资源类型

随着互联网的发展和普及，网络信息资源呈爆炸式增长，网络免费学术资源也越来越多。网络免费学术资源的类型按不同标准划分有不同的类型。

1. 按交流方式划分　网络免费学术资源可分为正式出版资源（电子图书、电子期刊、数据库、软件、图书馆公共查询目录等）、非正式出版资源（电子邮件、电子公告、论坛、博客等）、开放获取资源（开放获取资源、知识库、机构库、电子印本资源）、学术资源搜索门户网站。

2. 从内容加工角度划分　网络免费学术资源可分为一次信息（网上图书、期刊、报纸、专利、政府出版物、会议资料等）、二次信息（文摘索引数据库、搜索引擎、网站导航等）、三次信息（百科全书、手册指南等参考型网站）。

3. 从信息的发布者来划分　网络免费学术资源可分为政府机构官方网站、科研机构和学会组织、数字图书馆项目成果、出版发行机构网站、专家学者的个人主页等。

（三）网络免费医学信息资源

网络免费医学信息资源是指在互联网上可以免费获得的具有学术研究价值的生物医学及其相关学科领域的电子资源，它可以是数据库、电子图书、电子期刊、电子公告栏、电子论坛、电子预印本系统、网上书店，也可以是政府、高校、信息中心、协会或组织网站，还可以是医学软件、博客、百科词典等。它的类型包括搜索引擎资源、开放存取资源、电子印本资源、学术资源搜索门户网站、交互学习资源、消费者健康信息网站等。

（四）开放存取资源

开放存取（open access，OA）活动和互联网的发展相伴而生，是国际学术界、出版界、图书情报界为打破商业出版者对学术信息的垄断和暴利经营而采取的活动。这种活动可以推动用户通过互联网免费或低价、自由地利用科研成果。其目的是促进学术信息的广泛交流和资源共享，促进用户利用互联网进行学术交流与出版，提高科学研究成果的传出率，使世界各国的研究人员都能平等、有效地利用人类的科技文化成果。

《布达佩斯开放存取计划》（*Budapest Open Access Initiative*，BOAI）对开放存取的定义是通过公共网络可以免费获取所需要的文献，允许任何用户阅读、下载、复制、传递、打印、检索及获取在线全文信息，允许对论文全文进行链接、建立索引，只要是合法用途，就不受经济、法律和技术方面的限制。唯一的限制就是要求保护作品的完整性，同时要求读者在参考、引用其中的作品时应在读者作品中注明相关的引用信息。开放存取包括 2 层含义：一是指学术信息免费向公众开放，它打破了价格障碍；二是指学术信息的可获得性，它打破了使用权限障碍。

开放存取出版模式兴起于 20 世纪 90 年代末，有着深刻的时代背景。

1. 出版商垄断和控制学术期刊的出版 学术交流是科学研究的重要组成部分,而科学期刊论文又是学术交流的主要形式。由于期刊订购费用不断上涨,图书馆在年年追加期刊订购经费的同时,被迫年年删减期刊的订购品种。虽然图书馆尝试利用馆际互借、集团采购等方式来减轻期刊订购的压力,但并没有从根本上解决学术交流的障碍。学术期刊购置费持续高涨阻碍了正常的学术交流活动,基于此,北卡罗来纳州大学图书馆员 Pegg E. Hoom 在《谁来唤醒沉睡中的巨人》中呼吁教师、大学共同合作,取回学术出版的主导权。

2. 学术期刊的网络化出版,降低了出版成本 互联网带来了创作方式、编辑方式、出版方式、发行方式和阅读方式的深刻变革,把传统的编辑、出版、印刷和发行整合为一体,极大地降低了出版成本。尽管如此,出版商采取传统的订阅模式,并通过 IP 地址限制和用户密码等方式对用户的访问权限进行严格控制,还进行捆绑销售,图书馆不能随意选择自己所需要的具体刊物。结果是出版商利用电子期刊的低廉成本获取了更为巨大的利润,并没有真正满足学术交流的需要。

基于上述原因,在国际上出现了抵制商业化知识的运动,即通过开放存取来传播学术资源。开放获取作为一种新型的学术交流理念和机制,这些年来得到了长足的发展,开放获取的信息资源类型已经不仅仅限于最开始的学术期刊,还包括电子印本、电子图书,学位论文、会议论文、研究报告、专利、标准、多媒体、数据集、工作论文、课程与学习资料等。此外,还包括一些带有 Web 2.0 特征的微内容,如论坛、博客、维基、RSS 种子及 P2P 文档共享网络等。

二、常用医学网络免费资源

(一)High Wire Press

High Wire Press(网址为 https://www.highwirepress.com/) 是美国斯坦福大学图书馆的一个电子出版机构,建立于 1995 年,随着其下 JBC Online 的发行,以及 *Science*、*The Journal of Neuroscience* 等一系列著名期刊的加盟,High Wire Press 很快成为全球最具影响力的提供期刊开放存取和其他免费全文的出版商,提供来自独立的学术出版商、社团、协会和大学出版社的高质量的期刊、参考工具书和图书,以及会议录的检索和下载。同时 High Wire Press 也是一个为著者和编辑提供论文递交、出版跟踪和同行评议的在线出版平台。

High Wire Press 提供的期刊涉及生物学、医学、社会学、人文科学及其他自然科学领域。提供自 1753 年到现在约 3 000 种期刊的全文服务。

High Wire Press 主页提供基本检索功能和出版物浏览功能。出版物浏览可以按刊名、出版商和期刊主题浏览。

High Wire Press 可进行基本检索,即在出版物范围内按关键词检索文献;也可使用高级检索,进行特定字段的检索,并可限定检索年限、综述文献等;还可限定检索范围,可以仅在 High Wire Press 出版物中检索,也可以同时检索 PubMed。进行免费注册后,还可选择在自己喜爱的期刊中进行检索。

(二)Free Medical Journals

Free Medical Journals(网址为 http://www.freemedicaljournals.com)是一个免费的全文数据库网上检索系统,由 Flying Publisher 创建,其目的是促进网上全文医学期刊的获取与利用,用户可免费获取期刊全文。所收录的期刊分别按学科专业名称及刊名字母顺序排列,相应地也给用户提供按分类和刊名检索所需刊物的途径。此外,英语名称的期刊前还列出了该期刊的影响因子。

用户进入 Free Medical Journals 主页后,点击主页左栏中的"Specialty"和"English Title by Alphabetical Order"2 个超链接即可分别进入分类检索和刊名检索界面。点击要查看的刊名,找到该刊的目次页,在各篇文献的题录下列有"Abstract"和"Full Text"超链接,可进一步浏览文摘与全文。

(三)PubMed Central(PMC)

PMC 公共医学中心(网址为 http://www.ncbi.nlm.nih.gov/pmc/)是由美国卫生研究院(NIH)下属的国立医学图书馆(NLM)及国家生物技术信息中心(NCBI)建立和维护的免费数字化生物医

学和生命科学期刊文献存档系统。只要符合 PMC 编辑标准的期刊都可以自愿加入到这个系统中，截至 2016 年 5 月，已达到 5 915 种，其中全刊参与期刊 1 853 种，这些期刊中的每篇论文都可以提供免费的下载，有些可回溯至创刊年。NIH 存档（NIH Portfolio）期刊 323 种，提供由 NIH 支持的论文全文免费下载。选择存档（Selective Deposit）期刊 3 739 种，由出版商选择提供部分论文的免费下载。用户可以用 MeSH 词检索，也可进行特定字段检索，并且可以在"Search History"界面进行提问。表达式之间的逻辑运算、检索规则同 PubMed，这在全文数据库中是很难得的。同时系统提供刊名字母顺序表，用户可浏览法也可以检索特定期刊，或检索发表在特定期刊上的文献。

复习思考题
1. 网络免费信息资源有哪几种类型？
2. 什么是开放存取资源？
3. 开放存取资源有什么特点？
4. PubMed 和 PubMed Central 是什么关系？

（袁永旭）

第八章　医学文献检索的应用

第一节　常用医学文献管理软件

一、文献管理简介

（一）文献管理定义

文献管理就是对加工整理后的文献进行科学地组织、完整地保管，目的是提高文献的利用率。其内容通常包含文献的布局、储存、阅览、保护、清理等。从文献管理的定义来看，文献管理指的是传统图书馆的工作。但是对于个人，特别是科研人员，也需要文献管理。一名合格的科研人员，必须要对自己本专业领域的研究现状，特别是前沿状态有充分地了解和把握，才能保证对科学问题保持敏锐的洞察力、在本领域处于领先地位。在当今信息倍增的数字化信息时代，科研人员要高效地收集、阅读、分析文献，离不开文献管理。

（二）常见的文献管理软件

1. EndNote　是 SCI（Thomson Scientific 公司）的官方软件，支持 3 000 多种国际期刊的参考文献格式及几百种写作模板，几乎涵盖科学研究的所有领域期刊。

（1）优点：①EndNote 资源占用小、功能扩展性强、数据库数量多。②提供 Word 插件，支持边写论文边插入参考文献，并可以调整顺序或删除，编号也会自动更新。③个人文献管理很清晰，如导入 PDF 后，EndNote 会自动获取文献信息并进行排版，更新题录。④EndNote 能直接连接上千个数据库，并提供通用的检索方式，提高了检索效率。⑤在 PDF 全文显示窗口中支持自由标记高亮字句，并可添加注释。⑥用户产生的数据可同步至网络，更新个人数据库很方便。⑦期刊题录样式比其他同类软件更齐全，存储空间无限，并可共享题录。⑧可以直接在软件内搜索 WOS 等数据库文献记录并批量下载 PDF。

（2）缺点：①EndNote 无法在一种 Outstyle 下同时体现中文和英文两种参考文献的格式，不如 NoteExpress（NE）方便。②缺乏中文数据库（维普、CNKI、万方等）的在线检索和在线导入功能，需要专门的滤镜支持。③笔记不支持图形绘制功能，只能以关联方式链接图片、表格等信息。④不支持从剪贴板中导入题录；不支持交叉引用（即不同文章的相互引用关系）。

2. Mendeley　是一款免费的跨平台文献管理软件，同时也是一个在线的学术社交网络平台，可一键抓取网页上的文献信息添加到个人图书馆中；比较适合本地操作和大量 PDF 的文件管理。

（1）优点：①Mendeley 为免费软件，可跨数据库平台管理文献。②Mendeley 提供 MS Word 和 Open Office 插件，方便在文字编辑器中插入和管理参考文献。③Mendeley 免费提供 2GB 的文献存储和 100MB 的共享空间。④Mendeley 支持全文搜索，可直接拖拽 PDF 文件或文件夹到软件中，只要能识别 PDF 中的 DOI，就可通过 DOI 在线获取文献的准确信息。⑤Mendeley 导入的 PDF 文件重命名无字符数限制。⑥Mendeley 具有免费标签功能，批量管理，支持免费云同步，支持推荐相关参考文献。⑦社区功能强大，适合喜欢与同行交流的人。⑧Mendeley 分类功能对文献物理存储的自定义相对较好，可以自动提取标题及作者。⑨Mendeley 支持 Windows、Mac、Linux 等操作系统。

（2）缺点：①Mendeley 不能自定义文献类型，给文献管理和参考文献的插入带来了很多麻烦。②Mendeley 开启 Word 拼写检查功能并用 Mendeley 在文档中插入很多参考文献时，Word 程序会死机。③Mendeley 更新频繁，在进行某些特定操作时会崩溃。④Mendeley 文献检索的搜索逻辑不太人性化。⑤Mendeley 在线服务速度比较慢。

3. NoteExpress　是北京爱琴海软件公司开发的一款专业级别的文献检索与管理系统，其核心功能涵盖"知识采集、管理、分析、发现、写作"的知识管理的所有环节，是科研人员进行学术研究、知识管理和论文写作的必备工具之一。

NoteExpress 核心功能如下。①检索：NoteExpress 支持数以百计的全球图书馆书库和电子数据库，如万方、维普、Elsevier、ScienceDirect、ACS、OCLC、美国国会图书馆等。一次检索，永久保存。②管理：NoteExpress 可以分门别类管理百万级的电子文献题录和全文，独创的虚拟文件夹功能更适合多学科交叉的现代科研。③分析：NoteExpress 对检索结果进行多种统计分析，从而使研究者更快速地了解某领域里的重要专家，研究机构，研究热点等。④发现：NoteExpress 具有文献相互关联的笔记功能，能随时记录阅读文献时的思考，方便以后查看和引用。检索结果可以长期保存，并自动推送符合特定条件的相关文献，对于长期跟踪某一专业的研究动态提供了极大方便。⑤写作：NoteExpress 支持 Word 和 WPS，安装完成后自动在这些软件中植入插件。在论文写作时可以随时引用保存的文献题录，并自动生成符合要求的参考文献索引。首创的多国语言模板功能，可以自动根据所引用参考文献语言不同差异化输出。

（1）优点：①NoteExpress 对各大主流中文数据库完美支持，有较好的笔记功能。②NoteExpress 在中英文资料多位作者的处理上比 EndNote 做法要简单。③CNKI 可以直接检索、导入 NoteExpress。④NoteExpress 已经做好了 4 000 多种国内期刊的引文格式，不用自己再去建立新样式。⑤NoteExpress 为全中文界面，用户较容易学习入门。

（2）缺点：①NoteExpress 制作数据库过滤器时稍复杂，不如 EndNote 容易上手。②NoteEpress 软件在导入外文数据库检索结果时需要选择 EndNote 格式。③NoteExpress 没有内置的 PDF 阅读器。④NoteExpress 对外文数据库的支持相对较差。

4. 医学文献王　是北京金叶天翔科技有限公司开发的一款文献检索和管理软件，主要面向医学生、医学工作者。它能为科研人员保存和管理整个职业生涯的文献资料，具有智能化文献收集、专业化文献管理、便捷全文获取和自动化写作辅助四大特点，可以极大简化科研人员的文献管理工作，提高其学习和工作效率。

（1）优点：①医学文献王使用树状结构管理文献，能按类管理文献，可以建立多级目录。②医学文献王中 PubMed 搜索引擎可以直接使用其过滤器功能，提高搜索效率。③医学文献王中 PubMed 搜索更新功能可以自动下载定义好关键词的文献，下载的文献保存在个人电脑里，不在线的时候也可以阅读。④医学文献王具有文献标注功能。⑤医学文献王主要面向我国生物医药研究者，输出格式包含了我国大部分期刊。⑥医学文献王可以实现中英文主题词自动匹配。⑦医学文献王可以自动监测最新文献。

（2）缺点：①医学文献王有时不太稳定，有闪退现象。②医学文献王的输出格式只有尾注一种，无脚注功能。

5. 知网研学　是在提供传统文献服务的基础上，以云服务的模式，提供集文献检索、阅读学习、笔记、摘录、笔记汇编、论文写作、学习资料管理等功能为一体的个人学习平台。平台提供网页端、桌面端（原 E-Study、Windows 和 Mac）、移动端（iOS 和安卓）、微信小程序，可多端数据云同步，满足学习者在不同场景下的学习需求。

（1）优点：①一站式阅读和管理平台。知网研学支持支持多类型文件的分类管理，支持目前全球主要学术成果文件格式，包括 CAJ、KDH、NH、PDF、TEB。新增图片格式文件和 TXT 文件的预览功能。知网研学支持将 Word、PPT、TXT 转换为 PDF。②知识的深度学习。知网研学支持在线阅读，运用 XML 碎片化技术，实现全文结构化索引、知识元智能关联，提供强大的原文编改工具，深化研究式阅读体验。③深入研读。知网研学支持对学习过程中的划词检索和标注，包括检索工具书、检索文献、词组翻译、检索定义、Google Scholar 检索等；支持将两篇文献在同一个窗口内进行对比研读。④记录数字笔记。知网研学支持将文献内的有用信息记录笔记，并可随手记录读者的想法、问题和评论等；支持笔记的多种管理方式，包括时间段、标签、笔记星标；支持将网页内容添加为笔记。⑤文献检索和下载。知网研学支持 CNKI 学术总库、CNKI Scholar、CrossRef、IEEE、PubMed、ScienceDirect、Springer 等中外文数据库检索，将检索到的文献信息直接导入到专题中；根据用户设置的账号信息，自动下载全文，不需要登录相应的数据库系统。⑥写作与排版。知网研学基于 Word 的通用写作功能，提供了面向学术论文写作的工具，包括插入引文、编辑引文、编辑著录格式及布局格式等；提供了数千种期刊模板和参考文献样式编辑。⑦在线投稿。撰写完排版后的论文，作者可以直接选择要投稿的期刊，即可进入相应期刊的作者投稿系统进行在线投稿。⑧云同步。知网研学 Web 端、桌面端（Windows/Mac/iPad）、移动端上实现三端专题数据实时同步。只要一个 CNKI 账号，就可以同步在电脑或手机上创建及专题和管理收藏的文献，随时随地畅享好文献。⑨浏览器插件。知网研学支持 Chrome 浏览器、Opera 浏览器；支持将题录从浏览器中导入、下载到知网研学（原 E-Study）的指定专题节点中；知网研学支持的网站包括中国知网、维普、百度学术、Springer、Wiley、ScienceDirect 等。

（2）缺点：知网研学平台推出时间短，英文文献导入功能不太完善。

二、文献管理软件使用案例

以 NoteExpress 为例，介绍软件的安装与使用。

安装 NoteExpress 前要先关闭杀毒软件及 Word、WPS 等文字处理软件，安装成功后在电脑桌面双击 NoteExpress 图标，启动 NoteExpress 可以实现文献的检索、管理、分析、发现等功能；也可以在 Word 或 WPS 的 NoteExpress 插件中实现论文写作中的引用文献、插入笔记、插入注释等功能。

（一）主界面介绍

NoteExpress 包括工具栏、文件夹、题录列表、题录预览和标签云等功能区。①工具栏：汇集了 NoteExpress 所有常用的功能按钮及快速搜索框。②文件夹：展示当前打开数据库的目录结构，NoteExpress 支持建立多级文件夹结构，支持同时打开多个数据库。③题录列表：展示当前选中文件夹内存储的题录。④题录预览：快速查看和编辑当前选中题录的元数据信息、综述、笔记、附件、预览格式化引文样式和在数据库中的位置。⑤标签云：展示当前数据库中题录含有的所有标签，并可以通过标签组合进行快速筛选（图 8-1）。

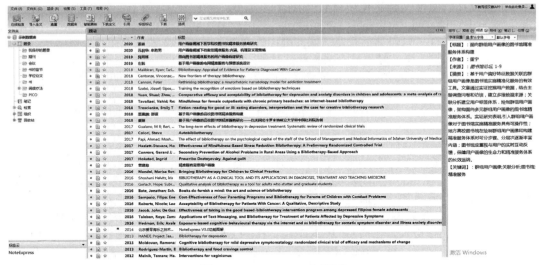

图 8-1　NoteExpress 主界面

（二）新建数据库

数据库是 NoteExpress 存储文献的基本单位。用户可以把不同研究方向的文献分别存储在不同的数据库中，所以新建一个数据库是使用 NoteExpress 的第一步。点击工具栏中的"数据库"，在其下拉菜单中选择"新建数据库"，即可建立个人数据库（图 8-2）。指定数据库文件的存储位置，并录入文件名。数据库文件默认扩展名为.nel，为避免系统崩溃或重装系统时，导致数据库文件丢失，建议不要把数据库文件存储在系统盘。

题录是 NoteExpress 管理文献的基本单位，由文献元数据字段信息、笔记和附件三部分构成，其中元数据字段信息和笔记都存储在数据库文件中，附件则单独存储在一个附件文件夹中。附件文件夹与数据库文件在相同目录，名称是"数据库文件名.attachments"。当用户向题录添加附件时，会对要添加的附件文件进行操作，这里推荐选择"复制文件到附件文件夹"或"移动文件到附件文件夹"，这样数据库的所有附件都集中存储在一起，便于管理。

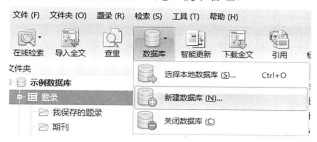

图 8-2　NoteExpress 新建数据库界面

（三）文献管理

NoteExpress 的数据库含有 5 个默认文件夹，分别是题录、笔记、检索、组织和回收站。用户可以在题录文件夹下创建多级文件夹，以便于分类管理文献。其他 4 个文件夹会随着对题录的操作，自动生成对应内容。例如，删除一条题录，可以在回收站里找回或者清空，给题录添加笔记，会在笔记文件夹对应目录中生成笔记条目。

大多数用户在使用 NoteExpress 之前，或多或少在电脑上存储了一些文献的全文文件，在创建了数据库之后，面临的首要问题就是如何将本地的文献全文文件导入到 NoteExpress 中进行管理。NoteExpress 提供了 3 种导入方式。

1. 文件夹导入　如果全文文件都存储在电脑的一个根文件夹中，或在根文件夹中又通过子文件夹进行分类管理的，建议使用文件夹导入。

2. 拖拽导入　如果全文文件存储在电脑的不同位置，建议使用拖拽导入。

3. 格式化文件导入　几乎国内外所有的数据库都会提供检索结果的格式化导出功能常见的有 RIS、BibTeX、Refworks 等；我国主要的数据库还会提供 NoteExpress。格式化文件导入最重要的步骤就是过滤器选择，NoteExpress 的过滤器多数是以格式化文件的名字或数据库名字命名的，只有选择了正确的过滤器，才能成功导入（图 8-3）。

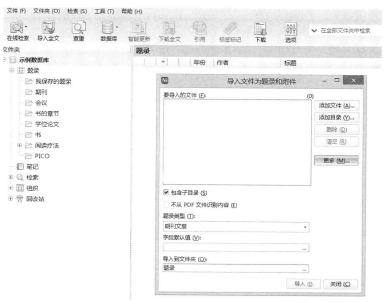

图 8-3　NoteExpress 文献导入界面

在导入全文之后，NoteExpress 会从全文中提取标题或数字对象唯一标识符（digital object identifier，DOI）信息，智能更新补全题录的元数据字段信息（需要联网），有部分全文文件识别的信息会有错误，此时需要用户把正确的标题或 DOI 填入题录对应的字段，保存后，点击工具栏中的"智能更新"，完成题录元数据字段信息的补全。

删除重复的题录：NoteExpress 以相同的检索式从不同数据库收集文献，会有重复的情况出现。使用工具栏中的"查重"，快速删除数据库内的重复题录，提高文献筛选效率。

（四）在线检索

在线检索提供了一种从国内外主要数据库大量、快速收集文献元数据信息的方式，配合查重功能，可以在研究初期，帮助用户大幅提高文献收集效率。点击工具栏中的"在线检索"，再点击下拉菜单中的"选择在线数据库"，或输入数据库的名称，可快速定位所需数据库。在弹出的右侧数据库检索界面，输入检索条件，点击"开始检索"。勾选检索结果中需要的文献，点击"保存勾选的题录"。也可以批量获取检索结果（图 8-4）。

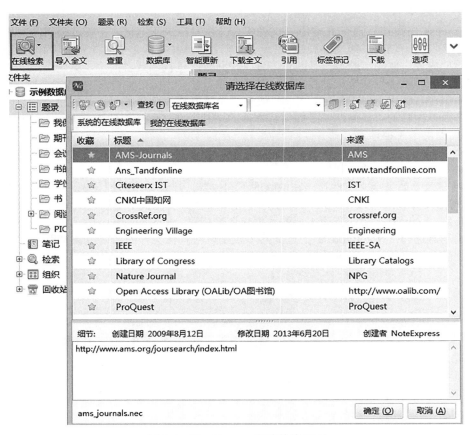

图 8-4　NoteExpress 在线检索界面

（五）全文下载

对于国内外主要的全文数据库，NoteExpress 支持自动全文下载，并作为对应题录的附件存储起来。除此之外，还可以通过题录元数据的链接字段，打开文献在全文数据库的界面，进行全文下载，并将得到的全文文件拖拽到题录预览的附件页签下与题录进行关联。选中需要下载全文的题录，点击工具栏中的"下载全文"，选择全文数据库名称，点击下方的"确定"，系统会建立下载清单，逐条下载（图 8-5）。下载成功的文献会在附件中显示。

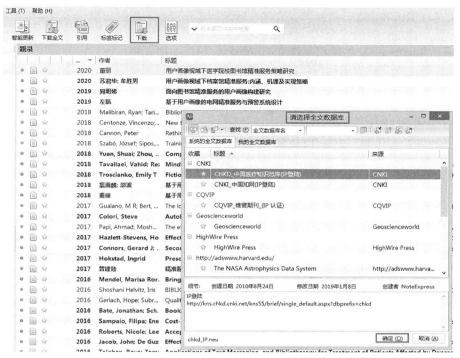

图 8-5　NoteExpress 全文下载界面

（六）文献阅读

1. 综述阅读　综述汇集了一条题录最重要的若干元数据字段信息，如标题、作者、来源信息、摘要和关键词等。通过阅读综述，可以快速了解一篇文献是否所需文献，是否需要阅读全文。将题录预览区域的标签切换到"综述"，在题录列表中选中一条题录，并用键盘上的上下方向键，可以在题录间进行切换，快速浏览综述，筛选题录（图 8-6）。

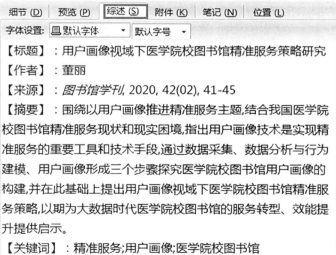

图 8-6　NoteExpress 综述阅读界面

2. 标记和标签　NoteExpress 提供 2 种标记（星标和彩色旗帜）及自定义标签，能够帮助用户快速区分、筛选和定位所需题录。彩色旗帜和自定义标签可以通过工具栏中的"标签标记"在弹出的对话框中进行编辑和添加。星标可以直接在题录列表里操作。标签云里列出当前数据库题录所含有的所有标签。通过标签的组合可以快速筛选题录。

3. 笔记 NoteExpress 的笔记支持富文本编辑，可以添加表格、图片、公式等信息，可以直接通过写作插件插入到文档中进行整理，也可以通过工具栏内搜索框对笔记内容进行检索。在题录预览区域的笔记标签中可以记录读者笔记。通过工具栏的搜索框可以对笔记内容进行检索。左侧检索文件夹中显示本次检索的结果。题录和笔记的结果分开显示。

（七）论文写作

NoteExpress 的写作插件支持 32 位和 64 位版本的 MS Office 及 WPS，对于文字工具的全面支持，给用户提供了更多的选择余地。内置超过 4 000 种参考文献样式规范，支持一键转换，有利于用户在写作时能专注于论文内容，节省调整文中引文、文末参考文献列表的时间和精力，让学术论文写作事半功倍。

在操作系统安装完 NoteExpress 之后，Word 会自动生成以下按钮（图 8-7）。

1. 转到 NoteExpress 从当前文档切换到 NoteExpress 主界面。

2. 选择引用 在 NoteExpress 中选中需要引用的题录，点击工具栏的"引用"或写作插件的"选择引用"，在光标所在位置插入文中标引，如果样式需要，会自动调整编号。

3. 搜索应用 在写作工具中直接弹出搜索框，可以搜索 NoteExpress 中的题录，选择题录，并引用，在光标所在位置插入文中标引，如果样式需要，会自动调整编号。

4. 插入笔记 在 NoteExpress 中选中含有笔记的题录，可以将笔记以正文的形式插入到光标所在位置。

5. 格式化 根据选中的样式，格式化文中标引并在文末生成参考文献列表。

6. 编辑引文 修改或删除光标所在位置的文中引用。

7. 更新题录 从 NoteExpress 数据库更新引用题录的最新元数据字段信息。

8. 样式 用户切换参考文献的输出规范，内置样式超过 4 000 种，并支持自定义样式。

9. 定位 从文中标引快速定位到文末列表。

10. 查找 在文中标引查找题录在文档中的其他引用位置。

11. 清除域代码 清除文档域中的信息，将文档转换为纯文本，该功能不可逆，一定做好备份（图 8-7）。

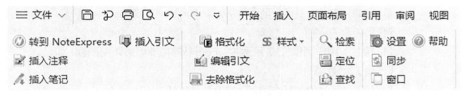

图 8-7 NoteExpress 论文写作中常用的功能

复习思考题
1. 什么是文献管理？
2. 常见的文献管理软件有哪些？
3. NoteExpress 的核心功能是什么？
4. 简述 NoteExpress 的文献导入方式。

第二节 医学文献检索在论文写作中的应用

一、论文写作简介

论文是科学研究工作的文字记录和书面总结，是科学研究工作的重要组成部分。论文报道领域领先的科研成果是科学研究工作者辛勤劳动的结晶，是人类科学发展和进步的动力。论文写作是一项严肃、意义重大的工作，是交流经验，传播科技成果，不断提高科研水平的重要组成部分。

科学技术领域不但涉猎的专业范围广泛，而且社会活动、研究方式、观察角度也多种多样，从而导致科研论文格式的多样化。从不同的角度，科研论文可分为多种类型。

1. 按写作目的与科研方法分类　通常将科研论文分为学术论文、学位论文和科学技术报告。

（1）学术论文：《科学技术报告、学位论文和学术论文的编写格式》（GB/T 7713—1987）对学术论文的定义是："学术论文是某一学术课题在实验性、理论性或观测性上具有新的科学研究成果或创新见解和知识的科学记录；或是某种已知原理应用于实际中取得新进展的科学总结，用以提供学术会议上宣读、交流或讨论；或在学术刊物上发表；或作其他用途的书面文件。"学术论文应提供新的科技信息，其内容应有所发现、有所发明、有所创造、有所前进，而不是重复、模仿、抄袭前人的工作。

（2）学位论文：《科学技术报告、学位论文和学术论文的编写格式》（GB/T 7713—1987）对学位论文的定义是："学位论文是表明作者从事科学研究取得创造性的结果或有了新的见解，并以此为内容撰写而成、作为提出申请授予相应学位时评审用的学术论文。"学位分为三级：学士、硕士、博士，故学位论文也相应地分为学士论文、硕士论文、博士论文。

学士论文应能表明作者确已较好地掌握了本门学科的基础理论、专门知识和基本技能，并具有从事科学研究工作或担负专门技术工作的初步能力。

硕士论文应能表明作者确已在本门学科上掌握了坚实的基础理论和系统的专门知识，并对所研究课题有新的见解，有从事科学研究工作或独立担负专门技术工作的能力。

博士论文应能表明作者确已在本门学科上掌握了坚实宽广的基础理论和系统深入的专门知识，并具有独立从事科学研究工作的能力，在科学或专门技术上做出了创造性的成果。

（3）科学技术报告：《科学技术报告、学位论文和学术论文的编写格式》（GB/T 7713—1987）对科学技术报告的定义是："科学技术报告是描述一项科学技术研究的结果或进展或一项技术研制实验和评价的结果；或是论述某项科学技术问题的现状和发展的文件。"

科学技术报告是为了呈送科学技术工作主管机构或科学基金会等组织或主持研究的人等。科学技术报告中一般应该提供系统的或按工作进程的充分信息，可以包括正反两方面的结果和经验，以便有关人员和读者判断和评价，以及对报告中的结论和建议提出修正意见。

2. 按科研论文的资料来源分类　通常将科研论文分为原著论文和编著论文。

（1）原著论文：是根据具体选题所进行的调查研究、实验研究及工作经验的总结。这类总结是作者的第一手资料（即直接资料），反映具体单位和个人的科研水平，而且也是提出某些假说或观点的主要资料。原著论文应有作者自己的见解及新观点、新理论和新方法，以推动科学向前发展。原著是科技期刊文章的主要部分。

原著论文包括论著、著述、短篇报道（如病例报告、技术革新成果、经验介绍）等，其内容是调查研究报告、临床观察、病例讨论或在科学理论上有新的创新观点、新技术成果或是某种新理论、新技术应用于实践取得新进展的科学总结。

（2）编著论文：内容主要来自已经发表的资料，即以间接资料为主，属于第三次文献。结合作者的部分研究资料和经验，把来自多渠道、分散的、无系统的资料，按照个人的观点和体系编排起来，使读者能在较短时间内就能了解某一学科领域或某一专题的发展水平及进展情况。在科技图书中编著所占的比例较大，而在科技期刊中的综述、讲座、专题笔谈、专题讨论等多属于编著之列。

编著论文虽不完全是作者亲身所做的研究，但它也充满着新观点、新见解、新设想、新资料。它为原著论文提供大量最新的信息，使科学技术某一领域或某一专题更加系统化、条理化、完整化和理论化。

3. 按研究方式和研究内容分类　通常将科研论文分为实验型科研论文、观测型科研论文、理论型科研论文、管理型科研论文和综述性论文。

（1）实验型科研论文：是以实验本身为研究对象，或以实验作为主要研究手段而得出科研成果后所写出的学术论文。这是科研论文中最常见的一种。

（2）观测型科研论文：所表达的科研成果是通过有计划、有目的地对研究对象进行反复细致的观察、测量，以揭示事物的本质，从而寻找其规律。这类论文多用于介绍新发现的某种客观事物和稀有现象。

（3）理论型科研论文：运用理论阐述的方法进行研究写成的论文是理论型论文。理论型科研论文中所涉及的实验和观测，不再是文章的核心部分，而是其结果作为理论推导的根据和假说的出发点，或作为结论的证明材料，从而得出有实际价值或理论价值的科学结论。

（4）管理型科研论文：管理型科研论文是运用概念、判断、推理、证明或反驳等逻辑思维的手段来分析、表达对管理科学理论与实践研究成果的文章。管理型科研论文是管理工作者从事研究工作并取得成果的集中体现，按议论方式不同可分为立论论文和驳论论文。

（5）综述性论文：是在作者博览群书的基础上，综合介绍、分析、评述该学科（专业）领域里国内外的研究新成果、发展新趋势，并表明作者自己的观点，做出学科发展的科学预测，提出比较中肯的建设性意见和建议。

二、科研论文的选题

（一）论文的选题原则

论文选题决定论文写什么。选题是科研论文写作的第一步，也是写好科研论文的关键，选出好的题目就等于写出好论文的一半。选择有研究价值、顺应社会发展需要的课题，就大致保障了论文的质量。选题，一是符合需要与可能的原则，既是社会与学科需要的，又是可能完成的；二是符合主观与客观相一致的原则，既有学术价值和应用价值，又符合客观规律并能实现。具体地说，就是遵循以下四个原则。

1. 创新性原则　创新是科研的灵魂。创新性是指选题的新颖性、先进性，它所反映的学术水平能推动该学科的发展。它要求所选课题应是国内外还没有人研究或没有充分研究的问题。如果是别人也在研究的问题，则起点要高，站在学科前沿，要在原有的基础上有所发现而不是单纯重复别人的研究。要选择具有创新性的课题，最好寻找各学科之间交叉和渗透所产生的空白区，要寻找课题与课题之间，容易被忽视的空白区或薄弱环节。

2. 科学性原则　是指选题必须符合基本的科学原理和有一定的客观依据，也就是说要有理论基础和实践基础。任何一项发明和假说都必须以科学性为基本依据。选题必须建立在总结过去有关领域的实验结果和理论的基础上，不能"空想"，否则定会误入歧途。这就需要学会检索，多读经典文献和前沿文献。

3. 可行性原则　选题时要充分考虑研究的主、客观条件，特别是自身条件，考虑有无实现的可能。只有把主观和客观两方面的条件结合起来，才能选出最适合自己的课题来。在客观因素相同的条件下，应该选取主观因素占优势的课题来研究，特别是有前期成果的课题。

（1）有利于选题研究的客观条件：首先要考虑选择与自己的学术素养和团队科研能力相适应的题目；其次是考虑占有资料的条件，包括实验条件、前期研究基础、相关的研究数据等，都是进行科学技术研究的基础。占有的资料多，不但有利于研究工作的展开，而且有利于研究工作的深入。前期多次从事相关研究和发表较多的研究成果，有利于进一步开展相关研究。对于一些较大的课题来讲，经费也是搞好科研的前提条件。科研选题要充分考虑经费来源及其能够满足科研需求的程度，如果经费得不到保证，选题再好也很难圆满完成。如生物工程学中的遗传、细胞、基因工程等难度较大的项目选题，一定要慎重，否则实验条件不够，证据不足，就不会有成果。

（2）有利于选题研究的主观条件：一是浓厚的兴趣，有兴趣的课题，往往是我们了解的课题，会随着研究的深入越来越感兴趣，定会专心致志废寝忘食地去努力搜集资料，深入进行研究。富有兴趣的追求，是取得成功的重要因素。二是学术的专长，每个研究者都有自己的业务专长。选题要扬长避短，从自己的研究能力出发，选取能发挥自己业务专长的题目。三是题目要大小适中，与自己的研究能力相适应，宁小勿大。要考虑到时间的要求，时间短要选小的题目，若选题过大，则研究难于深入，论文也易写得空洞浮浅。

4. 实用性原则　选题的实用性原则就是课题要能应用于生产实践的原则。科学理论和先进技术的研究最终应反映到生产实践中来，推动社会发展，为人类创造财富。论文课题要社会效益与经济效益并重。例如，一些在人工智能、老龄化、环境治理等方面的研究，就具有社会效益。就医学科学而言，它是一门应用科学。基础研究要面向临床，临床研究要为患者服务。无论基础、临床、预防、药学性质的医学研究及其成果，最终都要实用，或反映医学实践，发挥其社会效能，提高人的健康素质，造福人类。当然，强调实用性，绝非否定医学基础或医学理论性研究的重要性。

（二）论文选题的方法

1. 从学科发展前沿中选题　著名物理学家李政道指出："随便做什么事情，都要跳到前线去作战，问题不是怎么赶上，而是怎么超过，要看准人家站在什么地方，有些什么问题不能解决。不能老是跟，否则就永远跑不到前面去。"这是科学家的切身体会，是取得创新成就的经验之谈。量子力学创始人之一海森堡1920年进入慕尼黑大学攻读物理学，1927年成为了国际闻名的第一流物理学家，之所以如此，就是因为他接触和研究当时物理学所面临的重大理论前沿课题——在量子论基础上研究原子物理学问题取得了结果。

2. 从学术争论中选题　学术争论在科学史上从来就没有间断过，也正是由于有了这种争论，才推动了科学自身的发展。对于同一对象、现象或过程，存在着不同观点、不同学派之间的学术争论，这是科学发展过程中常有的事情。如中医与西医之争、高血压的阈值争议、长期氧疗的争议、中草药对心血管疾病安全的争议等。因此，在文献调查中，注意有争论的问题，是发现研究课题的一个重要途径。

3. 在新事物与旧理论的矛盾中选题　由于科技世界的突飞猛进，知识更新速度明显加快，因而许多新知识与旧理论的矛盾是经常发生的。这就是说新科技的发现暴露了原有理论的局限性或错误性，理论落后于初衷的情况常有发生。为此，许多研究者以事实为依据，对新课题做出了新的理论阐述，写出了具有新观点、新见解的科研论文。任何科学问题都是在一定背景知识下提出的，而所有作为背景知识的科学理论都是假说，是试探性地对经验现象的解释和预言，因此当原有理论不能解释新的现象和新的事实时，就产生了需要探讨的科学问题。例如，黑体辐射、光电效应等新的实验事实与经典物理学的能量连续理论不相容，由此引出的科学问题导致了量子论的产生。这种方式比较适合长期从事科研的研究人员，在长期的研究过程中发现新事物和旧理论的矛盾冲突。

4. 从边缘学科交叉发展中选题　当今科学技术发展异常迅速，新理论、新技术和新方法不断涌现，许多新的科学技术在医学研究和医学实践中都获得应用。例如，19世纪初居里夫人发现X线，不到1周就获得临床应用。实践证明在某一学科的成就在另一学科可能有更多的应用。这种方式比较适合跨行业的研究人员，把2个或多个学科的研究方法结合使用，探索新领域。也适合团队多方合作模式，通过头脑风暴，强强联合，思想相互碰撞形成新的研究课题。

不同的学科对同一问题的看法，角度不一，研究方法也各异，思维方法也不同。因此，这种讨论往往能给人一些新的启示。课题的来源，没有一个固定的模式，对问题要善于思考、选择，同时还要联系实际，量力而行，才能形成科学问题。对同一个课题，即使是已经做过的，还可以从新的角度去研究。另外，对古老经验事实的理论解释，对于失败的研究，从反面或侧面提出问题重新探索等，都可以构成研究课题。

5. 从文献综述中选题　综述论文通过对已发表材料的组织、综合和评价，以及对当前研究进展的考察来澄清问题。在某种意义上，综述论文具有一定的指导性，包括以下内容：对问题进行定义；总结以前的研究，使读者了解研究的现状；辨明文献中各种关系、矛盾、差距及不一致之处；建议解决问题的后续步骤。综述论文的组织形式是按逻辑关系，而不是按研究进程来组织的。

综合述评是对某一特定课题科技发展水平的叙述分析、综合及评论的情报性的科技研究产品。科技综合述评文的作者多是著名学者、专家和专职情报研究人员。根据学科理论和科技政策，对科技成就的现实水平、发展动态，存在问题进行比较、分析后，发表自己见解，提出有根据的建议，既可为领导决策提供依据，又为科技人员选题定向时提供有力逻辑基础，有带路和指导作用。

6. 从实际工作中选题　结合实际工作的选题是十分广泛的，内容是非常丰富的。除科研工作者外，各行各业的工程技术人员、业务人员、管理人员、教师、学生、工人等都可以结合自己的工作开展科学技术研究工作，撰写科学技术论文。在工作中遇到的各种需要研究解决、改进、提高和总结的医学技术和医学理论问题，如改进诊断和治疗方法、发现新的病症和病情规律、流行状态调查研究、仪器使用方法等，甚至误诊、治疗失败的教训都可以作为科研选题，撰写医学论文。在选题时，根据自己的长处和兴趣爱好，扬长避短，充分发挥主观优势；要根据本人的专业基础和时间及其他相关因素，如资料条件、经费等，综合考查以选择大小适当的课题。

三、科研论文的格式

科研论文的内容和表达方式虽各不相同，但贯穿其中的思想方法和科学逻辑思维却基本相同。因此，科研论文的写作格式越来越趋于程式化和国际化，国内外对论文格式的要求基本上是一致的，一般由前置部分、主体部分、后置部分组成。

（一）前置部分

1. 题名 又称题目、文题、标题，是科研论文的中心和总纲，应以简明、确切、具体化的词语反映文章中最重要的内容，要求准确恰当、简明扼要、醒目规范、便于检索。题目通常由名词性短语构成，不能含有标点符号；应尽量避免使用不常用的缩略词、首字母缩写字、字符、代号和公式等。如题目内容层次很多，难以简化时，可采用题目和副题目相结合的方法。题目与副题目字数之和不应超过 35 字，中文的题目与副题目之间用破折号相连，英文则用冒号相连。副题目起补充、阐明题目的作用。题目和副题目在整篇论文中的不同地方出现时，应保持一致。题目中一般包含研究对象、研究方法等元素，中文题目不超过 25 个汉字，英文题目不超过 10 个实词。

2. 署名 表示论文作者声明对论文拥有著作权、愿意文责自负。署名包括工作单位及联系方式，工作单位应写全称并包括所在城市名称及邮政编码。署名人数一般不超过 6 人。有时为进行文献分析，要求作者提供性别、出生年月、职务职称、研究方向、联系方式等信息。论文的第一作者必须是第一线操作的实施者和原始数据的收集和处理人，又是初稿的执笔人，第一作者要对研究结果和数据的真实性负首要责任。

某些论文还会有通讯作者。通讯作者往往是研究的课题组负责人或研究生导师，而不仅仅是"通讯联系人"。通讯作者作为研究论文的指导者对选题的先进性、首创性、实验设计和方法的合理性、结论的可信性、严谨性，以及对发表时署名次序和"一稿一投"等原则负首要责任。由于不直接在第一线操作，通讯作者对原始数据的真伪虽然负有一定责任，但不负首要责任。由于分担的责任不同，一般研究论著（original article）和研究生论文的通讯作者不应兼当第一作者。通讯作者作为论文的指导者，一般具有高级技术职称，在单位中有较高的学术地位，所以论文发表之后，读者有质疑或咨询时，首先应该和通讯作者联系反映意见。通讯作者有责任认真回答读者的问题。

3. 摘要 是论文内容的高度概括，应具有独立性和自含性，即不阅读论文的全文，就能通过摘要了解整个论文的必要信息。摘要应简明扼要，重点突出，普通科研论文 100～300 字，英文摘要约 250 个实词。摘要应为报道性，能独立成文，可进入数据库作二次文献检索用，要求按目的（objective）、方法（method，包括材料）、结果（result，包含主要数据）和结论（conclusion）的顺序论述，着重说明创新和新发现。一般使用第三人称，采用"分析了……原因""认为……""对……进行了探讨"等记述方法进行描述。不能包含图、表、化学结构式。避免主观性的评价意见，避免对背景、目的、意义、概念和一般性（常识性）理论叙述过多。

摘要需采用规范的名词术语（包括地名、机构名和人名）。对个别新术语或无中文译文的术语，可用外文或在中文译文后加括号注明外文。摘要中不宜使用公式、化学结构式、图表、非常用的缩写词和非公知公用的符号与术语，不标注引用文献编号。

4. 关键词 是为了满足文献标引或检索工作的需要而从论文中萃取出的、能反映论文主题概念的词或词组。关键词是科研论文的文献检索标识，是表达文献主题概念的自然语言词汇，一般 3～8 个实词，关键词之间用空格或分号隔开，最后一个词不加标点符号。医学论文的关键词尽量用医学主题词表（medical subject heading，MeSH）中的词，以便计算机检索。中文用《汉语主题词表》、

《医学主题词注释字顺表》中的译名，中医药参照《中国中医药主题词表》。没有主题词的可用其上位词代替。允许采用自由词作为关键词。药名采用标准名称而不能采用商品名作为关键词。

副主题词如诊断、治疗、分析等一般不作为关键词；不重要的实词不能作为关键词，如"调查""研究""报告"等。未被公认的缩略词不能作为关键词；化学分子式不能作为关键词。

5. 分类号　我国大部分科技期刊要求作者提供中图分类号，中图分类号通常指的是《中国图书馆分类法》的分类表中的分类号，主要作用是便于文献的检索、存储和编制索引。一般提供一个分类号，涉及多学科的可给出几个分类号，主分类号排在第一位。分类号可以查询最新版的《中国图书馆分类法》或用搜索引擎检索"中图法简表"查询论文的分类号。

（二）主体部分

1. 引言　论文的引言也称前言，是正文前面一段短文。前言是论文的总体概述，目的是向读者简略描述短文内容或相关背景，吸引读者对本篇论文产生兴趣，对正文起到提纲挈领和激发阅读兴趣的作用。在写前言之前首先应明确几个基本问题：作者想通过本文说明什么问题，有哪些新的发现，是否有学术价值等。读者阅读前言之后，可清楚地知道作者为什么选择该题目进行研究以及该研究的最新发展状况。为此，在写前言以前，作者要尽可能多地了解相关的内容，收集前人和别人已有工作的主要资料，进行文献梳理，说明本研究设想的合理性。

2. 正文　是科研论文的主体，是用论据经过论证证明论点而表述科研成果的核心部分。正文占论文的主要篇幅，可以包括以下部分或内容：调查对象、基本原理、实验和观测方法、仪器设备、材料原料、实验和观测结果、计算方法和编程原理、数据资料、经过加工整理的图表、形成的论点和导出的结论等。

正文可分作几个段落来写，每个段落需要列什么样的标题，没有固定的格式，但大体上可以有以下几个部分（以实验研究报告类论文为例）。

（1）实验材料和方法：材料的表达主要是对材料的来源、性质和数量，以及材料的选取和处理等事项的阐述。方法的表达主要指对实验的仪器、设备，以及实验条件和测试方法等事项的阐述。写作要点是：实验对象，实验材料的名称、来源、性质、数量、选取方法和处理方法，实验目的，使用的仪器、设备（包括型号、名称、量测范围和精度等），实验及测定的方法和过程，出现的问题和采取的措施等。材料和方法的阐述必须具体，真实，必要时可用示意图、方框图或照片图等配合表述。

（2）实验结果及其分析：这是论文的价值所在，是论文的关键部分。它包括给出结果，并对结果进行定量或定性的分析。写作要点是：以绘图和（或）列表等手段整理实验结果，通过数理统计和误差分析说明结果的可靠性、再现性和普遍性，进行实验结果与理论计算结果的比较，说明结果的适用对象和范围，分析不符合预见的现象和数据，检验理论分析的正确性等。

给出实验结果时要对数据进行整理，并采用合适的表达形式如插图或表格等。在整理数据时，不能只选取符合自己预料的，而随意舍去与自己料想不符或相反的数据。有些结果异常，尽管无法解释，也不要轻易舍去，可以加以证明。只有找到确凿证据足以证明它们确属错误之后才能剔除。

（3）结果的讨论：对结果进行讨论，目的在于阐述结果的意义，说明与前人所得结果不同的原因，根据研究结果继续阐发作者自己的见解。写作要点是：解释所取得的研究成果，说明成果的意义，回答前言中提出的问题，指出自己的成果与前人研究成果或观点的异同，讨论尚未定论之处和相反的结果，提出研究的方向和问题。最主要的是突出新发现、新论点、新启示，说明研究结果的必然性或偶然性。

结果的讨论宜充分而简明扼要，重点要深入而突出，着重讨论新发现及由此得出的结论和观点，回答引言中提出的问题。应联系实验目的与实验结论，联系本研究结果与其他结果，指出本研究结果的意义与局限性。

论文正文的写作必须做到实事求是、客观真切、准确完备，合乎逻辑、层次分明、简练可读。还要做到不泄密（包括个人信息），对需要保密的资料应作技术处理。

3. 结论　科研论文一般在正文后面要有结论。结论是实验、观测结果和理论分析的逻辑发展，是将实验、观测得到的数据、结果，经过判断、推理、归纳等逻辑分析过程而得到的对事物的本质和规律的认识，是整篇论文的总论点。

结论既是能引起读者阅读兴趣的重要内容，又是作者写摘要的重要依据，因此写好论文的结论很重要。结论的内容主要包括研究结果说明了什么问题，得出了什么规律，解决了什么实际问题或理论问题；对前人的研究成果进行了哪些补充、修改和证实，有什么创新；本文研究的领域内还有哪些尚待解决的问题，以及解决这些问题的基本思路和关键点。

（三）后置部分

1. 致谢 是对不符合署名要求的协作者的劳动予以肯定的一种方式，是对本课题有实际贡献、对文稿做过修改、提供样品、协助实验、帮助制图、制表及统计等相关的人表示感谢，应征得被致谢者的同意签字。

2. 参考文献 在科研论文中，凡是引用前人（包括作者自己过去）已发表的文献中的观点、数据和材料等，都要对它们在文中出现的地方予以标明，并在文末列出参考文献列表。

参考文献仅限作者亲自阅读过并与本文有关的最新文献，并按照文中出现的次序，编号在右上角用方括号注明，再在论文末尾进行注释。注释时参考文献的数量，论著一般在 10~15 篇，综述在 20 篇以上。有些期刊要求每条参考文献文题后加文献类型标识：期刊 [J]、专著 [M]、学位论文 [D]、论文集 [C]、报纸文章 [N]、标准 [S]、报告 [R]、专利 [P]。对于专著、论文集中的析出文献，其文献类型采用字符"A"，对其他未说明的文献采用单字母"Z"。参考文献引用时，其序号注于右上角方括号内，如许昌泰等[1]报道……。

四、写作中的文献检索

（一）写作前的资料准备

论文题目一旦选定之后，就需要准备写作资料，除了应有的实验数据或调查数据，还需要检索相关文献，这时候就要借助各种检索工具搜集资料。我国文献的收集可以利用中国知网、万方数据知识服务平台、维普期中文期刊服务平台、中国生物医学文献服务系统等数据库；国外文献的收集可以利用 Web of Science、Elsevier SD、PubMed、EBSCO 等数据库查。某些政策性文件可以借助搜索引擎在官方网站查询。检索的方法前几章已经详细论述，不再赘述。

例如，撰写一篇"慢性乙型病毒性肝炎患者不同场强下磁共振扩散加权成像定量对比分析"的论文，首先要检索磁共振扩散加权成像在腹部诊断，特别是对肝炎患者诊断的论文。其次要检索现阶段肝炎诊断方法的优缺点，并与磁共振扩散加权成像做对比，找出磁共振扩散加权成像的优点。再检索同场强下磁共振扩散加权成像对慢性乙型肝炎诊断的现状，找出空白点，也就是论文的切入点。

（二）写作中的文献补充

科研论文不像中学生写作文一样可以一气呵成。论文中的观点一般都需要有理论依据作为支撑。并且写作过程中不断调整、修改。调整修改的依据之一就是检索到新文献或者有了新思路需要检索新文献补充。

例如，上一部分讨论的那篇文章，其讨论部分提出"屏气 DWI 所测肝实质的 ADC 较呼吸触发和自由呼吸 DWI 偏低，且可重复性较差"，就需要检索文献以提供该观点的支持。实际上论文中每一个引用他人的数据或者论点都要检索相关文献，所以熟练的检索技能对每一个科研人员必不可少。

（三）写作后的投稿选择

论文写作完成之后，需要考虑投稿问题。具体投到何种期刊，除了作者的经验之外，还可以检索该学科相关的期刊或发表此类文章比较多的文献，并且通过文献检索还可以找到期刊的投稿地址。某些论坛还有相关期刊发表难易度的相关评价。需要指出的是：如果某期刊近期已经发表过与作者要投稿的论文相似的文章，也容易被拒稿，因此查找期刊的时候尽量使用论文核心关键词的上位词检索。

复习思考题
1. 按写作目的与科研方法分类科研论文可分为哪几类？
2. 简述论文选题的原则有哪些？
3. 检索论文选题的方法有哪些？
4. 如何检索本学科的核心期刊？

第三节 医学文献检索在项目申报中的应用

一、科研项目简介

（一）科研项目的分类

1. 按项目的来源分类

（1）纵向科研项目：是指由各级政府及其职能部门、各基金委、各类学术团体公开发布项目（课题）通知，并由院校科研部门统一组织教学科研人员申报（含投标）得以立项的，有一定资金资助的科学研究项目（课题）。纵向科研项目的经费来源于上级机关、项目主管部门拨款。根据科研主管部门的不同，可分为国家级、省部级、市级和校级等不同种类。纵向科技计划是目前科研任务的主要来源，一般通过评审择优或招标答辩的方式落实承担单位，是医务人员申报科研计划的主渠道。

（2）横向科研项目：是指由其他政府部门（含国家部委、省市部门）、企事业单位、公司、团体或个人委托教学科研单位或个人进行研究或协作研究的各类课题，包括国际企业合作项目。

2. 按照项目研究产生的成果分类

（1）基础性研究：是指为获得关于现象和可观察事实的基本原理及新知识而进行实验性和理论性工作的项目。这类研究一般不以任何专门或特定的应用或使用为目的。医学基础研究是研究并认识生命现象的本质，以及疾病发生、发展的规律和药物的作用机制，为疾病的预防、诊治和康复提供依据。

（2）应用性研究：是指把基础研究发现的新的理论应用于特定的目标的研究，它是基础研究的继续，目的在于为基础研究的成果开辟具体的应用途径，使之转化为实用技术。这类研究主要是针对某一特定的实际目的或目标，针对医学实践中遇到的具体问题，运用已知的专业理论和方法，提出某一问题的新技术、新方法、新产品，如针对疾病的诊断、预防、治疗和康复方法的研究，新药、诊疗新技术及新医疗设备的研究等属于应用性研究。

（3）发展性研究：是指利用从基础研究、应用研究和实际经验中所获得的现有知识，为产生新的产品、材料和装置，建立新的工艺、系统和服务，以及对已产生和建立的上述各项做实质性的改进而实施的项目。如磁共振成像、断层造影术、超声波技术等在疾病诊断和治疗中的应用等。

（二）科研项目的申报流程

（1）获取项目申报信息。申请人想知道哪里有课题项目，一般是去科技管理相关网站上查找，包括政府科技管理部门官网、教育部官网都会定时发布项目信息。省级、区级乃至县级的科技管理官网也有发布，关注科研项目的发布日期、截止日期、申报条件等。

（2）预备项目申报资料。申请人决定报哪个项目后了解清楚项目申报要求，把申报项目需要预备的资料尽早进行准备。如成立课题组、课题查新、科研任务的分配、预算设计等工作。

（3）撰写申请书和申请活页等材料。申请书可以一个人完成，也可以多人分段合作完成。初稿完成后先内部互相修改，主持人统稿后，再请专家、同行帮助修改。从内容到形式追求完美，提高中标的概率。然后提交给申请材料（一般包括纸质版和电子版，部分项目网上提交），等候立项审阅。

（4）如果项目获得立项后，项目组可以通过课题开题会，再次明确各成员课题任务，确立各子任务的完成时间。定期总结课题进展和经费使用情况，及时组织人员进行课题攻关。

（5）宣布项目成果。可以以论文、专著、专利等多种形式宣布项目成果。及时收集整理好宣布凭证，如期刊原刊、期刊收录证据、专著出书凭证、专著查找数据、专利证书等为项目结题做准备。

（6）项目结题需要撰写结题申请书和结题报告书等，一般还需要同行评议（包括现场验收、通讯验收、成果认定等形式）。结题还需要准备结题成果与项目经费执行情况。

（7）结题成功后科研项目小组会获得项目结题证书，报奖后可能获得获奖证书。这些都可以作为项目组成员评职称或进一步报奖的文件。

二、应用案例分析

（一）科研项目的申请

下面以国家自然科学基金为例，说明科研项目一般的申请流程。

1. 项目的准备　一般需要 6 个月至 1 年，包括熟悉申报常识、了解申报审批程序、了解中标影响因素、项目的选题、申请书的撰写和修改、准备申请材料等。通常在前一年的 11～12 月，国家基金委发布项目指南和受理通告。

2. 项目类型　一般包括面上项目、重点项目、部分重大研究计划项目、青年科学基金项目、优秀青年科学基金项目、国家杰出青年科学基金项目、创新研究群体项目、基础科学中心项目、地区科学基金项目、部分联合基金项目、国家重大科研仪器研制项目（自由申请）、数学天元基金项目、重点国际（地区）合作研究项目和外国青年学者研究基金项目等。

3. 当年的 3 月左右，本地科研管理部门会受理申请书和申请活页（纸质版和电子版若干份）或在网上申报，并做形式审查，包括申请人的申请资格核对、申请材料的完备性等。

4. 国家基金委科学部初审（主要是形式审查），公布初审结果。

5. 通讯评议（当年的 4～5 月）：同行专家通讯评议；基金委科学部综合通讯评审意见，提出会议评审建议。

6. 会议评审（当年 6～7 月）：专家评审组现场评审；基金委委务会审批。

7. 评审结果公告（当年 8 月）：近几年国家自然科学基金项目的年通过率为 15% 左右。

（二）科研项目选题与文献检索

广义的科研项目选题包括两层含义：研究方向的确定和研究问题的选定，后者属于狭义的选题。方向的确定主要包括研究领域、研究范式和技术路线的确定。要学会研究问题的体、面、线、点的选题和结合。选题的大小取决于研究者的自身条件、所在的平台的条件，一般不宜过大。选题的真实取决于其服务实践、指导实践和理论创新的程度。选题的轻重取决于对热点问题的敏感度和把握程度。选题的创造性是学习借鉴过程中自主性的提升，要目的明确地借鉴，而不是盲目地借鉴。有价值的选题必须从大处着眼、从小处入手，从实践中来，到实践中去，具有先导性、基础性、前瞻性和可操作性。

科学的选题必须有两个基础：理论基础和实践基础。就是前人有过相关研究，在实践中有类似应用。理论基础要站在前沿，避免起点过低，前人多年前就已经研究过，没有多大价值。实践基础不是现在正在进行的实践，而是从过去到现在实践的系统观察，深入思考，客观地收集资料、中立地评价、完整地描述。研究问题必须明确、可行。问题要具体，界限分明，范围宜小不宜大，用语清晰，防止选题的大而空、模糊含混现象的产生。对选题的来龙去脉要有深刻而明确的认识，要进行研究问题历史的梳理，明确研究选题的研究程度，要站在理论的前沿选题。同时结合自己的研究基础，适时提出研究问题，既不拾人牙慧，也不盲目超前。

项目的选题不当占科研项目落选可能性的 1/2 左右。选题的原则前文已经赘述。选题的核心在于创新，创新性的强弱、大小决定项目是立项的决定性因素之一。想知道项目是否具有创新性，就要了解前人的研究，了解作者所在学科的前沿在哪儿，这就需要全面检索国内外文献，从中找到领域前沿，找到自己所能从事研究的创新点。

选题的方法可以借助文献检索从以下几方面着手。

1. 浏览最新的核心期刊，寻求适合自己的前沿问题　如借助中国知网中的出版物检索，选择期刊导航，从左侧学科导航中找到自己研究的学科，可以看到本学科的所有期刊及核心期刊（图8-8）。特别是核心期刊中的最新文献，往往代表着本学科的热点和前沿动态，可以作为项目选题的重要依据。

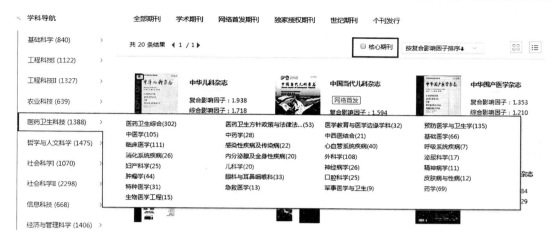

图 8-8　利用期刊导航，寻求学术热点

2. 查询基金项目指南　各种基金在发布申请信息的同时会公布项目指南。项目指南依据项目管理办法等相关文件，发布当年的申请须知、限项申请规定以及各类项目资助政策，指导申请人自主选题、申请基金的资助（图8-9）。研究者应首先要把指南的整体内容看一下，包括申请须知、限项申请规定等方面。每年基金申请都会有一些小的政策变动，申请者通过指南了解其主要内容和变动。近几年的项目指南中，部分细节的改动，以及新政策的出台，很多都是在这几部分中提出的。项目指南一般包含了当前学科关注热点，科研人员可以参考指南，依据自身条件，选定项目题目。一般不建议直接把指南建议的题目作为项目申请题目。

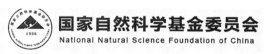

图 8-9　利用基金项目指南选题

3. 利用学术会议选题 学术会议是一种以促进科学发展、学术交流、课题研究等学术性话题为主题的会议。学术会议可分为国际会议和国内会议两种，一般都具有前沿性、权威性、专业性、高互动性等特点，其参会者一般为行业专家、业界的从业者等具有高学历的研究人员。学术会议的主题、大会议题以及会议报告的内容都是行业的前沿和热点问题，可以作为选题的重要依据。

活动家网站提供即将召开的各行业学术会议信息，可供科研人员查询。以检索医学会议信息为例：打开活动家主页，点击主页的商务会议，选择行业中的"医疗医学"，即可找到近期召开的医学学术会议。点击会议名称，即可打开会议的介绍，一般包含会议的主题、会议的议题及作报告的专家主题演讲题目（图8-10）。还可以在主页检索框内输入会议关键词，检索相关的会议。

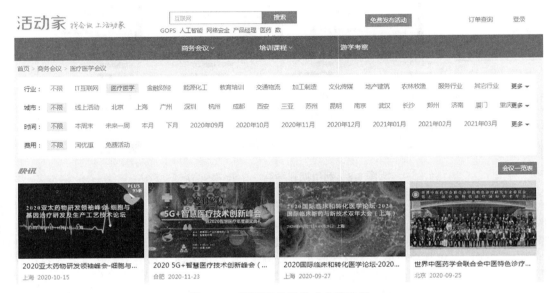

图8-10 利用活动家学术会议选题

另外，可以利用医脉通中的"会议"检索行业的最新信息。打开医脉通网站，在上方导航栏内点击"会议"，即可打开近期召开的国内外医学学术会议（图8-11）。丁香园网站也有类似的栏目。

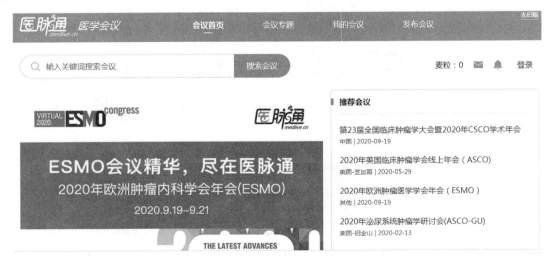

图8-11 利用医脉通中的"会议"选题

4. 利用 SCI 数据库的热点论文和高被引论文选题　SCI 数据库是 Web of Science 核心合集的 1 个子数据库，是全球最权威的自然科学引文数据库，目前收录自然科学 8 200 多种国际性、高影响力的学术期刊，数据最早可以回溯到 1900 年。其内容几乎涵盖了生物医学的所有领域。

以 Web of Science 核心合集（包括 SCI、SSCI、A& HCI）为核心，凭借独特的引文检索机制和强大的交叉检索功能，有效地整合了学术期刊、技术专利、会议录、学术分析与评价工具等重要的学术信息资源，SCI、SSCI 和 A& HCI 是 ISI Web of Knowledge 平台中自然科学、社会科学、艺术与人文领域最重要的信息资源。在 Web of Science 核心合集检索界面，输入检索词，在检索结果界面的左侧，选择"领域中的高被引论文""领域中的热点论文"，这些都可以作为课题选择的重要依据（图 8-12）。

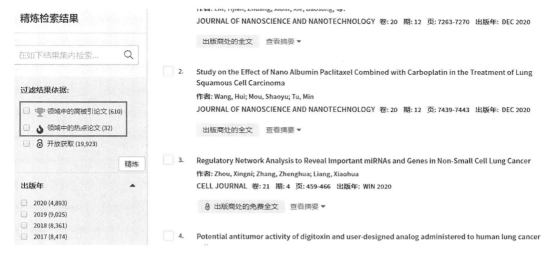

图 8-12　利用 SCI 数据库的热点论文和高被引论文选题

（三）申请书撰写与文献检索

科研人员一旦完成选题工作，接下来会着手撰写项目申请书。在申请开始部分往往会论述国内外研究的现状，对项目的研究历史、现状进行梳理，这时候会用到文献检索，补充、查证文献。在项目的研究方法、技术路线、实验手段、关键技术等撰写时也可能遇到困难，需要文献检索查找文献，补充材料。

科研人员可以利用中国知网、万方数据知识服务平台、维普中文期刊服务平台、中国生物医学文献服务系统等数据库查阅中文文献；利用 Web of Science 核心合集、Elsevier、PubMed 等数据库查阅外文文献。这些数据库的使用方法见本书相关章节，在此不再赘述。

复习思考题

1. 简述科研项目的分类。
2. 简述科研项目的申请流程。
3. 科研项目选题的常见渠道有哪些？
4. 文献阅读中如何利用文献检索？

（楚存坤）

参 考 文 献

陈红勤,梁平,2014. 医学信息检索与利用. 武汉: 华中科技大学出版社: 30.

代涛,2014. 医学信息搜集与利用. 2 版. 北京: 人民卫生出版社: 62.

高志宏,2016. 知识产权理论、法条、案例. 南京: 东南大学出版社: 8.

郭继军,2018. 医学文献检索与论文写作. 北京: 人民卫生出版社: 1-5.

国家新闻出版总署,2019. 中华人民共和国新闻出版行业标准 CY/T 174-2019.

韩立民, 朱卫东,2019. 医学信息检索与实践. 北京: 科学出版社: 158-161.

黄晓鹂,2016. 医学信息检索与利用. 北京: 科学出版社: 4-5.

李晓玲, 符礼平,2014. 医学信息检索与利用. 5 版. 上海: 复旦大学出版社: 120.

李秀丽, 刘海,2016. 知识产权挖掘与申报. 北京: 北京理工大学出版社: 1-5.

李正华,2010. 知识产权法实务. 武汉: 武汉大学出版社: 24-27.

罗爱静, 于双成,2019. 医学文献信息检索. 3 版. 北京: 人民卫生出版社: 67-69.

任淑敏,2020. 信息检索教程: 案例版. 天津: 天津科学技术出版社.

《数据库百科全书》编委会,2009. 数据库百科全书. 上海: 上海交通大学出版社: 819-821.

苏坤,2014. 区域信息资源共享现状调查与共享机制研究. 北京: 中国言实出版社: 29-30.

孙风梅,2010. 医学文献检索. 北京: 北京大学医学出版社: 96-102.

孙思琴, 郑春彩,2018. 医学文献检索. 4 版. 北京: 人民卫生出版社.

王绍平, 陈兆山, 陈钟鸣,1990. 图书情报词典. 上海: 汉语大词典出版社: 993.

吴慧华,2017. 高校信息素养教育理论与实践研究. 北京: 科学出版社: 12-18.

赵乃瑄,2018. 实用信息检索方法与利用. 北京: 化学工业出版社: 11-12.

中国科学技术协会,2007. 科技工作者科学道德规范（试行）.

中华人民共和国教育部,2004. 高等学校哲学社会科学研究学术规范（试行）.

中华人民共和国教育部,2016. 《高等学校预防与处理学术不端行为办法》中华人民共和国教育部令第 40 号.

周晓政,2018. 医药信息检索与利用. 北京: 科学出版社: 196-198.

周毅华,2016. 医学信息资源检索教程. 南京: 南京大学出版社: 155-157.